特発性
大腿骨頭壊死症

編集 **久保俊一**
京都府立医科大学大学院教授

菅野伸彦
大阪大学大学院教授

金芳堂

執筆者一覧 (執筆順)

久保俊一	京都府立医科大学大学院医学研究科運動器機能再生外科学
菅野伸彦	大阪大学大学院医学系研究科運動器医工学治療学
福島若葉	大阪市立大学大学院医学研究科公衆衛生学
廣田良夫	大阪市立大学大学院医学研究科公衆衛生学
武知茉莉亜	大阪市立大学大学院医学研究科公衆衛生学
阪口元伸	大阪市立大学大学院医学研究科公衆衛生学
小林千益	諏訪赤十字病院整形外科
山本健吾	関西労災病院整形外科
大園健二	関西労災病院整形外科
上島圭一郎	京都府立医科大学大学院医学研究科運動器機能再生外科学
藤岡幹浩	京都府立医科大学大学院医学研究科運動器機能再生外科学
高尾正樹	大阪大学大学院医学系研究科器官制御外科学(整形外科)
坂井孝司	大阪大学医学部附属病院リハビリテーション部
西井 孝	大阪大学大学院医学系研究科運動器医工学治療学
渥美 敬	昭和大学藤が丘病院整形外科
柁原俊久	昭和大学藤が丘病院整形外科
玉置 聡	昭和大学藤が丘病院整形外科
斎藤正純	京都府立医科大学大学院医学研究科運動器機能再生外科学
山本卓明	九州大学大学院医学研究院整形外科
居石克夫	九州大学大学院医学研究院病理病態学
岩本幸英	九州大学大学院医学研究院整形外科
加畑多文	金沢大学整形外科
内橋和芳	佐賀大学医学部病因病態科学講座
馬渡正明	佐賀大学医学部整形外科
田中良哉	産業医科大学医学部第1内科学講座
赤池雅史	徳島大学大学院ヘルスバイオサイエンス研究部循環器内科学
松本俊夫	徳島大学大学院ヘルスバイオサイエンス研究部生体情報内科学
西田顕二郎	九州大学大学院医学研究院整形外科
市堰 徹	金沢医科大学整形外科学
兼氏 歩	金沢医科大学整形外科学
松本忠美	金沢医科大学整形外科学
栗林正明	京都府立医科大学大学院医学研究科運動器機能再生外科学
石田雅史	京都府立医科大学大学院医学研究科運動器機能再生外科学
長谷川幸治	名古屋大学大学院医学系研究科機能構築医学専攻運動・形態外科学整形外科学
川手健次	奈良県立医科大学整形外科
安永裕司	広島大学大学院医歯薬学総合研究科人工関節生体材料学
山崎琢磨	広島大学大学院医歯薬学総合研究科整形外科学
越智光夫	広島大学大学院医歯薬学総合研究科整形外科学
岩切健太郎	大阪市立大学大学院医学研究科整形外科学
金城養典	大阪市立大学大学院医学研究科整形外科学
高岡邦夫	大阪市立大学大学院医学研究科整形外科学
長澤浩平	佐賀大学医学部膠原病リウマチ内科

序

　特発性大腿骨頭壊死症（idiopathic osteonecrosis of the femoral head；ION）は，大腿骨頭の阻血性疾患で，進行すれば，大腿骨頭圧潰から変形性股関節症に至り，疼痛や歩行障害など生活の質（QOL）を著しく低下させる難病である．男性が女性よりもやや多く，男性で40歳代，女性で30歳代をピークとして青荘年期に好発し，ひとたび発症すると保存療法ではなかなか治癒させることができず，手術療法でも時間とコストを要し，医療経済や社会経済的にも損失は大きい．早期診断，早期治療，そして高リスク患者においては予防も望まれるところである．

　このIONの研究や臨床に関しては，日本が世界をリードしている．それは厚生労働省大腿骨頭壊死症調査研究班が存在してきたからである．この調査研究班は，1975年（昭和50年）に発足し，現在まで35年を数えている．この間，8人の班長が調査研究班を組織し，疫学，病態，診断，治療，予防の分野でめざましい成果をあげている．

　診断基準による精度の高い早期診断と病型分類による自然経過の分析で，ION発生後の病態はかなり明らかとなってきた．ステロイド投与と関連性のあるステロイド性大腿骨頭壊死症が疫学的に50％以上を占め，ステロイド投与開始後早期に無症状で発生し，その後はステロイドが継続投与されても壊死の拡大や新たな発生はないことが明らかとなっている．また，脂肪塞栓，骨髄脂肪肥大による骨髄内圧上昇，血液凝固亢進と血栓，酸化ストレスと血管内皮障害など，阻血発生機序に関する研究が優れた動物モデルなどを用いて精力的に行われている．さらに，ステロイドの感受性や代謝の個人差によりステロイドの効果に差異のあることが遺伝子レベルでも証明され，臨床的な予防法開発に関しての全国規模の多施設共同研究も進んでいる．

　編者は平成16年度から平成20年度まで調査研究班の班長を努めたが，長年にわたる多大な研究成果の上に積みあがる新しい知見を広く知ってもらう必要性を痛感し，菅野伸彦先生とともに本書の企画に至った．本書では，長年実績をあげてこられた先生方に厚生労働省ION調査研究班の研究成果を基にして，疫学，病態，診断，治療，予防について最新情報を分かりやすく紹介していただいた．

　本書が日常診療の参考となるとともに，今後のIONの病因解明および発生予防へつながる研究の一助となることを祈っている．

2010年10月1日

久保俊一

目 次

I 序章

1. 特発性大腿骨頭壊死症の定義，分類，病理的特徴 ……………（久保俊一，菅野伸彦）…… 2
2. 厚生労働省特発性大腿骨頭壊死症調査研究班の歴史 ………………………（久保俊一）…… 6

II 疫学

1. 疫学を理解するための基本：研究デザインの観点から …………（福島若葉，廣田良夫）…… 12
2. 特発性大腿骨頭壊死症の全国疫学調査 …………………………（福島若葉，廣田良夫）…… 19
3. 定点モニタリングシステムによる疫学調査 ………（武知茉莉亜，福島若葉，廣田良夫）…… 25
4. 疫学からみた発症要因―症例・対照研究― ……………（阪口元伸，福島若葉，廣田良夫）…… 31
5. 特発性大腿骨頭壊死症に対する
   人工股関節全置換術・人工骨頭置換術の登録監視システム
   ………………………………………………………（小林千益，岩本幸英，久保俊一）…… 38

III 診断

1. X線学的診断 ……………………………………………………（山本健吾，大園健二）…… 48
2. MRI診断 ………………………………………………（上島圭一郎，藤岡幹浩，久保俊一）…… 54
3. MRI診断（特殊編） ……………………………………………………（高尾正樹）…… 61
4. 骨シンチグラム …………………………………………………………（坂井孝司）…… 64
5. 骨生検―組織像の読み方のコツ― ………………………………………（坂井孝司）…… 68
6. 診断基準 …………………………………………………………………（菅野伸彦）…… 74

IV 病態

1. 病期分類，病型分類 ……………………………………………………（菅野伸彦）…… 80
2. 特発性大腿骨頭壊死症の自然経過 ………………………………………（西井　孝）…… 84
3. 動脈造影からみた特発性大腿骨頭壊死症の血管走行
   …………………………………………………………（渥美　敬，柁原俊久，玉置　聡）…… 91

4	PETからみた大腿骨頭の血行動態	（上島圭一郎，藤岡幹浩，久保俊一）	97
5	ステロイド性大腿骨頭壊死症の臨床像	（斎藤正純，藤岡幹浩，久保俊一）	102
6	ステロイド性大腿骨頭壊死症の壊死領域の変動	（高尾正樹）	106
7	多発性骨壊死の病態	（坂井孝司）	109

V 実験的研究

1	ステロイド性大腿骨頭壊死症の動物モデル作製とその特徴 （山本卓明，居石克夫，岩本幸英）		116
2	骨壊死実験動物モデルにおける発生早期のMR画像評価	（高尾正樹）	122
3	ステロイド性骨壊死とアポトーシス	（加畑多文）	125
4	ステロイド性大腿骨頭壊死症における脂肪組織の役割	（内橋和芳，馬渡正明）	131
5	血管内皮障害—アポトーシスの観点から—	（田中良哉）	136
6	血管内皮障害—nitric oxideの観点から—	（赤池雅史，松本俊夫）	141
7	ピタバスタチンによるステロイド性骨壊死発生予防—動物モデルでの検討— （西田顕二郎，山本卓明，岩本幸英）		147
8	骨内DNA酸化障害の骨壊死への関与とグルタチオンによる予防効果 （市堰　徹，兼氏　歩，松本忠美）		153
9	ビタミンEのステロイド性骨壊死抑制効果	（栗林正明，藤岡幹浩，久保俊一）	159
10	電磁場のステロイド性骨壊死予防効果	（石田雅史，藤岡幹浩，久保俊一）	164

VI 治療

1	特発性大腿骨頭壊死症における基本的な治療方針	（久保俊一，菅野伸彦）	172
2	大腿骨頭前方回転骨切り術	（山本卓明，岩本幸英）	176
3	大腿骨頭後方回転骨切り術	（渥美　敬）	185
4	大腿骨転子間弯曲内反骨切り術	（長谷川幸治）	192
5	人工骨頭置換術・人工股関節全置換術	（菅野伸彦）	199
6	血管柄付き骨移植術	（川手健次）	205
7	core decompressionとcore biopsy	（菅野伸彦）	212

VII 新しい治療法の開発

1 表面置換型人工股関節全置換術 ……………………………………（高尾正樹）…… 216
2 特発性大腿骨頭壊死症に対する自家骨髄単核球移植術
　　　　　　　　　　　　　　　　………………（安永裕司, 山崎琢磨, 越智光夫）…… 219
3 ビスフォスフォネートによる早期骨壊死の治療 ……………………（西井 孝）…… 224
4 コンピュータ支援手術 ………………………………………………（高尾正樹）…… 229

VIII 臨床的予防法の開発

1 ステロイド性大腿骨頭壊死症に対する予防法開発の現況
　　　　　　　　　　　　　　　　………………（上島圭一郎, 藤岡幹浩, 久保俊一）…… 234
2 ステロイド性大腿骨頭壊死症に関する遺伝子多型
　　　　　　　　　　　　　　　　………………（栗林正明, 藤岡幹浩, 久保俊一）…… 238
3 ステロイド代謝酵素活性の個体差は利用できるか
　　　　　　　　　　　　　　　　………………（岩切健太郎, 金城養典, 高岡邦夫）…… 244
4 薬物による予防は可能か―高脂血症治療薬― ………（石田雅史, 藤岡幹浩, 久保俊一）…… 248
5 薬物による予防は可能か―抗凝固薬― ……………………………（長澤浩平）…… 254

索　引 ……………………………………………………………………………… 261

I

序章

I 序章

1 特発性大腿骨頭壊死症の定義，分類，病理的特徴

1 定義と用語

　この臨床症候群を示す複数の疾患名が文献中に見られる．最初は，無腐性壊死（aseptic necrosis）とよばれ[1]，骨感染症による腐骨（sequestra）と区別することを強調していた．その他，病理的な特徴から無血管性壊死（avascular necrosis）[2]，阻血性壊死（ischemic necrosis）[3]，骨梗塞（bone infarction）[4] などとよばれ，類似の病因，病態であると考えられていた．阻血性壊死と無血管性壊死は一般的に骨端または関節軟骨下骨に関与する範囲を指す．一方，骨梗塞は骨幹端もしくは骨幹部が関与するものにおいて用いられることが多い．しかし，病因病態はいまだ解明されておらず，骨壊死の原因も様々である．そのため，疾患用語としては，その原因を指し示すことにおいて，常に中立的であることが望ましい．1993 年に，ARCO 委員会が次のような定義と用語を提案した[5]．「骨」はミネラル化した組織から成り立つ一つの器官である．骨の壊死は骨の死を引き起こす病気であるゆえに，「骨壊死（osteonecrosis）」とよぶ．従って，骨壊死の発生部位が大腿骨頭であれば，大腿骨頭壊死症（osteonecrosis of the femoral head）となる．厚労省特発性大腿骨頭壊死症研究班では，「非外傷性に大腿骨頭の無菌性，阻血性の壊死をきたす疾患を特発性大腿骨頭壊死症（idiopathic osteonecrosis of the femoral head; ION）と呼ぶ．大腿骨頭の圧潰変形が生じると，二次性の股関節症にいたる．」と定義している．

2 分類

　骨壊死は，阻血によって発生すると考えられている．大腿骨頭は，かなりの部分が軟骨に覆われており，骨頭への側副血行路が他の部位の骨よりも少ないため，阻血が起こりやすい構造である[2]．外傷性に血液供給の破綻（股関節脱臼や大腿骨頸部骨折）が起こる大腿骨頭壊死症は[6,7]，比較的よく遭遇するが，血行が物理的に遮断されることが容易に想像できるので，原因の明らかな症候性大腿骨頭壊死症に分類される．潜函病のような急激な減圧による血管内窒素気泡によっても血行障害が起こると考えられ[8]，症候性である．異常血色素症で鎌状赤血球が機能的血流障害で骨壊死を発生するが[9]，日本ではほとんどない．放射線照射においても直接あるいは血管障害により

1 特発性大腿骨頭壊死症の定義，分類，病理的特徴

症候性に骨壊死を発生しうる[10]．これら症候性に対して，外因性コルチコステロイド療法やクッシング病，アルコール多飲などは骨壊死の関連因子であるが，いまだその発生機序が解明されておらず，特発性に分類される．ただし，ステロイド性（steroid-induced）[11]，アルコール性（alcohol-associated）骨壊死症[3]などの名称は，直接原因あるいは関連因子のどちらを意味するかを曖昧にして使用されている．日本では，ステロイド使用歴やアルコール愛飲歴がないものを狭義の特発性とし，ステロイド性およびアルコール性を関連因子であるが直接の原因と断定できないため，これらを含めて広義の特発性の大腿骨頭壊死症としているが，海外では non-traumatic osteonecrosis に近い表現である．

3 病理学的特徴

大腿骨頭壊死症は，血流で栄養されている骨組織のみの壊死で，表層の軟骨は圧潰変形が起こるまでは正常である[12]．従って，肉眼的には，初期には外観上異常を認めず，大腿骨頸部骨折の完全転位例の放置症例でも，MRI で壊死所見を呈しても外観上骨壊死とは判断できない．骨頭割面をみると圧潰のない時期でも，血流のある部分と阻血部分で光沢の違いは認めにくい．脱灰組織標本で，壊死部の骨細胞の核は消失し，壊死と判定できる．

骨頭圧潰が生じる時期には（図1），軟骨の菲薄化を伴わない軟骨剥離や陥没による軟骨皺襞が特徴的所見である（図2）．割面では，軟骨下骨での骨折破壊が見られ，軟骨がその直下の壊死骨とともに一部剥離している（図3）．壊死骨部の骨髄は，脂肪変性により黄白色となり，壊死部周辺には骨梁が添加骨形成により肥厚している．壊死

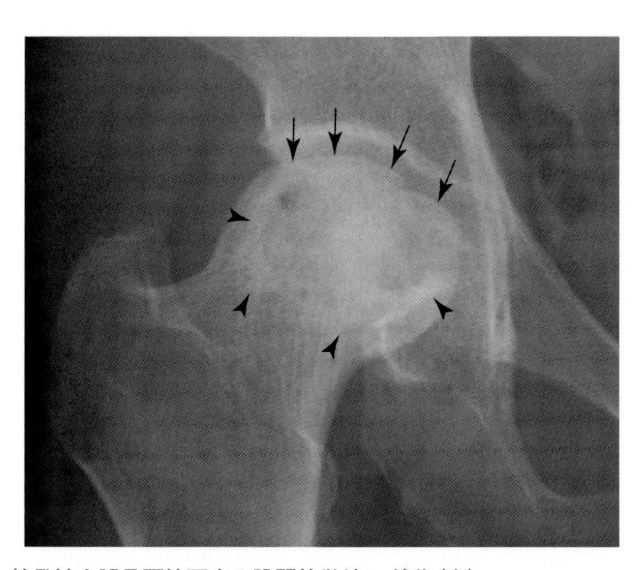

■図1　特発性大腿骨頭壊死症の股関節単純 X 線像（右）
Type C1，Stage 3B で，大腿骨頭壊死症の典型的な所見である関節裂隙の狭小化や寛骨臼の異常を伴わない大腿骨頭の圧潰（矢印）と帯状硬化像（矢頭）を認める．

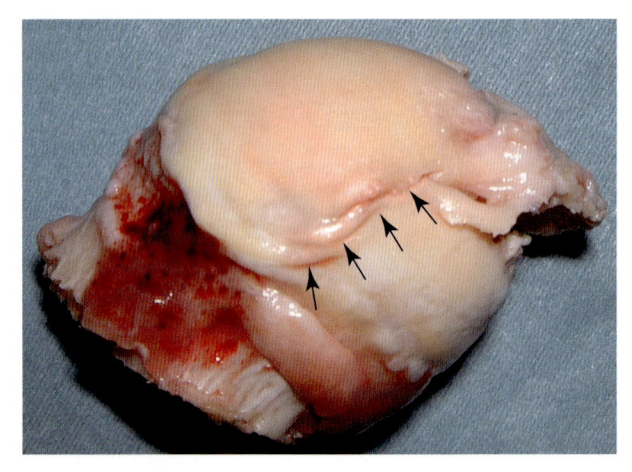

■図2　右特発性大腿骨頭壊死症の摘出標本
圧潰により扁平化骨頭しており，軟骨に圧潰の特徴的な皺襞（矢印）を認める．

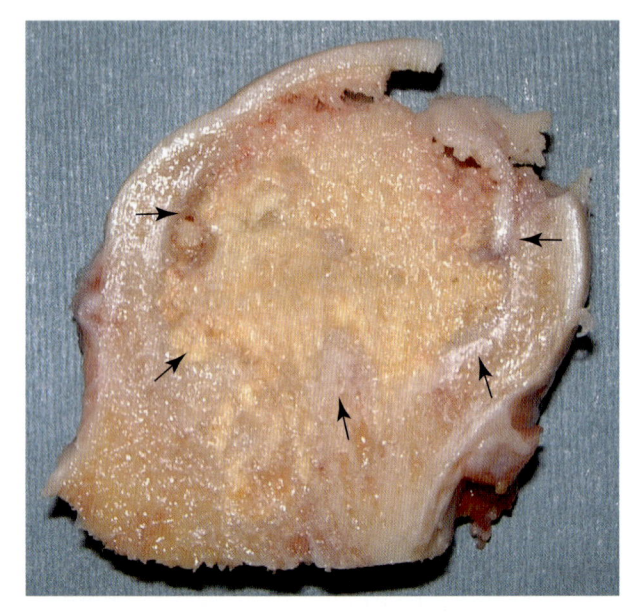

■図3　右特発性大腿骨頭壊死症の冠状割面像
円靭帯付着部から荷重部に軟骨下骨の骨折線がみられ，軟骨と軟骨下骨は部分的に剥離している．壊死部周辺には骨梁が添加骨形成により肥厚し（矢印），その内部の骨髄は脂肪変性により黄白色となっている．

骨は一部で囊腫様線維組織により吸収置換されている．脱灰組織標本のHE染色では，骨組織は赤く染まり，境界部分の骨梁肥厚により壊死境界部が明確に見える（図4）．圧潰部分には，necrotic debrisといわれる組織破砕片が骨髄腔に充満し，辺縁の破壊のない脂肪髄は隔壁のみ残存し，血管構造や骨髄細胞は融解消失している．さらに病期が進行すると壊死組織は物理的に破壊排除され，骨壊死所見は消失し二次性の変形性股関節症の像を呈し，骨壊死であった痕跡は病理所見として消失する．

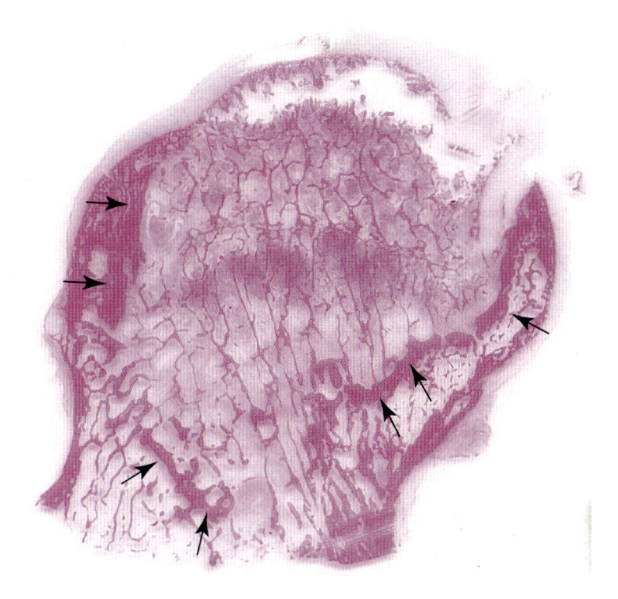

■図4　右特発性大腿骨頭壊死症の脱灰組織標本（HE 染色）
添加骨形成（矢印）の部分は単純 X 線で帯状硬化像として認められる．

[文　献]

1) Bonfiglio M, et al: Treatment by bone-grafting of aseptic necrosis of the femoral head and non-union of the femoral neck(Phemister technique). J Bone Joint Surg Am. 40-A:1329-1346, 1958.
2) Claffey TJ: Avascular necrosis of the femoral head. An anatomical study. J Bone Joint Surg Br 42-B:802-809, 1960.
3) Hungerford DS, et al: Alcoholism associated ischemic necrosis of the femoral head. Early diagnosis and treatment. Clin Orthop Relat Res 130:144-153, 1978.
4) Saito S, et al: Minimal osteonecrosis as a segmental infarct within the femoral head. Clin Orthop Relat Res 231:35-50, 1988.
5) Gardeniers JWM: The ARCO perspective for reaching one uniform staging system of osteonecrosis. In Schoutens A, Arlet J, Gardeniers JWM, Hughes SPF(eds). Bone circulation and vascularization in normal and pathological conditions. New York and London, Plenum Press, 375-380, 1993.
6) Upadhyay SS, et al: An analysis of the late effects of traumatic posterior dislocation of the hip without fractures. J Bone Joint Surg 65B:150-152, 1983.
7) Sugano N, et al: MRI of early osteonecrosis of the femoral head after transcervical fracture. J Bone Joint Surg 78-B:253-257, 1996.
8) McCallum RI, et al: Avascular necrosis of the femoral heads in a compressed air worker. J Bone Joint Surg Br 36-B:606-611, 1954.
9) Blau S, et al: Aseptic necrosis of the femoral heads in sickle-A hemoglobin disease. Arthritis Rheum 10:397-402, 1967.
10) Delaere O, et al: Long-term sequelae of pelvis irradiation: histological and microradiographical study of a femoral head. Clin Rheumatol 10:206-210, 1991.
11) Cruess RL, et al: The etiology of steroid-induced avascular necrosis of bone. A laboratory and clinical study. Clin Orthop Relat Res 113:178-183, 1975.
12) Sugano N, et al: Diagnostic criteria for non-traumatic osteonecrosis of the femoral head. A multicentre study. J Bone Joint Surg Br 81:590-595, 1999.

2 厚生労働省 特発性大腿骨頭壊死症 調査研究班の歴史

I 序章

■ 研究班の歴史

　特発性大腿骨頭壊死症は現在では，成人股関節疾患の中で変形性股関節症，関節リウマチとならび重要な股関節疾患の一つである．しかしながら，昭和40年代には整形外科医の中でも本疾患に対する認識はまだ低いものであった．昭和48年，第46回日本整形外科学会学術総会で「大腿骨頭特発性壊死」がシンポジウムのテーマとして取り上げられ，病態や診断について関心が集まるようになった．本研究班は1975年（昭和50年）に厚生省の「特発性非感染性骨壊死調査研究班」としてスタートした．

　本研究班の特徴は整形外科医に加えて，基礎医学（疫学，病理学，分子生物学，生理学）の専門家や内科専門医（骨代謝，内分泌，循環器，膠原病）を組み合わせた構成にある．長年の研究活動により，疫学調査，病態解明，診断法の開発，治療法の確立などで多大な成果をあげてきた．現在ではこれらに加えて，骨壊死発生予防法の確立を目指して研究活動を行っている．

初代研究班（昭和50年度～55年度）班長　九州大学　西尾篤人教授

　1975年（昭和50年）4月に厚生省の難病研究班として「特発性非感染性骨壊死調査研究班」が発足し，九州大学西尾篤人教授が初代班長に就任した．最初の全国疫学調査を行い，本疾患の背景因子としてステロイド投与，アルコールの多飲が関係する

■表1　厚生労働科学研究費補助金　難治性疾患克服研究事業　特発性大腿骨頭壊死症調査研究班　歴代班長

昭和50年度～55年度	西尾　篤人	九州大学　整形外科
昭和56年度～58年度	松野　誠夫	北海道大学　整形外科
昭和59年度～63年度	小野　啓郎	大阪大学　整形外科
平成元年度～5年度	杉岡　洋一	九州大学　整形外科
平成6年度～10年度	二ノ宮　節夫	埼玉医科大学　整形外科
平成11年度～15年度	高岡　邦夫	信州大学，大阪市立大学　整形外科
平成16年度～20年度	久保　俊一	京都府立医科大学　整形外科
平成21年度～	岩本　幸英	九州大学　整形外科

ことが示された．40歳代をピークに20〜50歳代が全体の83％を占めていた．ステロイド投与群では女性に多く，非ステロイド投与群では男性に多いことが示された．単純 X 線の初期異常像が帯状硬化像であることを示し，診断上の工夫として股関節90度屈曲，外転45度での X 線撮像法を考案した．臨床研究では脂質代謝異常や血液凝固異常の関与が報告された．病理組織像では壊死域と健常域の間に添加骨形成による修復反応像が存在することを明らかにした．治療では大腿骨頭前方回転骨切り術が考案され，骨頭の後方関節面が 1/3 以上温存されているものが良好な成績が得られることを示した．

第2代研究班（昭和56年度〜58年度）班長　北海道大学　松野誠夫教授

　1981年（昭和56年）度には「特発性大腿骨頭壊死症調査研究班」と名称が変更され，松野誠夫教授が第2代班長に就任した．疫学調査を継続し，既往として男性ではアルコール多飲，女性ではステロイド使用が最も多いことを示した．またステロイド投与対象疾患では SLE が最多であり，SLE 症例の中で発生率が551例中50例（9.1％）であることを示した．さらに，骨壊死発生頻度は腎移植症例では211例中29例（13.7％），ネフローゼ症候群では149例中7例（発生率4.7％）であることを報告した．病因の解明として脂質代謝異常が骨壊死発生に関与している可能性を示した．病理組織学的研究から，骨頭外被膜下動脈における病変が，骨頭への血流を低下させ，血管分布や構造上血流量の低下している骨頭内末梢部に阻血性変化をもたらすものと推察した．治療では大腿骨頭回転骨切り術や大腿骨内反骨切り術，血管柄付き骨移植術の治療成績の検討を行った．

第3代研究班（昭和59年度〜63年度）班長　大阪大学　小野啓郎教授

　1984年（昭和59年）度から小野啓郎教授が第3代班長に就任した．特発性大腿骨頭壊死症の診断基準，病型分類の試案を作成し全国の主な施設へ配布し，国際的にも受け入れられる診断基準，病型分類の作成を目指した．全国疫学調査（1090施設）では年間発病数が2500〜3300人であることを示した．そのうち 1/3 はステロイド投与の関連することが判明した．基礎研究では自然発生高血圧ラット（SHR）の系統のラットに自然に骨壊死が生じることが報告された．また，血管炎を誘発した骨壊死モデルを確立した．さらに，大腿骨頭壊死症の診断に MRI の導入を行い，早期診断法の開発にも取り組んだ．第1回特発性大腿骨頭壊死症国際シンポジウムを開催し，研究成果の国内外への発信と情報交換を行った．

第4代研究班（平成元年度〜5年度）班長　九州大学　杉岡洋一教授

　1989年（平成元年）度から杉岡洋一教授が第4代班長に就任した．疫学調査ではステロイド性では SLE が原疾患として最多であり，SLE の中で 1)皮膚初発症状，2)心外膜炎，3)精神神経症状が有意な骨壊死発生の要因であることを示した．パルス療法

の有無では壊死発生リスクに有意差がないことも明らかにした．アルコール摂取量が400 ml を超えると壊死発生リスクが 10 倍になることも明らかにした．また，MRI による大腿骨頭壊死症の早期診断法を確立した．MRI による腎移植症例に対する追跡調査の結果，移植後すなわちステロイド投与後早期（2〜3ヵ月以内）に骨壊死が発生することを明らかにした．早期診断が可能になったことを踏まえて予後判定に必須の病型分類，診断基準を作成した．基礎研究ではステロイド投与による家兎の骨壊死発生モデルを確立し，骨壊死の発生メカニズムの解明と予防法の開発に多大な貢献をした．治療法では大腿骨頭温存手術の 10 年以上の有効な長期成績を報告し，若年者に対する治療方針を示した．

第 5 代研究班（平成 6 年度〜10 年度）班長　埼玉医科大学　二ノ宮節夫教授

1994 年（平成 6 年）度から二ノ宮節夫教授が第 5 代班長に就任した．1996 年（平成 8 年）には特定疾患研究班の改組，再編成が行われ，特発性大腿骨頭壊死症調査研究班は脊柱靭帯骨化症調査研究班とともに「骨・関節疾患調査研究班」としてまとめられ，その傘下に「特発性大腿骨頭壊死症分科会」（分科会長二ノ宮節夫教授）として再発足することになった．疫学調査では腎移植における症例対象研究により，多変量解析による骨壊死発生のリスクとなる要因を明確にした．死体腎は生体腎に比し，骨壊死発生リスクを高め，HLA マッチング数の増加はリスクを低下する傾向を報告した．ステロイドパルス療法の回数の影響は認めないことも示した．大腿骨頭壊死だけでなく急速破壊型股関節症についても全国疫学調査を行い病態把握に努めた．予防薬の検討と開発として，SLE に対して抗凝固薬であるワルファリンが骨壊死発生の予防薬になる可能性を示した．

第 6 代研究班（平成 11 年度〜15 年度）班長　信州大学，大阪市立大学　高岡邦夫教授

1999 年（平成 11 年）度から信州大学（平成 14 年度から大阪市立大学）高岡邦夫教授が第 6 代班長（分科会長）に就任した．診断基準，病型分類，病期分類を改定し，全国の医療機関へ普及させるため冊子を配布した．また，EBM に基づいた治療指針作成の目的で研究を行った．人工股関節の成績を明らかにするための調査も開始した．研究成果に国内外の文献の EBM を吟味して客観的立場から評価，整理して「特発性大腿骨頭壊死症ガイドラインの診断・治療に関するガイドライン」を作成した．さらに，基礎研究ではステロイドによる活性酸素産生亢進がきたす血管内皮障害の関与を示した．骨壊死発生防止のためステロイド感受性の評価によるリスク予知を可能にするためにステロイド代謝酵素，ステロイドレセプター，膜輸送蛋白の遺伝子解析や薬物代謝酵素活性評価の研究に取り組んだ．

第 7 代研究班（平成 16 年度〜20 年度）班長　京都府立医科大学　久保俊一

2004 年（平成 16 年）度から編著者が第 7 代班長（主任研究者）に就任した．ステ

ロイド性大腿骨頭壊死症の病因を解明し，予防・診断・治療体系を確立することにより，質の高い医療サービスが適切に提供される体制の構築に目標を定めた．疫学調査と新しい予防法の開発および治療の標準化に研究の重点をおいた．疫学調査では定点モニタリングシステムを拡大し，世界最大となる新患症例データベースを擁するまでに至った．また，骨頭温存手術や人工関節置換術の治療成績の評価に加えて，手術の安全性や精度を高めるためにコンピュータ手術支援システムや再生医療の用いた低侵襲治療法の開発にも取り組んだ．さらに，基礎研究では骨壊死の動物モデルを統一し，脂質代謝異常や NO bioavailability の低下が病態にかかわることを明らかにした．ステロイド性大腿骨頭壊死症の発生には個人差があることに注目し，個人の薬剤感受性を遺伝子解析や薬物代謝酵素活性の測定により評価する方法を開発した．そして，抗凝固薬や高脂血症治療薬，ビタミン E などでの薬物療法による血液凝固能・脂質代謝異常の抑制，あるいは電磁場刺激による新たな大腿骨頭壊死症予防法の開発などを行い成果をあげた．全国規模での臨床的共同研究もスタートさせた．

第 8 代研究班（平成 21 年度～）班長　九州大学　岩本幸英教授

　平成 21 年度から九州大学岩本幸英教授に第 8 代班長（主任研究者）が引き継がれた．これまでの研究をさらに発展させて，特発性大腿骨頭壊死症の病態解明と予防法の確立に向けてさらなる研究成果が期待されている．

［文　献］

1) 西尾篤人班長：厚生省特定疾患「特発性非感染性骨壊死症調査研究班」昭和 50 年度報告書～昭和 55 年度報告書
2) 松野誠夫班長：厚生省特定疾患「特発性大腿骨頭壊死症調査研究班」昭和 56 年度報告書～昭和 58 年度報告書
3) 小野啓郎班長：厚生省特定疾患「特発性大腿骨頭壊死症調査研究班」昭和 59 年度報告書～昭和 63 年度報告書
4) 杉岡洋一班長：厚生省特定疾患「特発性大腿骨頭壊死症調査研究班」平成元年度報告書～平成 5 年度報告書
5) 二ノ宮節夫班長：厚生省特定疾患「特発性大腿骨頭壊死症調査研究班」平成 6 年度報告書～平成 7 年度報告書
6) 二ノ宮節夫班長：厚生省特定疾患「骨・関節系疾患調査研究班特発性大腿骨頭壊死症分科会」平成 8 年度報告書～平成 10 年度報告書
7) 高岡邦夫班長：厚生省特定疾患（厚生労働省特定疾患対策事業）「骨・関節系疾患調査研究班特発性大腿骨頭壊死症分科会」平成 11 年度報告書～平成 15 年度報告書
8) 久保俊一班長：厚生労働科学研究費補助金難治性疾患克服研究事業「特発性大腿骨頭壊死症の予防と治療の標準化を目的とした総合研究」平成 16 年度報告書～平成 20 年度報告書
9) 岩本幸英班長：厚生労働科学研究費補助金難治性疾患克服研究事業「特発性大腿骨頭壊死症の診断・治療・予防法の開発を目的とした全国学際的研究」平成 21 年度報告書

II

疫学

II 疫　　学

1 疫学を理解するための基本：研究デザインの観点から

はじめに

　疫学の語源は，ギリシア語の epi (among, upon)，demos (people)，logos (doctrine, science) であり，「人集団の中に何が存在するか，あるいは人集団の中で何が起こっているかを探求する学問」という意味がある．また，"A Dictionary of Epidemiology" によると，疫学は「特定の人間集団における健康関連事象（主に疾病）について，頻度・分布と規定要因を研究し，その結果を健康問題の対策に応用すること」と定義されている[1]．現在，疫学は EBM (evidence-based medicine：根拠に基づく医療) 実践のための情報源であるとともに，根拠を提供する側として研究を実施するためにも必須の学問といえる．

　疫学の理論体系は膨大であるため敬遠される傾向があるが，その基本概念は，研究デザインの観点から理解すると比較的馴染みやすいようである．本稿では疫学を理解するための基本として，研究デザインに焦点をあて，各々のデザインの特性，適用，ピットフォールについて概説する．

研究デザイン

　研究デザインはおおむね表1のように分類される．記述疫学とは，前述の "A Dictionary of Epidemiology" による定義のうち，「特定の人間集団における健康関連事象（主に疾病）について，頻度と分布」を調査する分野である．対して，分析疫学とは「特定の人間集団における健康関連事象（主に疾病）について，規定要因」を調査する分野であり，症例・対照研究，コホート研究，介入研究が含まれる．

■表1　疫学研究デザイン

1. 記述疫学	
2. 横断(断面)研究	
3. 分析疫学	観察研究
症例・対照研究	
コホート研究	
介入研究	実験研究

記述疫学，横断（断面）研究，症例・対照研究，コホート研究は観察研究（observational study）に属し，「自然な状態」で曝露と疾病の関連を観察する．一方，介入研究は，「実験室のような状態」を作り出すことにより研究対象者を要因に曝露させ，結果の発生を測定する方法であり，実験研究（experimental study）ともいわれる．

1) **記述疫学** descriptive epidemiology

症例集積（case-series）ともいわれ，疾病を有する者を対象に，当該疾病の頻度や特性（性，年齢など）の分布を調査する．例えば，「肺がん患者は，男性，高齢者，喫煙者が多い」という観察は記述疫学の視点に基づくものである．本書で別途詳述する「全国疫学調査」や「定点モニタリングシステム」の結果も，特発性大腿骨頭壊死症（ION）の記述疫学の例である．

記述疫学により，「ION患者のうち，ステロイド全身投与歴を有する者が約50%である」という結果が示され，ステロイド全身投与がIONに関連することが疑われたとしても，あくまで「仮説の設定」にとどまる．これは，記述疫学が比較群を設定しない研究デザインのためである．「ステロイド全身投与がIONに関連している」ことを検証するためには，比較群（この場合，IONを有しない群）におけるステロイド全身投与歴の頻度を調査し，分析疫学の手法により「仮説の検定」を行わなければならない．

基本的には，「記述疫学→仮説設定→分析疫学→仮説検定」という過程により研究が進められ，疾病の病因論が明らかにされていく．また，この過程を踏まえより新しいより説得性のある仮説を設定し，それを検証していくことになる．

2) **横断（断面）研究** cross-sectional study

ある集団を1回調査することによって，「疾病を有する者と有しない者のグループに分類し，各々の曝露要因の保有割合を比較する」，あるいは「曝露要因を有する者と有しない者のグループに分類し，各々の疾病の保有割合を比較する」研究である（図1）．疾病の有無と検査値のパラメーターについて，一時点で調査するようなデザインが該当する．

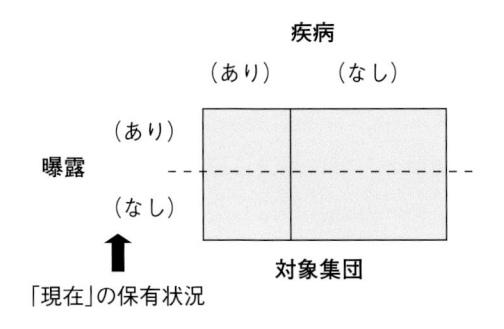

■図1 横断（断面）研究（cross-sectional study）

横断研究の利点は，疾病（結果）の発生を待つ必要がないことであり，多くの費用や労力をかけなくとも実施可能である．しかし，最大の欠点は，「曝露と疾病の因果関係の証明に必ずしもつながらない」ことである．横断研究では，ある一時点における曝露と疾病の保有状況について情報を収集するため，「曝露が疾病の発生に先行する（曝露の後に疾病が生じる）」という時間性（temporality）が保証されない．例えば，ペット飼育と小児喘息の有無に関する横断研究で，「喘息児のいる家庭では，喘息児のいない家庭と比較してペットを飼育する頻度が低い」という結果を得た場合，「喘息児のいる家庭はペット飼育を控えている」と解釈するのが妥当であろう．このような現象は，因果の逆転（reverse causality）とよばれる．

なお，横断研究でも，時間性が問題にならない（あるいはなりにくい）場合がある．これには，生涯変わらない要因（例：遺伝マーカーなど）や，一旦体内に取り込まれると容易には排泄されない物質（例：PCB，ポリ塩化ビフェニルなど）を曝露として調査する場合が該当する．

3) 症例・対照研究　case-control study

症例（case）群と適切に選択した対照（control）群の間で，過去の曝露状況を比較するデザインである（図2）．喫煙と肺がんの関連を調査するため，肺がん患者群と対照群の間で過去の喫煙習慣を比較するような例が該当する．症例・対照研究では対象者の追跡を行わず，過去の曝露状況は情報としてのみ遡って入手する．従って，前述の横断研究に比べて時間性の解釈がしやすく，後述のコホート研究よりも短期間に安価で実施することができる．また，多くの曝露要因の影響について一度に調査することが可能である．

■図2　症例・対照研究（case-control study）

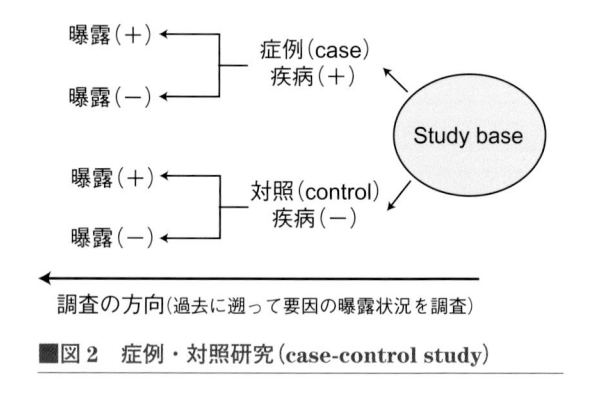

症例・対照研究の短所として，過去に遡って曝露状況を調査するデザインのため，情報バイアス（information bias）が生じやすく，症例と対照で比較性のある情報を入手し難いという点が挙げられる．また，「適切な」対照の選択が必ずしも容易ではなく，選択バイアス（selection bias）を生じうる．

「適切な」対照選択のための理論として，「study base の原則（study base principle）」

を紹介したい[2]．これは，「対照は，症例を生み出す集団（source population, study base）から代表性をもって選択された者でなければならない」というものである（図3）．study base の原則は，地域がん登録から選定したがん患者を「症例」，当該がん登録がカバーする地域の住民から，がんを有しない者を「対照」として選定する症例・対照研究（地域住民ベースの症例・対照研究：population-based case-control study）を例として考えると理解しやすい（図4）．「症例を生み出す集団」は，「当該がん登録がカバーする地域の住民」と考えることができる．この場合の source population は，特に"primary study base"とよばれる．一方，臨床現場で一般に採用されるのは，病院受診者から症例を選定するデザイン（病院ベースの症例・対照研究：hospital-based case-control study）であろう（図5）．この場合は，primary study base に相当するような，地域として明確に定義できる source population は存在しない．従って，症例と同じ病院を受診する，"potential hospital user"で構成される集団を仮想的に定義する（secondary study base）．つまり，病院ベースの症例・対照研究における「適切な対照」は，原則，症例と同じ病院を受診する患者から選定すべきである．

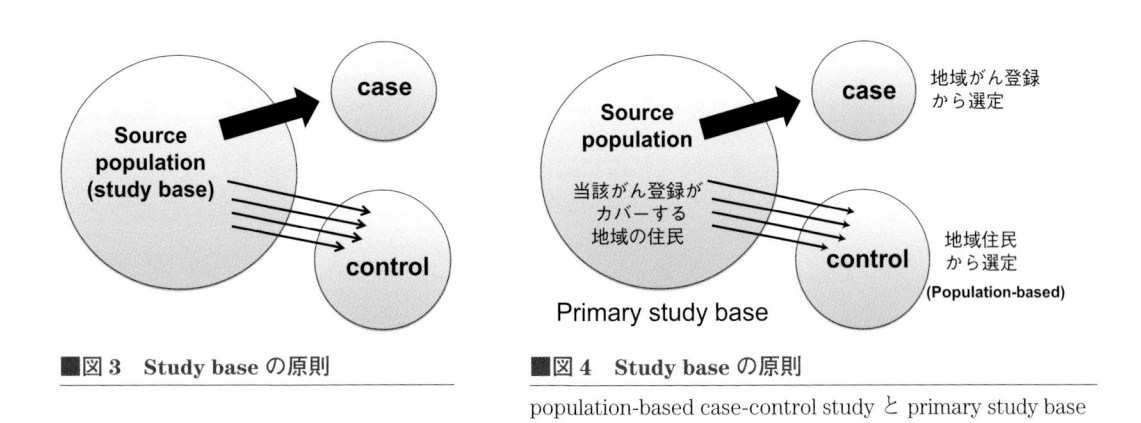

■図3 Study base の原則

■図4 Study base の原則
population-based case-control study と primary study base

■図5 Study base の原則
hospital-based case-control study と secondary study base

4) コホート研究　cohort study

曝露を有する集団と有しない集団を追跡し，疾病の発生頻度を比較するデザインである（図6）．曝露の有無を確認した後に疾病の発生を調査するので，時間性が明らかであることが最大の長所である．また，一度に多くの疾病について関連を検討することができる．例えば，喫煙者と非喫煙者を追跡してその後の肺がん発生割合を比較する場合，心筋梗塞，脳卒中など他の疾病についても喫煙との関連を検討することができる．

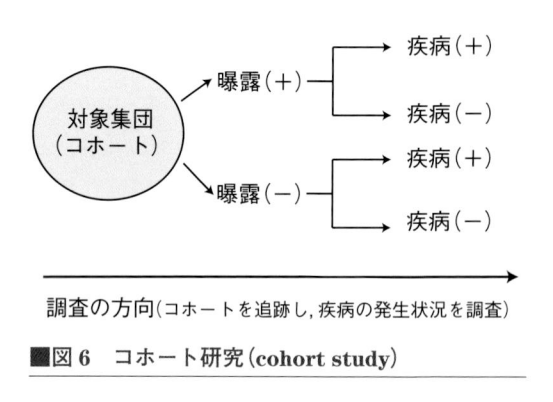

■図6　コホート研究（cohort study）

コホート研究は，先に説明した症例・対照研究と比べるとバイアスによる影響が少ないデザインである．観察研究による関連性の調査としては最も安定した手法であるが，調査対象とする疾病によっては不向きな場合もある．例えば，がんや難病など，稀な疾病についてコホート研究デザインにより関連要因を調査する場合，十分な疾病発生数を得るために多くの対象者を長期間追跡せねばならず，多大な費用と労力を要する．本書でIONの関連要因を検討した研究結果を別途詳述しているが，すべて症例・対照研究デザインによるものである．これは，IONが難病（稀な疾病）であるという特性を踏まえた合理的な選択であるといえる．

5) 介入研究　intervention study, intervention trial

対象集団を介入群と比較対照群に分類した後，追跡することにより，疾病の発生頻度を比較するデザインである（図7）．概念図上はコホート研究と同様のデザインに思えるが，対象者が介入を受けるか否かについて「研究者が決定する」という点が根本的に異なり，この手順を，介入の割り付け（allocation, assignment）とよぶ．コホート研究では，要因に曝露されるか否かは対象者の意思によって決定されるもの，あるいは自然な状況下で観察されるものであるが，介入研究の場合，対象者にその決定権はない．介入研究が実験研究（experimental study）とよばれる所以である．

介入の割り付けを無作為（random）に行うデザインは，特に無作為化比較試験（randomized controlled trial：RCT）とよばれる．RCTから得られる結果は，研究デザインの観点からみると最も質が高いとされているが，その理由は，交絡因子（con-

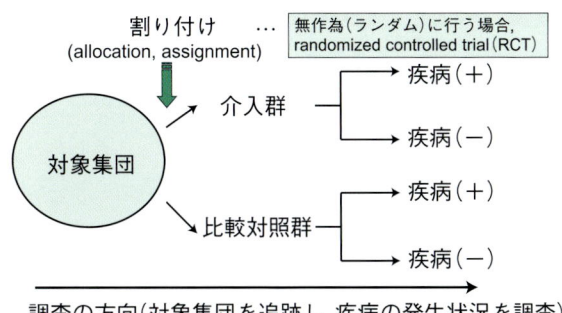

■図7 介入研究（intervention study）

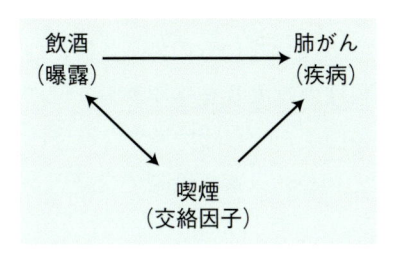

■図8 交絡因子（confounder, confounding factor）

founder, confounding factor）の影響がデザインの段階で制御できるからである．交絡因子とは，「曝露と疾病（結果）の関連を混乱させてしまう第3の因子」である（図8）．例えば，「飲酒」を曝露，「肺がん」を疾病（結果）として調査する場合，第3の因子である「喫煙」の影響を考慮しなければ，見かけ上，「飲酒により肺がんのリスクが上昇する」という結果が得られる．喫煙者には飲酒者が多く，喫煙そのものが肺がんのリスク因子であるため生じる現象であり，この場合，「喫煙」が交絡因子となる．

分析疫学のうち，観察研究である症例・対照研究やコホート研究では，曝露と疾病の関連を「自然な状況」で観察するため，比較する群間で特性の偏りが生じることが避けられない．つまり，交絡因子の影響のため結果の解釈が困難になる．一方，RCTでは，無作為割り付けを行うことにより，要因が各群で均等に分布することはもちろん，交絡因子についても「未知のものも含めて」各群に均等に分布することが期待できる．つまり，要因の有無以外は，比較する群間の特性が均質になると期待されるため，要因の効果の解釈が明快となる．

交絡因子の影響を制御するための手法は，RCTのデザインを選択する以外にもいくつか存在する（表2）．しかし，そのためには交絡因子の情報を定量的に収集することが条件である．すべての交絡因子について情報が定量的に収集できるとは限らず，また，現時点で未知の交絡因子については情報を収集することさえ困難である．従って，RCTの最大の長所は，「未知の」交絡因子も各群に均等に分布すると期待できることにあり，エビデンスレベルが最も高い理由でもある．

しかし，このような「期待」は「対象者数が十分であること」が前提であり，決し

■表2　交絡因子を制御する方法

1. 研究デザインの段階
   ・無作為化比較試験(randomized controlled trial)
   ・対象者を限定(restriction)
   ・マッチング(matching)
2. 解析の段階
   ・層化解析(stratification)
   ・多変量解析(multivariate analysis)

て保証されているものではないことに注意すべきである．「十分な対象者」に相当する人数は厳密には定義されていないものの，各群について500人以上必要との意見もある．つまり，100人程度の対象者を無作為割り付けした結果，要因は各群で均等に分布したとしても，交絡因子の分布は均等でない恐れがある．このような場合はRCTといえども，観察研究と同様に，解析段階で交絡因子の影響を補正しなければならない．

[文　献]

1) Last JM(Ed): A Dictionary of Epidemiology, 4th Ed. Oxford University Press, Inc., New York, 2001.
2) MacMahon B and Trichopoulos D: Epidemiology. Principles & Methods, 2nd edition. pp 234-235. Boston: Little, Brown and Company, 1996.

2 特発性大腿骨頭壊死症の全国疫学調査

Ⅱ 疫学

はじめに

難病（特定疾患）の臨床疫学像を全国規模で把握することは，その手法上，大変な労力を伴う作業を要する．特発性大腿骨頭壊死症（ION）については，厚生労働省（旧：厚生省）による「ION調査研究班」が単独で，あるいは「特定疾患の疫学に関する研究班（旧：難病の疫学調査研究班）」と共同で，過去5回にわたり全国調査を実施してきた（表1）[1-6]．

■表1 わが国における特発性大腿骨頭壊死症（ION）の全国調査

調査年	参加施設数 （参加率）	報告新患数	推定値 年間新患数	推定値 年間受療者数 （95％信頼区間）
1955-76（二ノ宮ら[2]）	254（30）	1,155	—	—
1977-82（増田ら[3]）	10（100）	794	—	—
1987（二ノ宮ら[4]）	1,090（63）	1,843	2,500〜3,300[†]	—
1994（青木ら[5]）*	605（57）	457	1,500[††]	7,400（6,700〜8,200）
2004（Fukushima, et al[6]）*	577（58）	275**	2,200	11,400（10,100〜12,800）

*「ION調査研究班」と「特定疾患の疫学に関する研究班（旧：難病の疫学調査研究班）」の共同研究．
** 報告対象：誕生月が奇数の者（患者の約半数を抽出調査）．
[†] 推定法は，1994年および2004年の調査と異なる．
[††] 2004年調査と同じ方法で算出：年間受療者数（7,400）×二次調査で報告された患者のうち1994年1年間に初めてIONと診断された者の割合（20％）．

第1回から第3回は「ION調査研究班」独自で実施したものである[1-4]．第4回の調査は，1995年に「難病の疫学調査研究班」と共同で行ったものであり，「全国疫学調査」といわれている[1,5]．この調査は，全国の診療科を層化無作為抽出した標本に基づいた検討であること，1994年の1年間について受療患者数が推計されたことから，画期的であったといえる．

第5回目の調査は，第4回目の調査からちょうど10年後に行われた「全国疫学調査」であり，「ION調査研究班」と「特定疾患の疫学に関する研究班」が共同で実施した[6]．本稿では，IONに関する直近の全国調査結果として，2005年実施分の全国疫学調査結果について概説する．

1 調査方法

「全国疫学調査マニュアル」[7]に則って実施した．目的は，2004年の1年間についてIONの記述疫学を把握することである．調査は一次調査と二次調査からなる．一次調査により受療患者数を推定し，二次調査により臨床疫学特性を把握する．

一次調査の調査対象科は，全国の整形外科から層化無作為抽出法にて病床規模別に選定した．抽出率は，一般病院99床以下：5％，100～199床：10％，200～299床：20％，300～399床：40％，400～499床：80％，500床以上：100％，大学病院：100％である．特に患者が集中すると考えられる2施設の内科は，特別階層として100％の抽出率で調査対象に含めた．4,722科のうち，999科（21.2％）を調査対象として選定した．

2005年1月，調査対象999科に一次調査を実施し，2004年1月1日から2004年12月31日の期間にIONで受診した患者数および性別の報告を依頼した．最終的に577科（58％）から回答を得た．そのうち，「2004年1年間にION患者の受診あり」と回答したのは327科であり，報告患者数は5,612人であった．抽出率と回答率を考慮した所定の算出式により，年間の受療患者数を推定した．

一次調査で「2004年1年間にION患者の受診あり」と回答した327科に対して，二次調査を実施し，所定の調査個人票により各患者の臨床疫学特性に関する情報を収集した．なお，本疾患は比較的患者数が多いため，二次調査では，誕生月が奇数の者のみを報告対象とすることで，患者の約半数を抽出調査した．

二次調査は2005年7月に開始し，178科（54％）より受療患者1,616人の情報を収集した．誕生月が偶数の者（31人），初診年が2005年の者（18人），調査票の記載内容から報告症例が「特発性」ではなく「症候性」と判断される者（55人），最終観察年が2003年以前の者（8人），調査対象科から削除依頼があった者（2人）を除外し，二次調査の解析対象は1,502人となった．

2 調査結果

1) 一次調査

2004年1年間の受療患者数は，11,400人（95％信頼区間：10,100～12,800）と推定された（表1）．なお，二次調査の解析対象で確定診断時年齢の情報が入手できた者のうち，275人（19.5％）が2004年の1年間に初めてIONと診断されていた．これらの者を「新患」と取り扱うと，2004年1年間のION新患数は2,200人（11,400×0.195）と推定された（表1）．

2) 二次調査

確定診断時年齢の分布は，対象者全員でみると40歳代にピークを認めた（図1）．

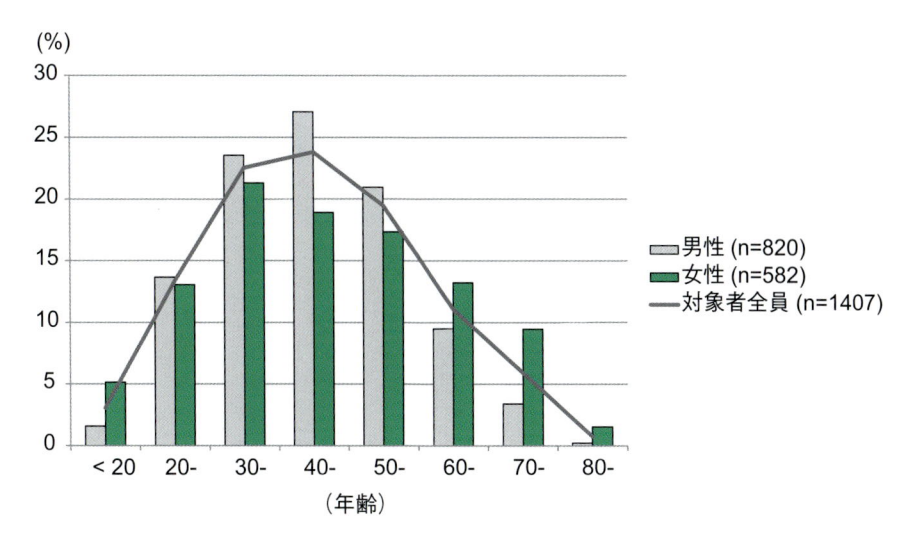

■図1　確定診断時年齢の分布

(出典：文献6)
確定診断日が不明の者は除外して集計．

　男性では40歳代，女性では30歳代にピークを認めた．
　誘因の分布は，対象者全員でみると，「ステロイド全身投与歴あり（ステロイド性）」が51％，「アルコール愛飲歴あり（アルコール性）」が31％，「両方あり」が3％，「両方なし」が15％であった（表2）．男女別にステロイド性とアルコール性の割合をみると，男性ではアルコール性が優位，女性ではステロイド性が優位であった．確定診断時年齢（40歳未満，40〜64歳，65歳以上）で層化すると，40歳未満の若年者ではステロイド性の割合が60％と高かった．一方，65歳以上の高齢者では，誘因としてステロイドやアルコールを有しない者の割合が高かった（41％）．
　約60％の症例に手術が施行されていた（表3）．術式は人工骨頭・人工関節置換術

■表2　誘因の分布

変数	対象者全員 (n=1502) n(%)	性[*] 男性 (n=885) n(%)	女性 (n=612) n(%)	確定診断時年齢（歳）[*] <40 (n=548) n(%)	40〜64 (n=706) n(%)	≥65 (n=153) n(%)
ステロイド全身投与歴あり	760(51)	295(34)	462(76)	325(60)	340(48)	58(38)
アルコール愛飲歴あり	456(31)	415(47)	39(6)	146(27)	253(36)	26(17)
両方あり	47(3)	39(4)	8(1)	16(3)	24(3)	6(4)
両方なし	225(15)	127(15)	98(16)	59(11)	85(12)	62(41)
不明・未記入	14	9	5	2	4	1

(出典：文献6)
数値を丸めたため，％の合計が100とならない場合がある．
[*] 5人については性別不明，95人については確定診断時年齢が不明．

■表3　術式

変数	対象者全員 (n=2203) n(%)	性* 男性 (n=1273) n(%)	女性 (n=923) n(%)	確定診断時年齢(歳)* <40 (n=856) n(%)	40〜64 (n=1066) n(%)	≧65 (n=195) n(%)
手術施行						
なし	870(40)	433(34)	435(47)	331(39)	439(41)	75(39)
あり	1323(60)	836(66)	482(53)	522(61)	622(59)	118(61)
不明・記入なし	10	4	6	3	5	2
術式(手術施行「あり」の場合)						
骨切り術	330(25)	233(28)	97(20)	197(38)	121(20)	3(3)
骨移植術	106(8)	67(8)	39(8)	70(14)	30(5)	0(0)
人工骨頭・人工股関節全置換術	848(65)	508(62)	335(70)	232(45)	459(74)	115(97)
その他	27(2)	18(2)	9(2)	14(3)	9(1)	0(0)
不明・記入なし	12	10	2	9	3	0

(出典：文献6)
解析対象：調査票に病型・病期分類の両方について情報が記載されていた関節.
表中の"n"は関節数を示す．数値を丸めたため，％の合計が100とならない場合がある．
*5人については性別不明，60人については確定診断時年齢が不明．

が65％と最も多く，骨切り術は25％であった．年齢で層化した結果，40歳未満では38％に骨切り術が施行されていたが，人工骨頭・人工股関節全置換術も45％に施行されていた．

　ステロイド全身投与の対象となった疾患は，全身性エリテマトーデス（SLE）が31％と最多であった（表4）．

3　考察

　今回詳述した全国疫学調査は，1995年に実施の全国疫学調査と同様の手法で実施しているため，経年変化の検討が可能である．1995年に実施の全国疫学調査の結果，1994年1年間の推定受療患者数は7,400人（95％信頼区間：6,700〜8,200）であった[5]．また，2005年実施の調査と同じ方法で新患数を推定すると，1994年1年間の新患数は1,500人であった（表1）．従って，IONによる受療患者数および新患数は，ともに増加傾向であるといえる．ただし，1994年から2004年までの10年間でMRIによる診断技術が飛躍的に向上したこと，ステロイド性大腿骨頭壊死症に対する意識の高まりにより，全身投与の際にIONに関する注意深い観察をするようになったこと，などを考慮すると，「ION発生の増加」との解釈は適切でない．

　二次調査の結果，確定診断時年齢のピークは40歳代であり，40歳未満の若年層が約1/3を占めることが示された．当該年齢層では，誘因としてステロイド全身投与歴が最も多く報告されており，原疾患に対するステロイド投与法に着目した予防の重要

■表4 ステロイド全身投与の対象となった疾患

疾患名	n(%)
全身性エリテマトーデス	236(31.2)
関節リウマチ	7(0.9)
多発性筋炎・皮膚筋炎	37(4.9)
混合性結合組織病	20(2.6)
シェーグレン症候群	8(1.1)
その他の膠原病	21(2.8)
ネフローゼ症候群	48(6.3)
腎炎	19(2.5)
腎移植	27(3.6)
その他の臓器移植	10(1.3)
血小板減少性紫斑病	33(4.4)
再生不良性貧血	13(1.7)
肝炎	6(0.8)
喘息	34(4.5)
脈なし病	1(0.1)
皮膚疾患	19(2.5)
眼疾患	32(4.2)
その他	186(24.6)

（出典：文献6）
解析対象：誘因として「ステロイド全身投与歴あり」が報告された760人．

性を強調するものである．同時に，人工骨頭・人工股関節全置換術も45％に施行されていることから，骨切り術に代表される関節温存術の普及も望まれる．一方，65歳以上の高齢者では誘因としてステロイドやアルコールを有さないものが41％を占めていた．IONの関連要因として他の因子を探索することが，病因論の解明に寄与すると考えられる．

　全国疫学調査は過去1年間の受療患者を対象としているため，新患（new case）と旧患（old case）の両方を含んでいることに注意すべきである．膠原病などの患者は継続受診する傾向があると考えられるため，ステロイド性大腿骨頭壊死症の割合を過大評価する可能性が指摘されている[8]．また，調査対象として大規模医療施設や大学病院が100％の抽出率で選定されているため，骨切り術など高度な技術を要する術式の施行は比較的多く報告されているかもしれない．

　全国疫学調査は，全国の診療科を層化無作為抽出した標本に基づくことから，高い確度の疫学情報が期待される，非常に有用な調査手法である．検索した範囲内では，海外における類似調査の報告はない．

　本調査の短所は，多大な労力を要するため，経年変化の把握を目的とした繰り返し実施が困難な点である．この短所を補うため，「ION調査研究班」では，特定の医療施設におけるION患者に限定して情報を収集する「ION定点モニタリングシステム」を

実施している．当該システムについては本誌で別途詳述しているので，IONの記述疫学を把握するもう一つの有用な手法として参照いただきたい．

謝辞
　日常診療，教育，研究にご多忙な中，貴重な時間を割いて調査にご協力くださいました諸先生方に深く感謝致します．

[文　献]
1) Hirota Y, et al: Idiopathic osteonecrosis of the femoral head: nationwide epidemiologic studies in Japan. Osteonecrosis-Etiology, Diagnosis and Treatment, ed by Urbaniak JR and Jones JP Jr, American Academy of Orthopaedic Surgeons, Rosemont, pp51-58, 1997.
2) 二ノ宮節夫, 他：特発性大腿骨頭壊死症に関する全国疫学調査最終結果報告. 厚生省特定疾患非感染性骨壊死症調査研究班昭和52年度研究報告書：19-25, 1978.
3) 増田武志：特発性大腿骨頭壊死症の疫学調査. 厚生省特定疾患特発性大腿骨頭壊死症調査研究班昭和58年度研究報告書：63-65, 1984.
4) 二ノ宮節夫, 他：特発性大腿骨頭壊死症に関する昭和62年疫学調査結果. 厚生省特定疾患特発性大腿骨頭壊死症調査研究班昭和63年度研究報告書：269-271, 1989.
5) 青木利恵, 他：特発性大腿骨頭壊死症の全国疫学調査成績. 厚生省特定疾患難病の疫学調査研究班平成7年度研究報告書：67-71, 1996.
6) Fukushima W, et al: Nationwide epidemiologic survey of idiopathic osteonecrosis of the femoral head. Clin Orthop Relat Res.（in press）
7) 川村　孝, 他：難病の患者数と臨床疫学像把握のための全国疫学調査マニュアル. 厚生省特定疾患難病の疫学調査研究班, 1994.
8) 廣田良夫, 他：特発性大腿骨頭壊死症の記述疫学：1994年全国疫学調査成績より. 厚生省特定疾患骨・関節系疾患調査研究班特発性大腿骨頭壊死症分科会平成8年度研究報告書：133-136, 1997.

II 疫　学

3 定点モニタリングシステムによる疫学調査

はじめに

　わが国における特発性大腿骨頭壊死症（ION）の記述疫学を明らかにするため，厚生労働省（旧：厚生省）による「ION調査研究班」が単独で，あるいは「特定疾患の疫学に関する研究班（旧：難病の疫学調査研究班）」と共同で，数回の全国調査を実施してきた．1995年までに行われた4回の全国調査[1-5]の結果から，IONの記述疫学を継続的に調査する必要性が示唆されたが，全国規模の調査実施には多大な労力を要するため，繰り返し実施することは困難である[6]．そこで，「ION調査研究班」は，特定の医療施設におけるION患者に限定して情報を収集する「ION定点モニタリングシステム」に着手した．本システムは1997年6月に開始し，1997年1月以降の症例について報告を得ている．現在，研究班の班員が所属する28施設の整形外科が参加し，新患および手術症例に関する情報を収集している．

　本システムでは，参加施設で新患症例および手術症例が発生した場合に，逐一，あるいは，ある程度症例が集積した時点で随時，所定の様式の調査票を用いて当該症例の臨床疫学特性を報告している．調査票は，新患・手術用ともに各々1枚とし，簡略化に努めている．新患症例の主要調査項目は，診断時所見，背景因子であり，手術症例の主要調査項目は，術前の病型・病期分類，施行した術式である．2009年11月5日現在，新患症例2,509人，手術症例1,825人の情報が蓄積されている．

　毎年，1月1日から12月31日の間に報告された新患・手術症例について集計し，結果をION調査研究班の報告書に発表している．2005年以降の集計では，新患症例については確定診断日から調査票記入日までの期間が3年以内の者，手術症例については手術日から調査票記入日までの期間が1年以内の者に限定して解析している．

　本稿では，直近の集計として，2006年から2008年の結果について報告書[7,8]の内容に基づき紹介する．

1　新患症例の集計結果

　解析対象は，2006年：246人（398関節），2007年：181人（296関節），2008年：240人（370関節）である．以下の集計結果を得ている．
1）　男性の割合は各報告年とも約60％であった．

■表1　誘因の分布

	2006年	2007年	2008年
対象者全員	【N＝246】*	【N＝181】	【N＝240】
ステロイド全身投与歴あり	129(53)	100(55)	108(45)
アルコール愛飲歴あり	86(35)	51(28)	86(36)
両方あり	15(6)	6(3)	10(4)
両方なし	15(6)	24(13)	35(15)
不明・記入なし	1	0	1
男性	【N＝142】	【N＝110】	【N＝153】
ステロイド全身投与歴あり	52(37)	49(44)	47(31)
アルコール愛飲歴あり	73(51)	44(40)	80(53)
両方あり	11(8)	3(3)	8(5)
両方なし	6(4)	14(13)	17(11)
不明・記入なし	0	0	1
女性	【N＝103】	【N＝71】	【N＝87】
ステロイド全身投与歴あり	76(74)	51(72)	61(70)
アルコール愛飲歴あり	13(13)	7(10)	6(7)
両方あり	4(4)	3(4)	2(2)
両方なし	9(9)	10(14)	18(21)
不明・記入なし	1	0	0

(出典：文献7, 8)
表中の数値はn(％)．
*1人は性別不明．

2) 誘因の分布（表1）は，対象者全員についてみると，「ステロイド全身投与歴あり（ステロイド性）」45～55％，「アルコール愛飲歴あり（アルコール性）」28～36％，「両方あり」3～6％，「両方なし」が6～15％であった．「両方あり」の者を含めると，ステロイド関連大腿骨頭壊死症は49～59％であった．なお，男性に限ると，「ステロイド性」31～44％，「アルコール性」40～53％，女性に限ると「ステロイド性」70～74％，「アルコール性」7～13％であった．誘因別に男女の割合をみると，ステロイド性では51～59％が女性であり，アルコール性では85～93％が男性であった．

3) 確定診断時の平均年齢（中央値）は，2006年：43歳（41歳），2007年：44歳（44歳），2008年：44歳（41歳）であった．確定診断時の年齢分布（図1）は，各報告年とも30～50歳代の割合が多く，30代にピークを認めた．この傾向は，男性に限った集計でも同様に認められた．一方，女性に限ると，20～60歳代に幅広く分布しており，各報告年とも明瞭なピークを認めなかった．

4) 確定診断時の病型は，各報告年ともType C2が最も多く，約60％を占めた．確定診断時の病期については，2006年と2007年はStage2～3Aの割合が高く各々25～30％を占めていたが，2008年はStage 3Bの割合も27％と高かった．

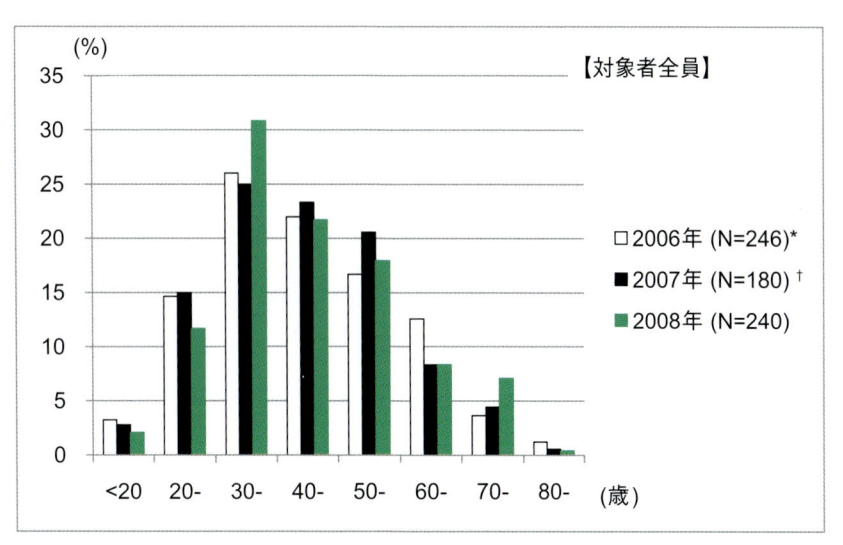

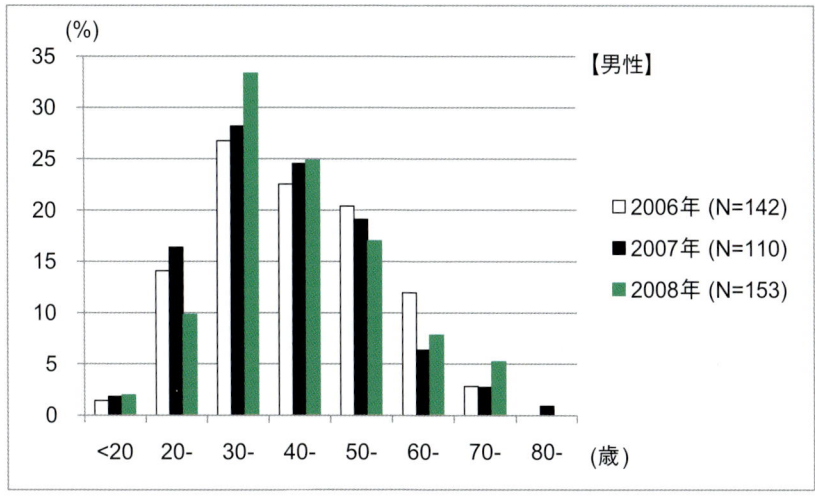

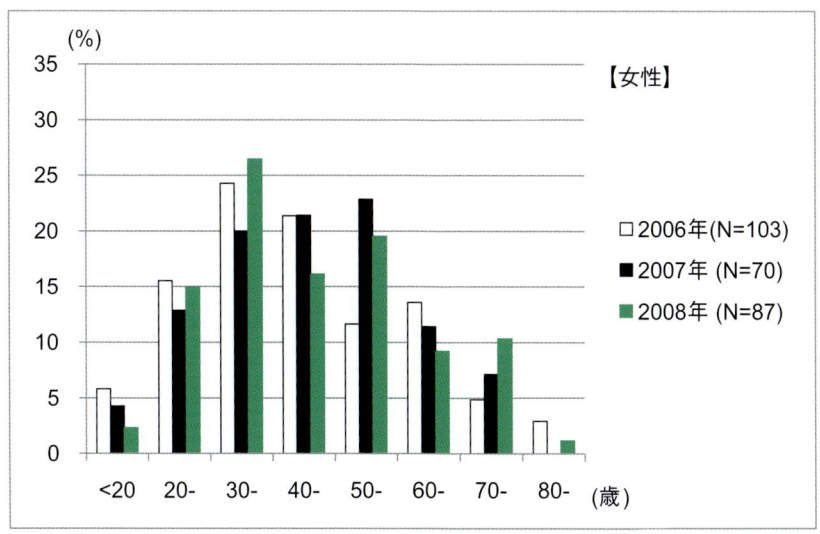

3 定点モニタリングシステムによる疫学調査

■図1 確定診断時年齢の分布

* 1人は性別不明.
† 2007年の報告新患症例181人のうち，1人は確定診断時の年齢不明.

II 疫　　学

■表 2　ステロイド全身投与の対象となった疾患

疾患名	2006 年（N＝129）	2007 年（N＝100）	2008 年（N＝108）
全身性エリテマトーデス	35(28)	23(23)	17(16)
関節リウマチ	0(0)	0(0)	2(2)
多発性筋炎・皮膚筋炎	7(6)	4(4)	4(4)
混合性結合組織病	3(2)	0(0)	6(6)
シェーグレン症候群	0(0)	3(3)	1(1)
その他の膠原病	6(5)	11(11)	8(7)
ネフローゼ症候群	9(7)	7(7)	8(7)
腎炎	0(0)	2(2)	1(1)
腎移植	1(1)	3(3)	1(1)
その他の臓器移植	3(2)	4(4)	3(3)
血小板減少性紫斑病	8(6)	3(3)	3(3)
再生不良性貧血	1(1)	2(2)	2(2)
肝炎	2(2)	1(1)	0(0)
喘息	9(7)	8(8)	8(7)
皮膚疾患	3(2)	2(2)	2(2)
眼疾患	5(4)	4(4)	2(2)
その他	34(27)	22(22)	39(37)
不明・記入なし	3	1	1

（出典：文献 7，8）
解析対象：誘因項目で「ステロイド全身投与歴あり」と回答した者．
表中の数値は n(％)．

5) ステロイド全身投与の対象となった疾患は全身性エリテマトーデス（SLE）が最も多く，16〜28％を占めた（表 2）．また，ステロイド全身投与の対象となった疾患の確定診断から ION 確定診断までの平均年数（中央値）は，2006 年：5.4 年（3.0 年），2007 年：4.7 年（2.0 年），2008 年：4.2 年（3.0 年）であった．

2　手術症例の集計結果

解析対象は，2006 年：214 人（224 関節），2007 年：153 人（161 関節），2008 年：179 人（199 関節）である．以下の集計結果を得ている．

1) 男性の割合は 54〜60％であった．
2) 誘因の分布は，「ステロイド性」が 48〜62％と最も多く，「アルコール性」が 23〜37％，「両方あり」が 4〜6％，「両方なし」が 8〜11％である．誘因別に男女の割合をみると，ステロイド性では 57〜64％が女性であり，アルコール性では 84〜89％が男性であった．
3) 手術施行時の平均年齢（中央値）は，2006 年：44 歳（43 歳），2007 年：48 歳（50 歳），2008 年：47 歳（45 歳）であった．手術施行時の年齢分布をみると，30〜50 代の割合が多かった．
4) 術直前の病型は，各報告年とも Type C-2 が最も多く 73〜79％を占めた．術直前

■表3　手術術式の種類

	2006年 (関節数：224)	2007年 (関節数：161)	2008年 (関節数：199)
骨切り術	62(28)	40(25)	73(38)
骨移植術	4(2)	0(0)	0(0)
人工骨頭・人工股関節全置換術	132(60)	100(63)	116(60)
人工骨頭・人工関節再置換術	6(3)	6(4)	3(2)
その他	17(8)	13(8)	2(1)
不明	3	2	5

(出典：文献7, 8)
解析対象：手術施行が報告された関節.
表中の数値は関節数(%).

の病期については，2006年はStage 2～3B，2007年と2008年はStage 3A～4の割合が多かった．

5) 術式（表3）をみると，骨切り術は25～38％に，人工骨頭・人工股関節全置換術は約60％に施行されていた．

以上の集計結果を要約すると以下の通りである．新患症例については，①男性が約60％，②誘因としてステロイド全身投与歴を有する者が約50％，アルコール愛飲歴を有する者が約30％，③確定診断時の年齢は30歳代がピーク，④ステロイド全身投与の対象となった疾患はSLEが最多，であった．手術症例については，⑤男性の割合，誘因，手術施行時年齢の分布は新患症例とほぼ同様，⑥骨切り術は約30％，人工骨頭・人工関節置換術は約60％に施行，であった．

なお，確定診断時の年齢を女性に限って集計した結果をみると，各報告年とも明瞭なピークを認めず，幅広い年齢層に分布していることが示された．これは，女性におけるステロイド性大腿骨頭壊死症の割合が高いため，原疾患の発病時期を反映した結果であると考えられる．

ION定点モニタリングシステムは厚生労働省調査研究班の班員所属施設を定点とした情報であるため，本システムから得ることができる結果は，大規模施設に限定したものであるといえる．しかし，IONの疾病特性上，特定の医療施設に患者が集中しやすいことを考慮すると，本システムで収集される情報が全国調査と比較して大きく偏っているとは考えにくい[9]．実際，本システムと全国調査から得られた新患症例の情報を比較した場合，性比や誘因といった基本特性についての結果は類似していた[10]．また，本システムは，全国調査で報告される新患症例の情報を約40％カバーすると推定されている[10]．全国調査よりもより少ない労力で，経年変化の検討も可能なことを考えると，本システムはIONの記述疫学を把握するうえで非常に有用な手法であるといえる．

謝辞

日常診療，教育，研究にご多忙な中，貴重な時間を割いて調査にご協力くださいました諸先生方に深く感謝致します．

[文　献]
1) 二ノ宮節夫, 他：特発性大腿骨頭壊死症に関する全国疫学調査最終結果報告．厚生省特定疾患非感染性骨壊死症調査研究班昭和52年度研究報告書：19-25, 1978.
2) 増田武志：特発性大腿骨頭壊死症の疫学調査．厚生省特定疾患特発性大腿骨頭壊死症調査研究班昭和58年度研究報告書：63-65, 1984.
3) 二ノ宮節夫, 他：特発性大腿骨頭壊死症に関する昭和62年疫学調査結果．厚生省特定疾患特発性大腿骨頭壊死症調査研究班昭和63年度研究報告書：269-271, 1989.
4) 青木利恵, 他：特発性大腿骨頭壊死症の全国疫学調査成績．厚生省特定疾患難病の疫学調査研究班平成7年度研究報告書：67-71, 1996.
5) Hirota Y, et al : Idiopathic osteonecrosis of the femoral head: nationwide epidemiologic studies in Japan. Osteonecrosis-Etiology, Diagnosis and Treatment, ed. By Urbaniak JR and Jones JP Jr, American Academy of Orthopaedic Surgeons, Rosemont, pp51-58, 1997.
6) 廣田良夫, 他：定点モニタリングによる特発性大腿骨頭壊死症の記述疫学研究．厚生省特定疾患骨・関節系疾患調査研究班平成10年度報告書：175-177, 1999.
7) 福島若葉, 他：定点モニタリングシステムによる特発性大腿骨頭壊死症の記述疫学―平成17年～19年の集計結果―．厚生労働科学研究費補助金難治性疾患克服研究事業　特発性大腿骨頭壊死症の予防と治療の標準化を目的とした総合研究　平成19年度総括・分担研究報告書：24-31, 2007.
8) 武知茉莉亜, 他：定点モニタリングシステムによる特発性大腿骨頭壊死症の記述疫学―平成20年の集計結果―．厚生労働科学研究費補助金　難治性疾患克服研究事業　特発性大腿骨頭壊死症の調査研究班　平成21年度研究報告書：31-39, 2010.
9) 廣田良夫, 他：特発性大腿骨頭壊死症の記述疫学―頻度と分布―（中村孝志：別冊整形外科 No.35 特発性大腿骨頭壊死症）. 2-7, 南江堂, 1999.
10) 福島若葉, 他：定点モニタリングシステムにより収集した特発性大腿骨頭壊死症の臨床疫学情報の特徴―全国疫学調査結果との比較―．厚生労働科学研究費補助金難治性疾患克服研究事業　特発性大腿骨頭壊死症の予防と治療の標準化を目的とした総合研究　2006年度総括・分担研究報告書, 7-11, 2007.

II 疫学

4 疫学からみた発症要因
―症例・対照研究―

はじめに

　疾病の病因論を明らかにするための手法として，疫学（epidemiology）が果たすべき役割は，「特定の集団における健康関連事象について，その規定要因を調査すること」である．「規定要因の調査」のための研究デザインとしては「分析疫学研究」が該当し，具体的には介入研究，コホート研究，症例・対照研究のいずれかとなる．このうち，特発性大腿骨頭壊死症（ION）のように発生が稀な疾病に関しては，実行可能性および費用の面から，症例・対照研究デザインを選択するのが最も合理的である．

　本稿では，過去に本邦で実施された症例・対照研究[1-7]に焦点をあて，ION の発症要因について概説する．

1 飲酒

　飲酒との関連を明らかにするため，ステロイド全身投与歴を有さない（非ステロイド性）大腿骨頭壊死症患者を対象とした症例・対照研究が 4 編報告されている[1-4]．Matsuo ら[1] の研究は西日本の 4 医療施設をベースに実施し，Hirota ら[2] の研究は厚生労働省の「ION 調査研究班」と「難病の疫学調査研究班」が共同で全国 20 施設をベースに実施したものである．Shibata ら[3] の研究は北海道と九州の 5 医療施設による共同研究，Sakata[4] の研究は九州の単施設で実施している．また最近では，Sakaguchi ら[5] が厚生労働省 ION 調査研究班において，誘因にかかわらずすべての ION 患者を症例とした多施設共同症例・対照研究を実施し，結果を報告している．いずれの研究においても，対照は症例ごとに医療機関，性，年齢をマッチさせて選択し，Matsuo ら[1]，Hirota ら[2]，Sakata[4] の研究ではさらに初診日をマッチさせている．飲酒歴については，Matsuo ら[1] は電話インタビューにより，その他の研究では自記式質問票により，頻度および酒の種類別 1 日あたり飲酒量を質問し，これをもとにエタノール摂取量を計算している．いずれの研究においても飲酒による ION のリスク上昇を認めている．

　Matsuo ら[1]，および Hirota ら[2] の研究結果を表 1 に示す．ともに，ION に対する飲酒のオッズ比（odds ratio：OR）の上昇が認められた．なお，OR とは相対危険（relative risk：RR）の推定値であり，基準となるカテゴリーのリスクを 1 としたとき，当該カテゴリーのリスクが何倍に相当するかを示すものである．現在の飲酒の影響をみ

■表1　非ステロイド性大腿骨頭壊死症と飲酒，喫煙および肝障害の既往：2つの症例・対照研究結果から

変数	調整OR(95%CIまたはp値) Matsuoら	調整OR(95%CIまたはp値) Hirotaら
現在の飲酒量(エタノール(ml)/週)		
非飲酒者	1.0	1.0
＜400	3.3(p＜0.01)	2.9(1.0～7.9)
≧400	11.0(p＜0.001)	10.7(3.6～31.6)
	(Trend: *)	(Trend: p＜0.001)
積算飲酒量(drink-years)		
飲酒歴なし	1.0	1.0
＜4,000	3.2(p＜0.05)	2.2(0.7～6.9)
4,000～9,999	8.3(p＜0.001)	9.7(2.6～36.1)
≧10,000	31.3(p＜0.001)	12.9(3.8～43.4)
	(Trend: p＜0.001)	(Trend: p＜0.001)
現在の喫煙本数(本/日)		
非喫煙者	1.0	1.0
＜20	3.0(p＜0.05)	1.7(0.6～4.5)
≧20	3.0(p＜0.05)	2.6(1.1～6.0)
	(Trend: *)	(Trend: p＜0.05)
積算喫煙量(pack-years)		
喫煙歴なし	1.0	1.0
＜10	2.1(NS)	1.6(0.4～6.3)
10～19	1.9(NS)	6.6(1.7～25.7)
≧20	1.3(NS)	6.5(1.9～21.9)
	(Trend: *)	(Trend: p＜0.005)
肝障害の既往		
なし	1.0	1.0
あり	5.2(2.4～11.2)	2.2(1.0～5.2)

(出典：文献1, 2)
ION：特発性大腿骨頭壊死症，OR：オッズ比，CI：信頼区間，Trend：傾向性の検定，
NS：統計学的有意差なし．
*記載なし．

るため，週あたりエタノール摂取量（ml/週）を非飲酒者（飲酒歴なし，および断酒者），＜400，≧400 ml/週の3レベルで比較すると，両研究ともほぼ同様のORを示し，週あたりエタノール400 ml以上の摂取でORは約11倍となった．また，Hirotaら[2]の研究では有意な量反応関係を示している．

　飲酒の累積効果をみるため，飲酒歴なし，＜4,000，4,000～9,999，≧10,000 drink-yearsの4レベルで比較すると，Hirotaら[2]の研究では4,000 drink-years以上で約10倍，10,000 drink-years以上で約13倍のOR上昇を認め，量反応関係も有意であった．Matsuoら[1]の研究でも，各レベルのORはHirotaら[2]の研究と異なるものの，同様の傾向を示している．

■表2　特発性大腿骨頭壊死症の関連因子：最近の症例・対照研究結果から

変数	調整OR（95%CI）
積算飲酒量（drink-years）	
飲酒歴なし	1.0
＜3,000	1.25（0.36〜4.40）
≧3,000	3.86（1.00〜14.9）
積算喫煙量（pack-years）	
喫煙歴なし	1.0
＜26	2.76（0.98〜7.79）
≧26	4.59（1.35〜15.6）
既往歴	
肝障害	3.53（0.88〜14.1）
高脂血症	1.83（0.77〜4.36）
痛風	1.92（0.59〜6.23）
薬剤投与歴	
経口ステロイド	20.3（6.73〜61.5）
胃腸薬	1.41（0.57〜3.49）
睡眠薬	1.69（0.54〜5.28）
ビタミン剤	1.20（0.41〜3.52）

（出典：文献5）
ION：特発性大腿骨頭壊死症，OR：オッズ比，CI：信頼区間．

　一方，Sakaguchiら[5]の研究における飲酒の累積効果は，3,000 drink-years以上のORが約4倍であり，先行研究と比較して低い値であった（表2）．当該研究のみ，ステロイド全身投与歴を有する者も症例に含まれていたため，非ステロイド性大腿骨頭壊死症患者に限定した検討を行った結果，3,000 drink-years以上のORは16.9と上昇した．解析対象をステロイド非投与患者に限定することで，IONに対する飲酒の影響がより鮮明に示されたと考えられる．

　現在の飲酒量，および積算飲酒量のいずれもがIONのリスクを増大させていることから，飲酒はION発生に対して即時効果と累積効果の両者を有していると考えられる．とくに週あたりエタノール摂取400 ml（日本酒換算で毎日2合）と4,000 drink-years（日本酒毎日2合を10年間）は，IONの病因論と予防，両方の観点から重要なレベルである．

　なお，飲酒によるIONの発生メカニズムとしては，脂肪塞栓，コルチゾール，脂質代謝，低栄養，骨粗鬆症などの関与が考えられている[8-10]．

2　喫煙

　Shibataら[3]，およびSakata[4]の研究では，統計学的に有意な喫煙の効果を検出できていない．しかし，その他の研究では飲酒と同様，正の関連を認めている．現在の喫

煙の影響をみるため，非喫煙者（喫煙歴なし，および禁煙者），＜20，≧20本/日の3レベルで比較すると，Hirotaら[2]の研究では1日20本以上の喫煙で約2.5倍のOR上昇を認め，量反応関係も有意であった（表1）．Matsuoら[1]の研究では1日20本未満の喫煙でも同様のリスク上昇を認めている．喫煙の累積効果をみるため，pack-years（1パック20本として，パック数×喫煙年数）をもとに喫煙歴なし，＜10，10〜19，≧20 pack-years の4レベルで比較すると，Hirotaら[2]の研究では10 pack-years 以上で約6.5倍のOR上昇を認めた．20 pack-years 以上ではさらなるリスク上昇を認めなかったものの，量反応関係は有意であった．一方，Matsuoら[1]の研究では，どのレベルにおいても有意なORの上昇は認めていない．Sakaguchiら[5]の研究では，26 pack-years 以上で約4.5倍のOR上昇を認めている（表2）．

喫煙がIONのリスクを上昇させるメカニズムとしては循環障害が最も有力と思われるが[11]，喫煙による血中コルチゾールの上昇に関する報告もある[12]．なお，IONと関連する嗜好といえば飲酒に注目しがちであるが，三つの研究において喫煙によるIONのリスクが3倍以上であったことから，骨格系に及ぼす影響という点で喫煙も重要であると考える．

3 肝障害の既往

Hirotaら[2]の研究において，多要因を同時に考慮して得られたORは2.2（1.0〜5.2）であった（表1）．このORの上昇は統計学的有意には至らないが，肝障害によりリスクが2倍に上昇するとの解釈を可能にする．一方，Matsuoら[1]の研究ではORが5.2と大きな上昇を示し，統計学的にも有意であった．これは，肝障害の頻度が西日本で高いという調査地域の影響と考えられる．また，Sakaguchiら[5]の研究では，ORが3.5と境界域の有意差を伴って上昇し（表2），Shibataら[3]の研究でもORは4.8であった．

飲酒と肝障害は相関するため，「飲酒—肝障害—ION」という「因果の綾（web of causation）」が存在する．実際に，多くの臨床家の間では「肝障害を起こすほどの多量飲酒がIONのリスクと関連する」と認識されてきた．しかし，上記の症例・対照研究により，飲酒は肝障害の有無にかかわらず，また肝障害は飲酒の有無にかかわらず，各々独立してIONのリスクを上昇させる可能性が示唆された．

症例・対照研究では，症例から協力を得ることはできても，対照から同等の協力を得がたい状況にしばしば遭遇する．血液試料の提供などがその最たる例であり，通常，ION患者に肝機能検査を実施できたとしても，対照にも検査を実施することは困難である．Matsuoら[1]，Hirotaら[2]，Sakaguchiら[5]の研究では，慢性的な肝障害に相当する情報を得るため，自記式質問票により「肝臓の病気で3ヵ月以上治療を受けたことがあるか」と尋ねている．疫学研究ならではの発想により，症例・対照の両群から比較性のある情報を収集する手法を考案し，IONと肝障害の関連の検証を可能にしたこ

とは特筆すべきである．

4 ステロイド

　ステロイド投与とIONの関連については，主に全身性エリテマトーデス（SLE）患者を対象として多くの研究が報告されているが，研究自体が抱える困難性のために，必ずしも一致した結果は得られていない．長期にわたるステロイド投与歴を把握するには大きな困難を伴う．また，パルス療法や最高投与量は比較的調査が容易であるものの，総投与量や平均投与量を調べるとなると多大の労力を要することになる．これに加え，研究実施を困難にする独特の研究環境がある．ステロイドの使用法は施設により似通っているため，同一施設内の患者では差を検出しにくい．また，SLEの患者プールを追跡してIONの発生例と非発生例を比較する場合，観察期間を考慮しなければならないという難問が生じる．

　このような背景を踏まえ，Hirotaら[2]は「ION調査研究班」において，SLE患者あるいは腎移植患者を対象とした二つの多施設共同症例・対照研究を実施している[6,7]．過去のステロイド投与歴については，日誌形式の調査票に投与方法，剤名，投与量を担当医が記入，あるいはwall-chartの写しの提出を依頼することにより，詳細に収集している．

　SLE確定診断後，あるいは腎移植後1年間のステロイド総投与量，最高投与量，1日平均投与量，およびパルス療法について検討した結果，両研究ともに1日平均投与量で最も鮮明な関連を認めた（表3）．つまり，SLEあるいは腎移植後の拒絶反応に対して，比較的多量のステロイドを長期間にわたって継続することは，IONのリスクを増大させると解釈できる．むしろ，ステロイドを短期間に多量投与することにより活動性を早期に抑制し，その後すみやかに維持量まで減量することの重要性が示唆された．

　最近報告されたSakaguchiら[5]の多施設共同症例・対照研究では，ステロイド全身投与歴の有無にかかわらず，すべてのION患者を症例とすることにより，「ステロイド非投与」に対する「投与」の影響を検討している[5]．ステロイド投与歴については，症例・対照の両群から比較性のある情報を得るために，自記式質問票により収集している．多変量解析の結果，経口ステロイド使用歴を有する者のORは20.3と極めて大きく，「経口ステロイド投与歴なし」に比べて「投与歴あり」ではIONの発症リスクが約20倍であることを示した（表2）．これは，「ステロイド非投与に対する投与のリスク」を初めて推定した報告である．IONについては，病因論に関する十分な論拠が蓄積される以前に「ステロイド性」という疾病概念が先行した経緯があるが，それを裏付ける根拠であると考えられる．

　いわゆる難病の疫学を明らかにすることは，患者数が少ないことに加え，疾病概念

■表3 ステロイド性大腿骨頭壊死症におけるステロイド投与法の影響：2つの症例・対照研究結果の比較

評価項目	SLE患者 レベル	SLE患者 調整OR（95％CI）	SLE患者 p値	腎移植患者 レベル	腎移植患者 調整OR（95％CI）	腎移植患者 p値
総投与量 (g)	<10.5	1.0		<3.55	1.0	
	≥10.5	2.5（0.7〜9.0）	0.175	≥3.55	1.8（0.3〜12.2）	0.526
	≥28.4	4.6（0.6〜37.9）	0.154	≥5.50	4.3（0.5〜35.6）	0.175
		Trend: p = 0.114			Trend: p = 0.072	
最高投与量 (mg)	<50	1.0		<60	1.0	
	≥50	1.3（0.5〜3.1）	0.557	≥60	0.7（0.2〜2.2）	0.506
	≥80	2.8（0.99〜7.9）	0.053	≥70	1.1（0.3〜3.7）	0.851
		Trend: p = 0.061			Trend: p = 0.802	
パルス療法 (回数またはmg)	0	1.0		0	1.0	
	1	3.2（1.2〜8.9）	0.024	<1,250	0.7（0.3〜2.0）	0.524
	2–5	1.2（0.2〜7.0）	0.801	≥1,250	1.8（0.7〜4.3）	0.193
		Trend: p = 0.157			Trend: p = 0.202	
1日平均投与量 (mg)	<12.3	1.0		<14.92	1.0	
	≥12.3	0.9（0.3〜2.5）	0.790	≥14.92	2.4（0.9〜6.6）	0.093
	≥16.6	3.4（1.1〜10.7）	0.034	≥20.40	5.0（1.6〜15.7）	0.006
		Trend: p = 0.032			Trend: p = 0.005	

（出典：文献6，7）
ステロイドのレベルは，各研究における対照の三分位により分類している．
OR：オッズ比，CI：信頼区間，SLE：全身性エリテマトーデス，Trend：傾向性の検定．

の複雑さからも極めて困難な作業である．本邦では厚生労働省（あるいは旧厚生省）による調査研究班を中心に，全国規模の共同研究が推進されてきたが，このような調査は諸外国でも例を見ないものである．

　本稿で紹介した症例・対照研究により，本邦におけるIONの規定要因に関する基本的な疫学的知見は一応明らかとなったといえる．今後は，骨壊死発生に至るステロイド投与量や飲酒量の閾値を中心に，さらなる詳細な検討に焦点が移るであろう．

謝辞
　日常診療，教育，研究にご多忙な中，貴重な時間を割いて調査にご協力くださいました諸先生方に深く感謝致します．

［文　献］

1) Matsuo K, et al: Influence of alcohol intake, cigarette smoking, and occupational status on idiopathic osteonecrosis of the femoral head. Clin Orthop 234: 115-123, 1988.
2) Hirota Y, et al: Association of alcohol intake, cigarette smoking, and occupational status with the risk of idiopathic osteonecrosis of the femoral head. Am J Epidemiol 137: 530-538, 1993.
3) Shibata A, et al: Flushing pattern and idiopathic avascular necrosis of the femoral head. J Epidemiol 6: 37-43, 1996.

4) Sakata R: A case-control study of association between life-style, alcohol dehydrogenase 2 and aldehyde dehydrogenase 2 genotype and idiopathic osteonecrosis of the femoral head. Kurume Med J 50: 121-130, 2003.
5) Sakaguchi M, et al: Impact of oral corticosteroid use for idiopathic osteonecrosis of the femoral head. A nationwide multicenter case-control study in Japan. J Orthop Science 15: 185-191, 2010.
6) 廣田良夫ほか：ステロイドの種々投与法と特発性大腿骨頭壊死症との関連―SLE患者における症例・対照研究. 厚生省特定疾患特発性大腿骨頭壊死症調査研究班平成7年度研究報告書：7-22, 1996.
7) 廣田良夫ほか：ステロイド性大腿骨頭壊死症の発生要因―腎移植患者における症例・対照研究. 厚生省特定疾患骨・関節系疾患調査研究班平成10年度研究報告書：169-174, 1999.
8) Ficat RP, et al: Bone necrosis with probable etiologic relationships. Ischemia and Necrosis of Bone, ed. by D.S. Hungerford, Williams & Wilkins: 131-161, 1980.
9) Jacob B: Epidemiology of traumatic and nontraumatic osteonectosis. Clin Orthop 130: 51-67, 1978.
10) Rico H, et al: Increased blood cortisol in alcoholic patients with aseptic necrosis of the femoral head. Calcif Tissue Int 37: 585-587, 1985.
11) Jarvik ME: Biological influences on cigarette smoking. NIDA Res Monogr 26: 7-45, 1979.
12) Winternitz WW: Acute hormonal response to cigarette smoking. J Clin Pharmacol 17: 389-397, 1977.

II 疫　学

5 特発性大腿骨頭壊死症に対する人工股関節全置換術・人工骨頭置換術の登録監視システム

はじめに

特発性大腿骨頭壊死症（ION）に対する人工股関節全置換術（total hip arthroplasty; THA）や人工骨頭置換術（femoral head replacement; FHR）では，新世代のインプラントが開発され使用されてきている．また，最近では，プレート固定型THAや表面置換型（surface replacement; SR）のTHAやFHRも出てきている．これらも含めて，厚生労働省ION調査研究班としてIONに対するTHAとFHRの登録監視システムを整備し，その実態を把握していくべきであるとの結論に達した．班員の負担を最小限にしながら，実態把握に必要な情報を得ることを念頭に調査項目と手順を決定し，2005年より調査を行ってきた．

1　登録監視システムの調査方法

1）調査対象

現在も用いられているTHAやFHRの新世代のインプラントが使用可能になりだした1996年1月初め以降に，厚生労働省ION調査研究班所属の整形外科で行ったIONに対する初回のTHAおよびFHRを対象とした．関節温存術後のTHAやFHRも含めた．破綻したインプラントに対する手術（再置換術）の症例や，切除関節形成術後の症例は除外した．

2）調査方法と調査項目

表1に示す項目を各施設で調査した．調査項目は，患者背景，手術関連，術後経過の3セクションとして，術後経過のセクションでは，最も問題となる術後脱臼と，再手術を要する臨床的破綻を中心に調べた．術後脱臼に関しては，その有無と，生じた場合は単回か反復性（2回以上）かを調査した．臨床的破綻とは経過観察中に再手術を要すると判断した場合であり，その判定日，判定理由（破綻内容），再手術の施行の有無，再手術施行日，再手術施行内容（インプラントを再置換した場合は，置換した部品を入力）を調べた．臨床的破綻にも関わらず再手術未施行の場合はその理由を明らかにした．

■表1　調査項目と調査手順

患者背景
A)症例番号，B)両側手術例の対側の症例番号，C)施設名，D)手術日，E)年齢，F)性別，G)IONの背景，H)IONのStage，I)その股関節の以前の手術

手術関連
J)Approach，K)手術の種類，L)寛骨臼側コンポーネントの会社名，M)寛骨臼側コンポーネントの機種，N)寛骨臼側摺動面の材質，O)寛骨臼側セメント使用の有無，P)大腿骨側コンポーネントの製品名，Q)大腿骨側コンポーネントの機種，R)大腿骨側セメント使用の有無，S)人工骨頭径，T)人工骨頭の材質

術後経過
U)最近の経過観察日，V)術後脱臼，W)臨床的破綻(要再手術)，X)判定日，Y)判定理由(破綻内容)，Z)再手術の施行の有無，AA)再手術施行日，AB)再手術内容，AC)臨床的破綻で再手術未施行の理由

3）統計

　各調査項目に関し，数値データの平均値やカテゴリーデータの分布などの記述統計を求めた．エンドポイントである術後脱臼と臨床的破綻に関しては危険因子の検討をそれぞれ，多重ロジスティック回帰モデル（multiple logistic regression model）による解析とCox比例ハザードモデル（Cox proportional hazard model）による解析を，大阪市立大学公衆衛生学教室の協力を得て行った．

2　登録監視システムの調査結果

1）対象

　平成21年度の調査では，厚生労働省ION調査研究班に所属している25施設の整形外科（表2）において過去13年間（1996年1月～2008年12月）に行われたIONに対する初回のTHAおよびFHR 2,016人2,163関節の概要を明らかにした．患者背景では，男性が54％を占め，手術時年齢が平均50歳（14～88歳），ステロイド使用が58％，アルコール多飲が27％，両者なしが12％で，IONの病期はStage 3が54％，Stage 4が43％であった．対象股関節の手術既往の割合は9％で，大腿骨頭回転骨切り術（6％）が主であった．

2）手術方法

　手術の進入法は，進入方向で分類すると後側方が83％，外側が10％，前外側が6％であった（図1）．皮切の大きさに関しては，従来の皮切のものが86％で，小切開のminimum invasive surgery（MIS）が14％であった．手術の種類は，THAが75.5％，FHRが24.4％［従来型Bipolar（BP）：19％，新型BP：4％，SR型：1.4％］でTHAのうちSR型は2.5％であった（図2）．寛骨臼側のコンポーネントには14社（上位3社は，Zimmer社27％，Stryker社17％，JMM社［京セラ社，Kobelco社を含む］17％），50機種が用いられていた．セメントレス固定の表面加工としては，HA添加porous coating 34％，porous coating 33％などであった．寛骨臼側のコンポーネントの固定

■表2 研究協力施設・研究者一覧(地域順, 敬称略)

旭川医科大学：	松野丈夫, 伊藤 浩, 平山光久
北海道大学：	真島任史, 大浦久典, 井上正弘, 髙橋大介
札幌医科大学：	名越 智
新潟大学：	遠藤直人, 伊藤知之, 宮坂 大,［德永邦彦］
東京大学：	田中 栄, 山本 基, 斎藤貴志, 赤阪嘉之, 角田俊治
東医歯大：	神野哲也
昭和大藤が丘：	渥美 敬, 柁原俊久, 渡辺 実
横浜市立大学：	稲葉 裕, 小林直実
信州大学：	小平博之,［小林千益, 堀内博志］
金沢大学：	加畑多文
金沢医科大学：	松本忠美, 兼氏 歩
名古屋大学：	長谷川幸治, 関 泰輔
京都府立医科大学：	久保俊一, 藤岡幹浩, 高橋謙治, 石田雅史, 栗林正明, 後藤 毅
大阪大学：	菅野伸彦, 西井 孝, 坂井孝司, 高尾正樹
独立法人国立病院機構 大阪医療センター：	李 勝博, 三木秀宣,［大園健二］
大阪市立大学：	高岡邦夫, 岩城啓好, 廣田良夫 *, 福島若葉 *, 近藤亨子 *
広島大学：	安永裕司, 山崎琢磨,［田中隆治］
九州大学：	山本卓明, 西田顕二郎, 池村聡, 岩本幸英,［神宮司誠也］
久留米大学医療センター：	樋口富士男
久留米大学：	熊谷 優
佐賀大学：	佛淵孝夫, 重松正森, 肥後たかみ, 河野俊介
長崎大学：	進藤裕幸, 榎本 寛, 岡野邦彦, 尾崎 誠
大分大学：	加来信広, 津村 弘
宮崎大学：	帖佐悦男, 坂本武郎
鹿児島大学：	小宮節郎, 有島善也, 神囿純一

* 公衆衛生学：統計解析担当,［ ］内は他施設へ異動した方

　は，セメント非使用が80％，セメント使用が3％で，FHR（SR型を含む）で固定の必要がないものが17％であった．摺動面の材質は，ポリエチレンが41％，高度架橋ポリエチレンが32％，アルミナが9％，中等度架橋ポリエチレンが8％，CoCrが7％であった．

　大腿骨側コンポーネントは14社（上位3社は，寛骨臼側コンポーネントと同様），78機種が用いられていた．人工骨頭径（Bipolarは内骨頭径）は，26 mm 37％，28 mm 28％，22 mm 23％，32 mm 5％，32 mmより大きいものが8％であった（図3）．人工骨頭の材質は，CoCr 53％，アルミナ25％，ジルコニア19％，ステンレス鋼3％であ

■図1　手術進入法（進入方向で分類）

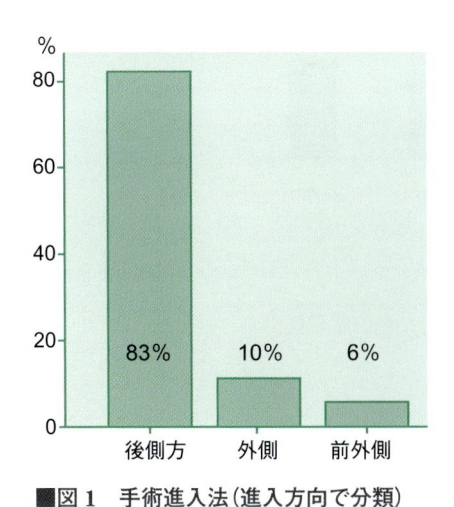

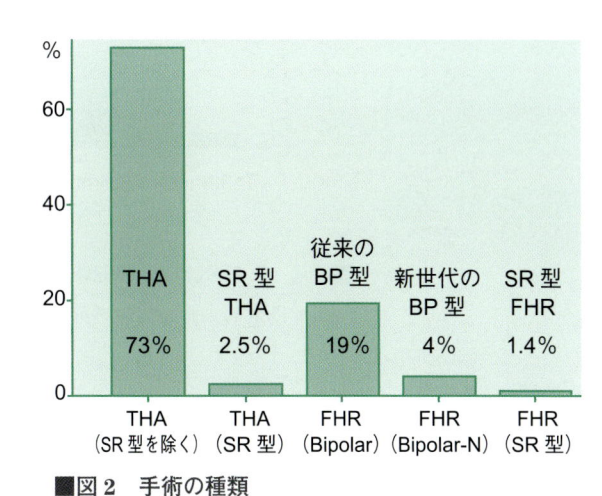

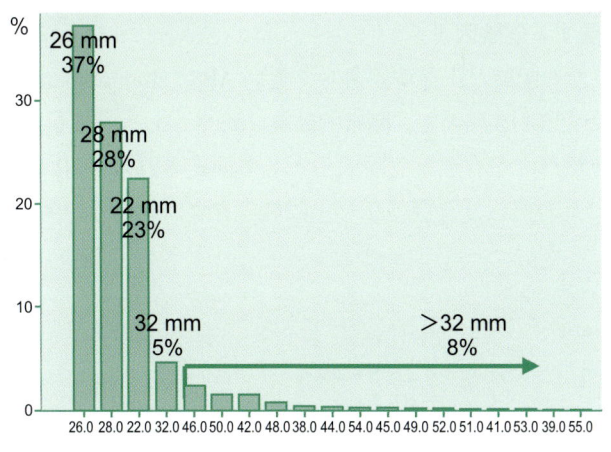

■図2　手術の種類

■図3　人工骨頭径（Bipolarは内骨頭）

った．ステムの表面仕上は HA 添加の porous coating 37％，porous coating 19％，bone on growth タイプ 11％，polished でないセメントステム 11％，HA coating のみ 7％などであった．ステムの固定でのセメントの使用は 15％で非使用が 85％であった．

3）術後経過

　術後経過観察期間は平均 4.0 年（最長 13 年）で，術後脱臼は 4.7％（単回 2.3％，反復性 2.5％）で，再手術を要する臨床的破綻は 3.3％であり，その 76％に再手術が行われていた．これらに関して危険因子の検討を行った．

4）術後脱臼の危険因子

　術後脱臼は手術の種類によって差があったので（THA で 6.4％，BP 型で 0.4％，SR 型で 0％），THA 群に絞って危険因子の多変量解析を行った．多変量解析の結果，年齢，手術進入法，骨頭径が術後脱臼に有意に関連していた．年齢で 4 分した場合，61 歳以上の群（第 4 分位）が，41〜51 歳の群（第 2 分位）に比べ Odds 比 2.1 と有意に高リスクであった．後側方進入法は，前外側進入法と比べ Odds 比 7.5 と脱臼しやす

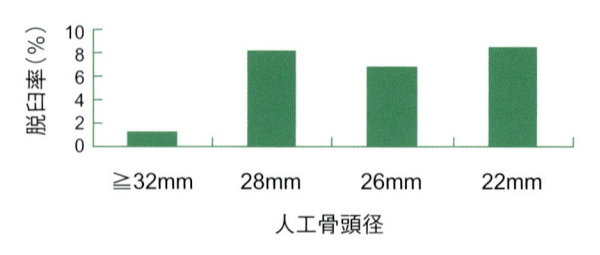

■図4 人工骨頭径と脱臼率
32 mm 以上の大骨頭は他の群よりも有意に脱臼率が低い．

かった．人工骨頭径 32 mm 以上の大骨頭は，28，26，22 mm 径のものと比べ脱臼予防効果があった．なお，骨頭径 22，26，28 mm の間には脱臼率の有意な差はなかった（図4）．

5）生存率に関する危険因子

感染を生じた 6 関節と生存率が著しく悪い ABS（alumina bearing surface）ソケット 45 関節を除いた 2,112 関節で，臨床的破綻を終点とした多変量解析を行った．その結果，手術の種類だけが有意な危険因子として同定された．SR 型 FHR が，BP 型 FHR と THA（この両者間には有意差なし）に対し有意に耐用性が劣った（図5）．

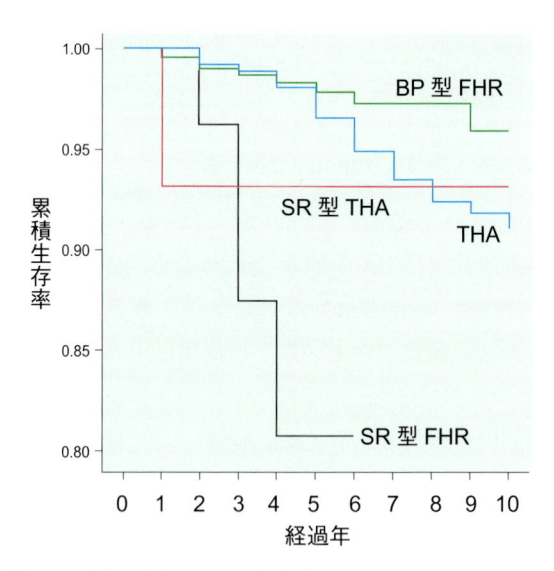

■図5 手術の種類による生存率
SR 型 FHR は BP 型 FHR や THA に対し有意に生存率が悪い．BP 型 FHR と THA には有意差はない．

3 登録監査システムの有用性

1）これまでの報告との例数比較

ION に対する THA および FHR に関するこれまでの報告の対象数と比べ，本研究ははるかに多い対象数であった．THA 後の脱臼と，年齢，手術進入法，人工骨頭径の関連に関する報告や，SR 型に関するこれまでの報告は，変形性股関節症（OA）が大部分を占める対象での検討であった．今回の調査は，ION に限った検討である点がユニークである．

2）Register との比較

この研究によって，調査研究班に所属する整形外科での ION に対する初回の THA と FHR の登録監視システムが整備された．これは，北欧で行われている国家単位の人工関節登録監視システム[1-3]と異なり，多施設共同研究である．北欧諸国は，人口も日本と比べはるかに少なく，社会保障制度用の個人番号で医療が管理されているため，国家単位の登録監視システムが可能である．それに比べ，人口が多く，個人番号を医療に用いることができないわが国では，国家単位の登録監視システムを整備することは困難である．しかしながら，全国各地の代表的医療施設（表2）が参加している厚生労働省 ION 調査研究班で整備した ION に対する THA や FHR の登録監視システムは，わが国の実態を反映できるものと考えられる．ただし，術者や手術手技など細かな項目に関する検討には不向きである．

3）実態の把握

これまでの調査では，過去13年間に行われた ION に対する初回の THA と FHR 2,163 関節を登録し，それらの術後経過も調べた．その結果，最近の ION に対する THA と FHR の実施状況とその問題点が明らかとなった．

患者背景としては，一般の THA の対象者（OA が大部分で，通常平均60歳前後で女性が大多数を占める）と比べ手術時年齢が平均50歳と若く，性別で男性が過半数を占めた．ION の背景としてステロイド全身投与が半数以上であり，アルコール多飲が約3割を占める特徴が明らかとなった．これらは，生存率を低下させる危険因子としてよく知られており，THA および FHR（またはインプラント手術）に関しハイリスク群であるといえる．この登録監視システムで，問題のあるインプラントや治療法をいち早く同定することは，患者が比較的若年で働き盛りであることが多いだけに社会的意義も大きい．

ION の Stage については，骨頭圧潰はあるが股関節症に至っていない Stage 3 が54％と最も多く，股関節症を生じた Stage 4 が43％であった．このことは，骨頭圧潰後の疼痛の著しい時期に，THA あるいは FHR を行っている患者が多いことを示している．手術関連項目は，最近の股関節外科の潮流を反映していた．すなわち，進入法でMIS 14％，手術の種類でSR 型4％，寛骨臼側コンポーネントの摺動面の材質が高度架橋ポリエチレン32％，アルミナ9％，CoCr 7％，大腿骨側コンポーネントの摺動

面の材質がセラミック44%などであった．手術の種類としては，IONのStage 3での施行が54%を占めていたにもかかわらず，THAが73%と多く，FHRが23%と意外に少なく，SR型が4%であった．

術後経過は平均4.0年（最長13年）の観察で，脱臼が4.7%に生じ，その半数は反復性であった．再手術を要すると考えられる臨床的破綻が3.3%にあり，その76%に再手術が行われていた．

4）術後脱臼

THA後脱臼に関する多変量解析では，年齢，手術進入法，骨頭径が有意な因子となっていた．年齢で4分した場合，61歳以上の群が，41～51歳の群に比べ高リスクであった．後側方進入法は，前外側進入法と比べ脱臼しやすかった．人工骨頭径32 mm以上の大骨頭は，22，26，28 mm径の骨頭と比べ脱臼予防効果があった．

IONはTHA後脱臼に関し高リスクであることが知られている．Ortiguera ら[4]はmatched-pair解析で，OAよりIONで脱臼率が高いことを示した．Berryら[5,6]は，OAと比べたIONの脱臼の相対リスクを，1.9[5]，1.6[6]と報告している．THA後脱臼と年齢に関しては，Berryら[5,6]が70歳以上で相対リスクが1.3[5]，1.2[6]となることを示している．これらの報告は，OAに対するTHAが大部分を占める対象での検討である．今回のIONに対するTHAの検討では61歳以上が高リスクとなっていた．

手術進入法については，Masonisら[7]が包括的文献的解析を行い，後側方進入法が外側進入法と比べ6倍の脱臼リスクであることを報告した．Berryら[6]は，後側方進入法が前外側進入法と比べ脱臼の相対リスクが2.3であったと報告した．これらの報告も，OAに対するTHAが大部分を占める対象での検討であった．今回のIONに対する検討でも後側方進入法が高リスクであり，前外側進入法と比べた相対リスクが7.45であった．

骨頭径に関しては，Berryら[6]は32 mm径骨頭と比べた相対リスクが，22 mm径で1.7，28 mm径で1.3であったと述べている．Harrisらは，32 mmより大きな大骨頭を推奨している．これらの報告は，OAが大部分を占める対象での検討である．今回のIONでの検討では，32 mm以上の大骨頭で脱臼予防効果を認めた．

5）生存率

THAの生存率がIONで劣ることが知られている．Cornellら[8]はOAと比べIONは4倍の破綻率であったと述べている．スウェーデン，デンマーク，フィンランドのTHA登録制度での調査でも，IONでTHAの生存率が劣ることが報告されている．IONで生存率が劣る理由としては，比較的若く活動性が高い患者が多く，ポリエチレン摩耗，ソケットゆるみ，ソケット周囲骨融解などを生じやすいことが挙げられている．また，ステロイド使用やアルコール多飲による骨質不良も要因とされている．

臨床的破綻（再手術を要する状態）を終点とした多変量解析では，手術の種類だけが有意に関連していた．SR型FHRは，BP型FHRやTHAより有意に生存率が低かった．

SR型THAとTHAの比較では，同等の耐用性，耐用性は同等であるが機能的にはSR型THAの方がよかったなどの報告がある[9-12]．これらの報告は，OAが大部分を占める対象での検討である．今後，危険因子を回避することでIONに対するTHAおよびFHRの脱臼率の低下と生存率の向上が期待される．

本研究によって，厚生労働省ION調査研究班に所属している整形外科でのIONに対する初回のTHAとFHRの登録監視システムが整備された．このシステムには，全国各地の代表的医療施設（表2）が参加しており，わが国の実態を反映できるものと考えられる．

IONに対するTHAやFHRに関するこれまでの報告の対象数と比べ，本研究では2163関節とはるかに多い症例数を検討することができた．そして，最近のIONに対する手術の実態，問題点（術後脱臼と臨床的破綻など）およびそれらの危険因子が明らかとなった．問題点をいち早く同定することができる本登録システムは有用であり，働き盛りの患者が多いだけに社会的意義も大きい．今後も登録監視を行っていく必要がある．

[文 献]

1) Malchau H, et al: The Swedish total hip replacement register. J Bone Joint Surg 84-A: 2-20, 2002.
2) Havelin LI, et al: The Norwegian arthroplasty register: 11 years and 73,000 arthroplasties. Acta Orthop Scand 71:337-353, 2000.
3) Puolakka TJS, et al: The Finnish arthroplasty register: report of the hip register. Acta Orthop Scand 72: 433-441, 2001.
4) Ortiguera CJ, et al: total hip arthroplasty for osteonecrosis: matched-pair analysis of 188 hips with long-term follow-up. J Arthroplasty 14: 21-28, 1999.
5) Berry DJ, et al: The cumulative long-term risk of dislocation after primary Charnley total hip arthroplasty. J Bone Joint Surg 86A: 9-14, 2004.
6) Berry DJ, et al: Effect of femoral head diameter and operative approach on risk of dislocation after primary total hip arthroplasty. J Bone Joint Surg 87A: 2456-2463, 2005.
7) Masonis JL, et al: Surgical approach, abductor function, and total hip arthroplasty dislocation. Clin Orthop 405: 46-53, 2002.
8) Cornell CN, et al: Long-term follow-up of total hip replacement in patients with osteonecrosis. Orthop Clin North Am 16(4): 757-769, 1985.
9) Pollard TCB, et al: Treatment of the young active patient with osteoarthritis of the hip: a 5 to 7-year comparison of hybrid total hip arthroplasty and metal-on-metal resurfacing. J Bone Joint Surg 88B: 592-600, 2006.
10) Vail TP, et al: Metal-on-metal hip resurfacing compares favorably with THA at 2 years followup. Clin Orthop: 453:123-131, 2006.
11) Mont MA, ta al: Gait analysis of patients with resurfacing hip arthroplasty compared with hip osteoarthritis and standard total hip arthroplasty. J Arthroplasty22:100-108, 2007.
12) Stulberg BN, et al: Results and lessons learned from a United States hip resurfacing investigational device exemption trial. J Bone and Joint Surg 90A: Suppl 3: 21-26, 2008.

III

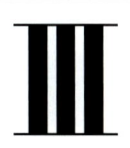

診断

III 診 断

1 X線学的診断

はじめに

　特発性大腿骨頭壊死症（ION）は，ステロイド関連，アルコール関連，いずれの要因にも関連しない狭義の特発性，の三つに大別される．各々の症例によって病気の進行速度や程度は異なるものの，ION の自然経過を早期に予測できれば，治療方針の決定や患者への説明に際し非常に有用である．これまで，股関節単純 X 線像[1,2]や MRI[3-7]における壊死領域の部位と大きさが，予後予測にとって重要であると報告されている．本稿では，主に股関節単純 X 線像による診断，病期分類，病型分類について述べる．

1 診断基準の変遷

　わが国では厚生労働省 ION 調査研究班を中心に，ION の診断基準，自然経過について，これまで様々な研究報告がなされてきた．診断基準は，まず 1986 年に策定された基準が最初である[8]．単純 X 線撮像における骨頭の圧潰変形や帯状硬化像，骨シンチグラムにおける cold in hot 像を診断の基準とした．当時は magnetic resonance imaging（MRI）も実用化され始めたばかりの時代であり，診断機能は十分でなかった．また，骨髄内圧上昇をもって ION と診断するグループが海外に存在していたことから，本疾患に対する精度の高い確定診断法の確立は，重要な課題であった．内外の膨大な論文の検証と多施設の多数の症例を検討した結果，1996 年に新診断基準を策定した．併せて病期分類も病期ごとの境界線が曖昧な点を改め，海外の病期分類とも整合性が得られるように改定した．

　そして，本調査研究班の最も重要かつ大きな成果と思われるのが病型分類である．従来，広範囲壊死か限局性の壊死[9]かという区分だけで，十分な予後予測に用いられている病型分類は存在しなかった．そこで 1986 年，研究班において寛骨臼に対する骨壊死の割合などから，最初の X 線分類が誕生した[8]．Type 1-A，B，C，2，3-A，3-B という 6 病型である．この分類によって自然経過の予後予測が可能となった[1,2,10]．その後 MRI による診断研究が進むと，Type 2，3 は生物学的反応の相違から X 線像が異なるだけで基本的には Type 1-C に相当することが分かってきた[3,11]．そして，その後 MRI による病型分類案が発表されたことを受けて，X 線，MRI 共通の Type A，B，C が提唱された．そしてさらに，Type C を C-1，C-2 に細分類すると，予後とよく相関

することが明らかとなってきた．そこで2001年6月付けにて新改訂案を策定，パンフレットを作成頒布し，現在まで臨床，行政の現場で広く活用されているところである[12]．

2　現在の診断基準，病期分類，病型分類と単純X線所見

1) ION診断基準

代表的かつ疾患特異的なX線所見2項目，骨シンチグラム所見，骨生検所見にMRI所見を加えた5項目で，感度，特異度ともに極めて高い診断基準を策定している．これらの感度，特異度検定に関しては，91％と99％という高い精度を確認され報告されている[12]．

① X線所見：骨頭圧潰（collapse）または骨頭軟骨下骨折線（crescent sign）（図1，2）
② X線所見：骨頭内帯状硬化像（図3）
③ 骨シンチグラム：骨頭の cold in hot 像
④ 骨生検標本：修復反応層を伴う骨壊死像
⑤ MRI：骨頭内帯状低信号域（band像）

以上の5項目のうち，2項目以上を満たせば確定診断と判定し，除外項目では腫瘍，腫瘍性疾患および骨端形成症を除外することとしている．

上記①，②の単純X線所見である骨頭の圧潰変形や帯状硬化像は，1986年に基準が策定された頃からの重要な所見である．

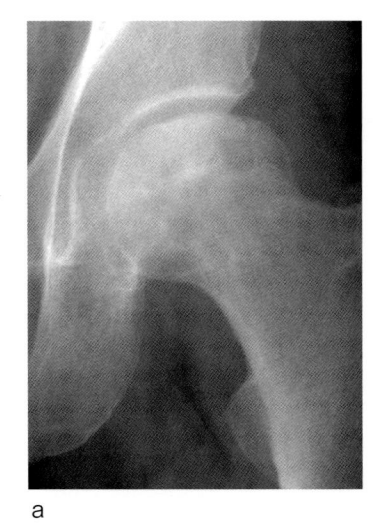

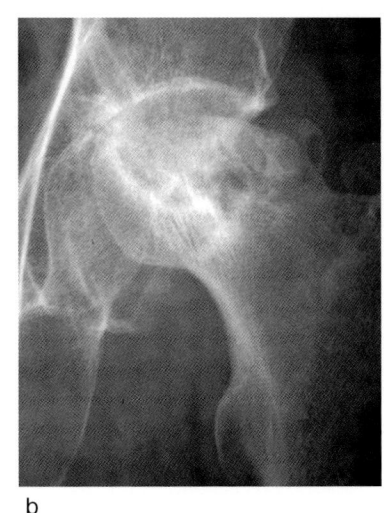

■図1　骨頭圧潰
a．軽度の骨頭圧潰．
b．高度の骨頭圧潰．臼蓋側の変化はほとんどない．

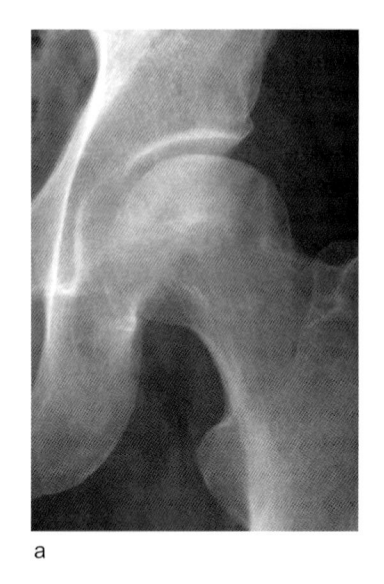

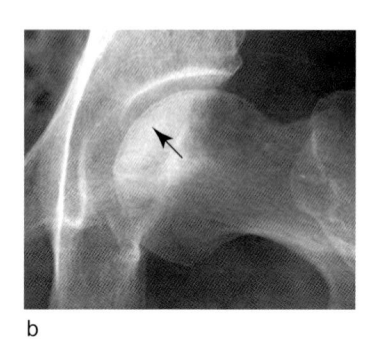

■図2 骨頭軟骨下骨折線(crescent sign)
a. 単純X線正面像では cresent sign は確認が困難である.
b. 骨頭軟骨下に細い骨折線が認められる(矢印). X線正面像より側面像でよく見えることが多い.

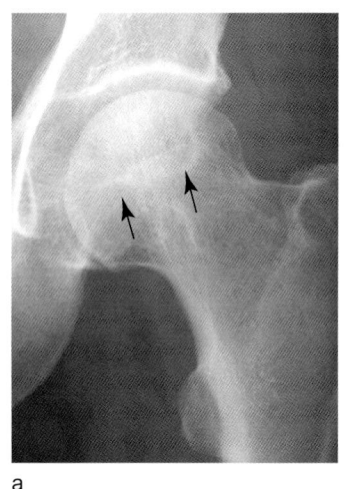

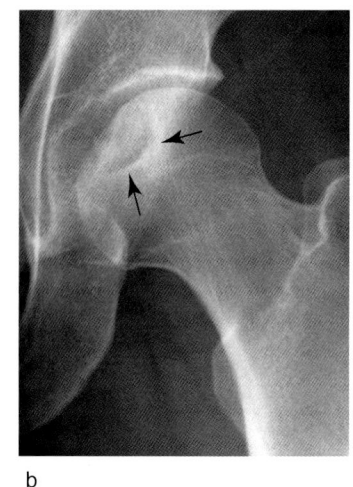

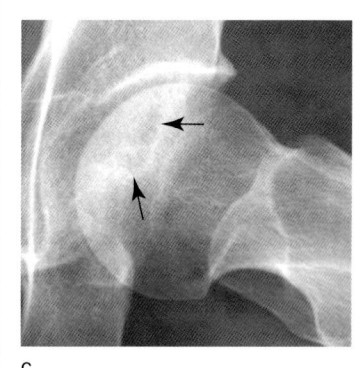

■図3 骨頭内の帯状硬化像

a. 骨壊死部を取り囲む骨硬化像(矢印)がみえる.
b. a より狭い範囲の骨硬化像(矢印)が骨壊死部の周りにみえる.
c. b の側面像. 側面像により骨壊死部(矢印)の骨頭内における立体的な位置が把握できる.

2) 病期分類(図4)

　　2001年の新病期分類では, Stage 1, 2, 3A, 3B, 4 の5段階に分類された[13]. Stage 1とは, X線像の特異的異常所見はないが, MRI, 骨シンチグラム, または病理組織像で特異的異常所見がある時期で, Stage 2 とは, X線像で帯状硬化像があるが, 骨頭の圧潰がない時期と定義された. Stage 2 と 3 の境界は明瞭にされている. すなわち骨頭軟骨下骨折(いわゆる crescent sign)は圧潰早期の所見であるが, かつては Stage 2

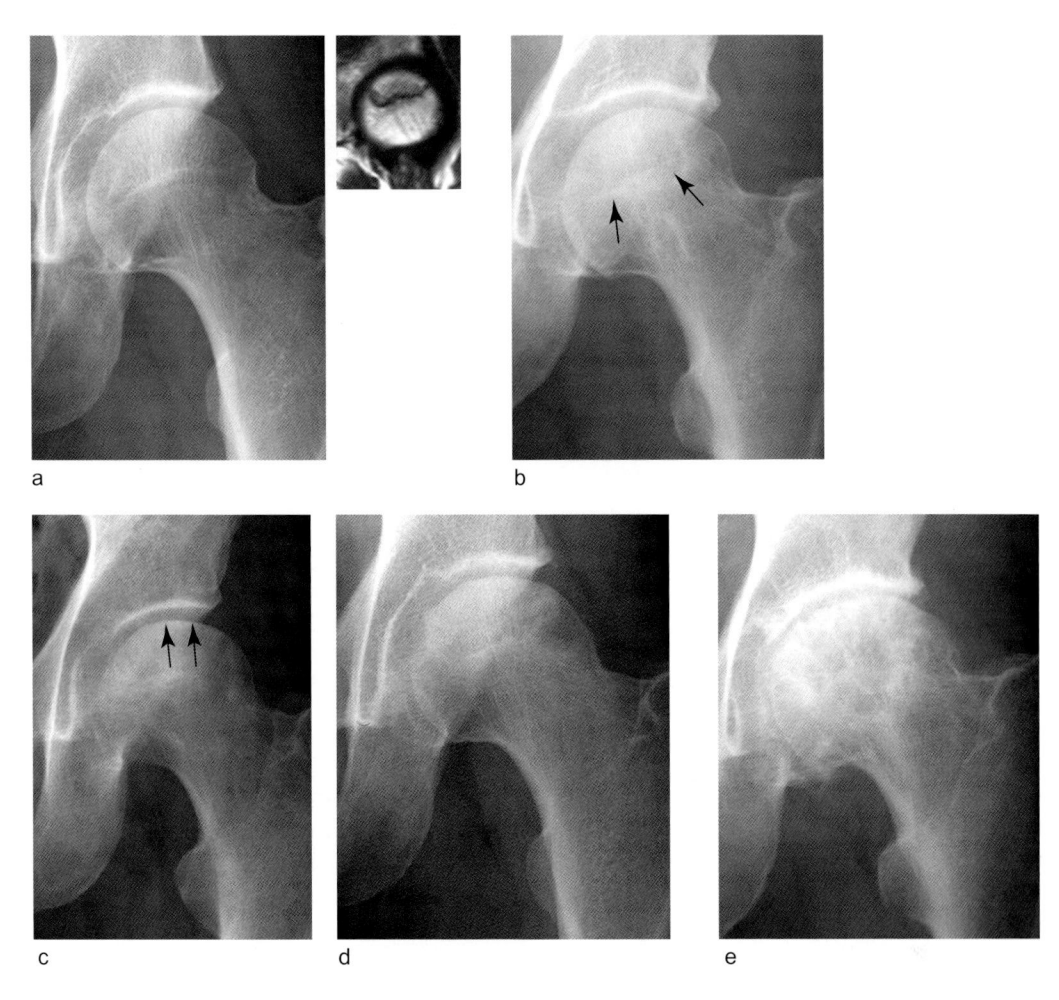

■図4 病期分類
a. Stage 1：X線像の特異的異常所見はないが，MRI，骨シンチグラムまたは病理組織像で特異的所見がある時期．
b. Stage 2：X線像で帯状硬化像（矢印）があるが骨頭の圧潰がない時期．
c. Stage 3A：骨頭の圧潰（矢印）はあるが関節裂隙は保たれている時期．
d. Stage 3B：骨頭圧潰が3 mm以上の時期．
e. Stage 4：明らかな関節症性変化が出現する時期．

に分類されていて国際的分類との整合性を欠いていた．crescent signを生じればStage 3A，圧潰が3 mm以上と著明になれば3Bと判定することで，国際分類との整合性を保ちながら臨床的有用性も向上した．明らかな関節症性変化が出現する時期はStage 4と定義された．

　X線像の評価について，骨頭の正面と側面の2方向X線像で評価し，正面像で骨頭圧潰が明らかでなくても側面像で圧潰が明らかであれば側面像所見を採用して病期を判定する．側面像とは杉岡法により，股関節屈曲90°，外転45°，内外旋中間位にて撮影したものである．

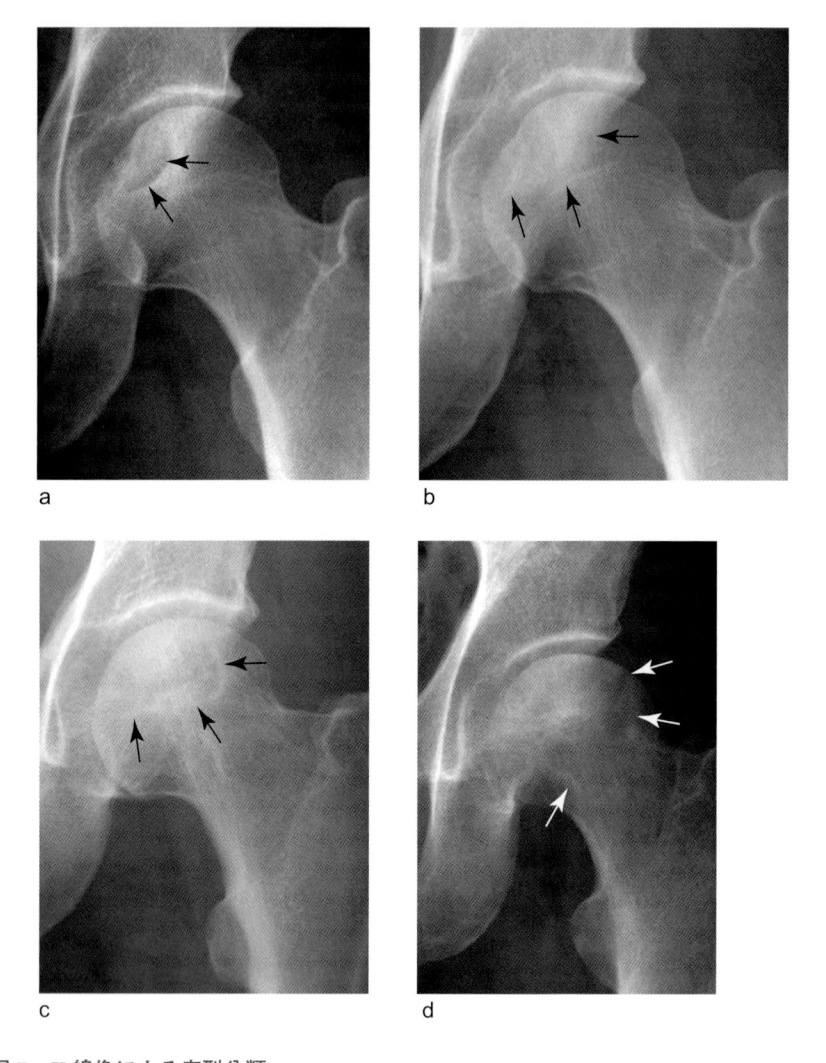

■図5 X線像による病型分類
a. Type A：壊死域(矢印)が臼蓋荷重面の内側 1/3 未満にとどまるもの，または壊死域が非荷重部のみに存在するもの．
b. Type B：壊死域(矢印)が臼蓋荷重面の内側 1/3 以上，2/3 未満の範囲に存在するもの．
c. Type C1：壊死域(矢印)が臼蓋荷重面の内側 2/3 以上におよぶもので，壊死域の外側端が臼蓋縁内にあるもの．
d. Type C2：壊死域(矢印)の外側端が臼蓋縁を越えるもの．

3) **病型分類**（図5）

　　病型分類は，X線，MRIの両方またはいずれか一方でも判定し得る利便性の高いものとして策定されており，壊死域の局在と臼蓋荷重面との位置関係によって Type A，B，C1，C2 の4つに分類された[13]．壊死域が臼蓋荷重面の内側 1/3 未満にとどまるもの，または壊死域が非荷重部のみに存在するものを Type A，壊死域が臼蓋荷重面の内側 1/3 以上 2/3 未満の範囲に存在するものを Type B，壊死域が臼蓋荷重面の内側 2/3 以上に及ぶもので壊死域の外側端が臼蓋内にあるものを Type C1，壊死域の外側端が臼蓋縁を越えるものを Type C2 と分類された．なお臼蓋荷重面の算定方法は，臼蓋縁

と涙痕下縁を結ぶ線の垂直二等分線が臼蓋と交差した点から外側を臼蓋荷重面としている.

　本調査研究班は，国際的にも一定の評価を受け得る ION 診断基準，病期，病型分類を策定し，数多くの臨床例の報告から，その有用性を裏付けてきた．X 線学的診断としては，X 線像の特異的異常所見を認めない Stage 1 では，単純 X 線像のみでは診断できないが，骨頭の圧潰変形や帯状硬化像は，1986 年に基準が策定された頃から現在まで重要な所見である．X 線像の評価については，骨頭の正面と側面の 2 方向 X 線像で評価することが重要である.

[文　献]

1） Ohzono K, et al: Natural history of nontraumatic avascular necrosis of the femoral head. J Bone Joint Surg 73B: 68-72, 1991.
2） Sugano N, et al: Prognostication of avascular necrosis of the femoral head. Significance of location and size of the necrotic lesion. Clin Orthop 303: 155-164, 1994.
3） Sugano N, et al: Prognostication of osteonecrosis of the femoral head in patients with systemic lupus erythematosus by magnetic resonance imaging. Clin Orthop 305: 190-199, 1994.
4） Shimizu K, et al: Prediction of collapse with magnetic resonance imaging of avascular necrosis of the femoral head. J Bone Joint Surg76-A: 215-223, 1994.
5） Ito H, et al: Prognosis and cessation of collapse in osteonecrosis of the femoral head. Clin Orthop 358: 149-157, 1999.
6） Nishii T, et al: Progression and cessation of collapse in osteonecrosis of the femoral head. Clin Orthop 400: 149-157, 2002.
7） Hernigou P, et al: Fate of very small asymptomatic stage-1 osteonecrosis lesion of the hip. J Bone Joint Surg 86-A: 2589-2593, 2004.
8） 小野啓郎ほか：特発性大腿骨頭壊死症の診断基準，病期，病型分類. 厚生省特定疾患特発性大腿骨頭壊死症調査研究班 昭和 60 年度研究報告書：p331-336, 1986.
9） 大園健二ほか：特発性大腿骨頭壊死症における小範囲限局型（minimal change）の症例について．Hip Joint11: 289-295, 1985.
10） Ohzono K, et al: The fate of nontraumatic avascular necrosis of the femoral head. A radiographic classification to formulate prognosis. Clin Orthop 277: 73-78, 1992.
11） 大園健二ほか：特発性大腿骨頭壊死症の MRI 診断基準（案）．厚生省特定疾患特発性大腿骨頭壊死症調査研究班 平成 1 年度研究報告書：141-144, 1990.
12） Sugano N, et al: The 2001 revised criteria for diagnosis, classification, and staging of idiopathic osteonecrosis of the femoral head. J Orthop Sci 7: 601-605, 2002.
13） Sugano N, et al: Diagnostic criteria for non-traumatic osteonecrosis of the femoral head. A multicentre study. J Bone Joint Surg 81-B: 590-595, 1999.

III 診断

2 MRI診断

はじめに

　特発性大腿骨頭壊死症（ION）は関連する背景因子としてステロイド投与，アルコール多飲があり，青壮年期に好発する．大腿骨頭の圧潰が生じると疼痛や歩行障害が出現し，著しい機能障害を認めるようになる．このため，早期診断から適切な治療へと結びつけていくことが重要である．早期診断にはMRIが有効な画像診断法となる．MRIは単純X線検査では検出できない早期のIONの診断が可能で，骨壊死発生後の予後予測にも非常に有用な画像診断である．また，低侵襲性を生かしてステロイド大量全身投与などのハイリスク症例に対するスクリーニング検査としても利用できる．

1 股関節正常像

　撮像法にはスピンエコー法によるT1強調画像およびT2強調画像が主に用いられる．正常骨・関節組織の信号強度を表に示す（表1）．

■表1　骨・関節組織の信号強度

	T1強調画像	T2強調画像
皮質骨	低	低
脂肪髄	高(very high)	高
赤色髄	中	中
脂肪	高(very high)	高
関節液	低	高(very high)
軟骨	中	低
関節包	低	低
靭帯	低	低

1）T1強調画像

　黄色髄である大腿骨頭，大腿骨頚部および大腿骨骨幹部骨髄，脂肪組織は高信号で描出される．腸骨や大腿骨骨幹端部など赤色髄が多い部分は骨髄の信号が不均一なことがある．皮質骨，骨梁が密な部分，骨端線の痕跡，関節唇，関節包などは低信号に描出される．

2) **T2 強調画像**

大腿骨頭から大腿骨頚部，大腿骨骨幹部骨髄，脂肪組織は比較的高信号で描出される．関節液は高信号であるが，皮質骨，骨梁，骨端線の痕跡，関節唇，関節包などは低信号に描出される．

2　特発性大腿骨頭壊死症の MRI における初期異常像

ION の MRI における初期異常像は，T1 強調画像における帯状低信号像（band 像）である（図 1）．band 像は ION に特異的な所見であり，厚生労働省 ION 調査研究班で策定された診断基準の項目の一つにあげられている[1]．

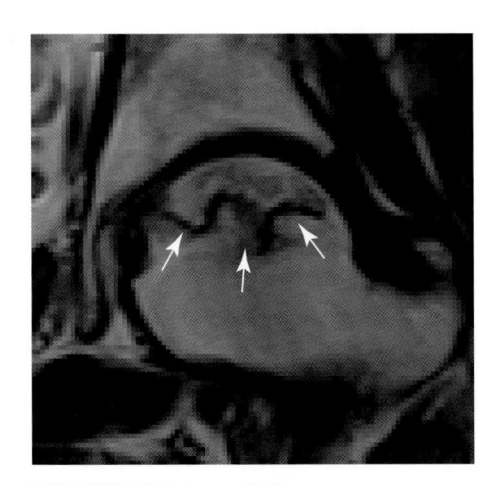

■図1　大腿骨頭壊死症の MR 画像
T1 強調画像では帯状低信号域（band 像，矢印）が特徴的である．

MRI における band 像は組織学的には細胞性修復反応，あるいは血管に富む肉芽組織や線維性修復反応を示している．band 像で囲まれた領域には骨梁の壊死と骨髄の無反応性の壊死が認められ，band 像の末梢側は正常組織である[2]．ION では壊死部，修復組織，健常部が明瞭に区別され，この 3 層構造が ION における特異的所見である．band 像は前述のごとく壊死部と健常部の境界における修復反応を反映しており，3 層構造の存在を示す点で診断的価値が高い．

大腿骨頭回転骨切り術や大腿骨内反骨切り術などの骨頭温存手術の適応を検討するためには，壊死領域の局在を正確に判定することが重要である．このためには大腿骨頚部軸に平行および垂直なスライスでの T1 強調画像が術式の適応を決定する際の壊死領域の判定に有用である（図 2）．

T1 強調画像（図 3a）は信号対雑音比（signal-to-noise ratio：SNR）に優れ，band 像の有無，位置や大きさを正確に評価できる．T2 強調画像（図 3b）には chemical shift artifac が存在するが，T1 強調画像と併せて診断することで，臨床的なスクリーニングが可能となる．また，STIR（short TI inversion recovery）像などの脂肪抑制画像を用

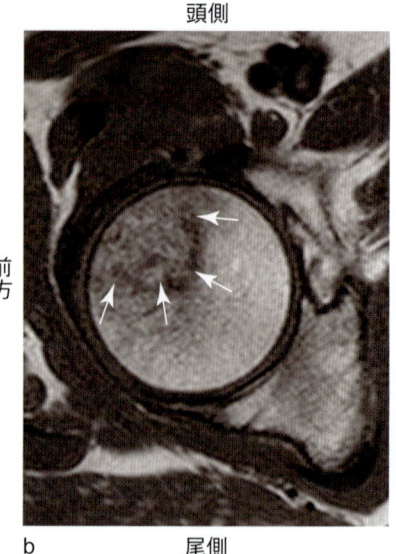

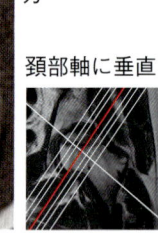

■図2　MRIにおける特殊な撮像法
a. 頚部軸に平行なスライス（骨頭中央部）
b. 頚部軸に垂直なスライス（骨頭中央部）
（矢印はband像を示す）

いると，脂肪成分からのプロトン情報を抑えて水成分からのプロトン情報のみを検出するため，壊死部と健常部の境界に形成された修復反応をコントラスト良く描出することができる．T1強調画像と比較するとSNRは低下するが，骨髄浮腫（bone marrow edema：BME）（図3c）や関節液の貯留など質的診断に有用である．

3　骨壊死発生からband像の出現時期

　腎移植症例を対象としたMRIによる前向き研究からION発生はステロイド全身投与後16週以内，最短では6週間以内に発生していることが判明している[3]．また，MRIによる動物を用いた実験的研究では，大腿骨頭壊死発生からband像の出現までの期間は約4週間とされている[4]．また大腿骨頚部骨折を対象とした外傷性大腿骨頭壊死症の臨床的研究でもband像は受傷後4週間で出現することが明らかにされている[5]．

　band像がMRIで検出できるようになるまでの4週間を勘案すれば，腎移植後のIONはステロイド投与開始後12週以内，そして最短では2週以内に発生していることになる．このことからステロイド性大腿骨頭壊死症はステロイド投与後早期に発生しており，急性の阻血性変化で成立する疾患であることが推察される．この事実はIONの予防時期を考えるうえで非常に重要である．また，一度出現したband像はMRIで経過観察した結果，経時的に末梢側へ拡大することはないことも判明している[2,3]．

4 骨髄浮腫とMRI

骨髄浮腫（bone marrow edema：BME）はMRIが導入されてから明らかになった病態であり，T1強調画像でびまん性の低信号像，T2強調画像および脂肪抑制画像でびまん性の高信号像として観察される[6]．T1強調画像で低信号，T2強調画像および脂肪抑制画像で高信号を示す部位では水成分が増加しており，骨髄内での浮腫を反映している．

MRIにおけるBMEの所見をもとにしたtransient bone marrow edema syndrome（transient BMES）という疾患概念が1988年にWilsonら[7]によって提唱された．彼らは骨髄内にT1強調画像で低信号，T2強調画像で高信号の異常像を認め，これらが経時的に自然消退していくことを観察して，この所見が骨髄内の水分含有量の増加に起因するものと推察した．そして，単純X線像上のosteopeniaの有無にかかわらず，hyperemiaとbone mineral metabolismの亢進が生じている疾患単位が存在すると考え，transient BMESと命名した．これ以来，骨髄浮腫の骨・関節疾患における意義が注目されている．Transient BMESの病態は，一過性大腿骨頭萎縮症（transient osteoporosis of the hip：TOH）とも類似していると考えられ，X線学的に明らかなosteopeniaがある場合をTOH，osteopeniaが明確でない場合をtransient BMESと考えると解釈しやすい．TOHやtransient BMESにおいて骨髄浮腫が発生する原因はいまだ明らかではない．

5 特発性大腿骨頭壊死症における骨髄浮腫

IONではMRIにおける初期異常像はすべてband像であり，band像の出現に先立って骨髄浮腫を認めることはない．band像はIONに特異性が高く，この像が認められた時点でIONの存在が確認できる．従って，band像を認めた後に骨髄浮腫が生じるということは，IONが発生した後に骨髄浮腫が生じるということであって，骨髄浮腫はIONの前駆症状や早期相を捉えたものではないことが分かる．欧米では骨髄浮腫が大腿骨頭の阻血性壊死の病因として積極的に関与しているという考えのもとに，core decompressionを行って骨髄内圧を減少させることでIONの発生を防止できるとする説がある．しかしながらIONでは明らかな骨髄浮腫を伴わずに阻血性変化が生じるのであって，骨壊死につながるような阻血性変化と骨髄浮腫とは直接的に結びついていないといえる．

MRIでband像を認める段階では必ずしも症状はなく，単純X線像で骨頭軟骨下骨折線（crescent sign）や荷重部関節面の不整あるいは扁平化などの変化を認めた時期に股関節痛が生じ，同時に明らかな骨髄浮腫が生じる（図3c）．壊死の発生と発症（症状の発現）を明確に区別しなければならない．また，この骨髄浮腫は，数ヵ月以内に軽減や消退がみられる可逆性の変化である．さらに，MRIで骨髄浮腫を示す部位では

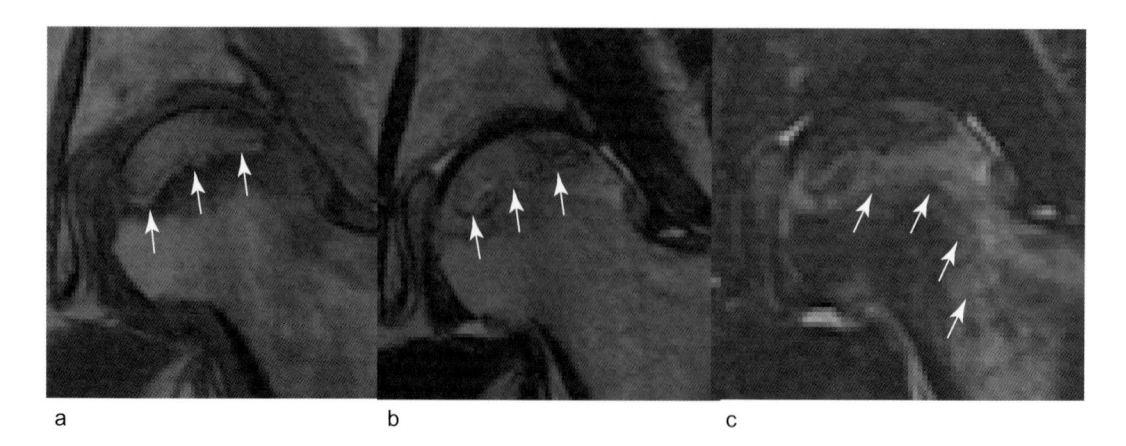

■図3　各種のMR画像における特徴
a. T1強調画像：大腿骨頭内にband像（矢印）を認める.
b. T2強調画像：band像の部分は帯状の高信号域（矢印）となっている.
c. 脂肪抑制画像：大腿骨頭の圧潰に伴い大腿骨頭から頚部にかけて広範な骨髄浮腫像（矢印）を認める.

　骨髄内の浮腫と出血を示す所見を認めるが，骨梁や骨髄の壊死像は存在しないことが報告されている[8]．これらのことから，IONに伴う骨髄浮腫は壊死骨の機械的圧潰に伴う炎症などによる健常部の二次的な生物的変化を捉えているといえる．骨髄浮腫は壊死領域の拡大ではないため，壊死と判定したときにすでに骨髄浮腫が存在した場合は，壊死領域の判定に十分注意する必要がある．
　以上のことはIONの病態における骨髄浮腫の意義を考えるうえで，よく認識しておくべき事実である．そしてIONでは必ずband像を伴って骨髄浮腫が認められることは，他の骨髄浮腫を呈する疾患との鑑別診断を行ううえで重要である．

6　MRIで特発性大腿骨頭壊死症と鑑別を要する疾患

1）一過性大腿骨頭萎縮症（transient osteoporosis of the hip：TOH）

　TOHは成人の大腿骨頭に疼痛を伴う骨萎縮が一過性に生じる疾患である．病因については諸説があるがいまだ一定の見解はない．1959年にCurtissら[9]が妊娠末期の3症例でtransitory demineralization of the hipとして報告したものが最初である．疼痛は外傷などの誘因がなく発症し，数週で最も高度となる．跛行を呈するが可動域制限は少ない．その後数ヵ月，長くとも1年以内に疼痛は自然軽快する．X線学的には特徴的な所見として大腿骨頭の骨萎縮像を認めることが多い．骨萎縮像は臨床症状が改善してから数ヵ月以内に正常に回復する．
　TOHではMRIで大腿骨頭内に明らかな骨髄浮腫像を呈するが，経過中に典型的なband像を認めることはない（図4）．広範な壊死域を有するIONは手術治療の適応となるが，TOHの治療は対症療法と経過観察のみでよいため，骨髄浮腫を伴ったIONと確実に鑑別する必要がある．組織学的検索では骨髄浮腫を示す領域の骨梁には菲薄

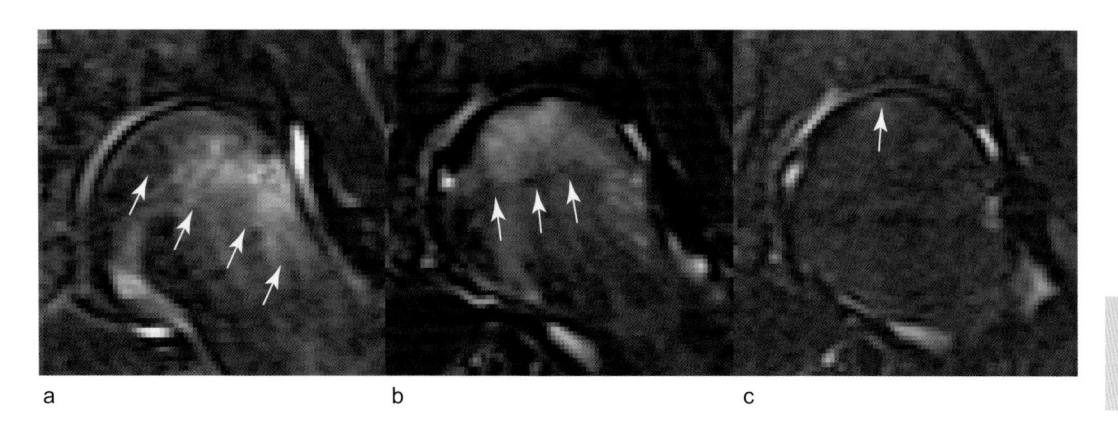

■図4 一過性大腿骨頭萎縮症
脂肪抑制画像における経時的推移
a. 発症直後：大腿骨頭から頸部にかけて広範な骨髄浮腫像(矢印)を認める．
b. 発症1ヵ月後：骨髄浮腫像(矢印)の消退傾向を認める．
c. 発症6ヵ月後：臨床上は疼痛が消失した．画像上わずかに骨髄浮腫(矢印)が残存してる．

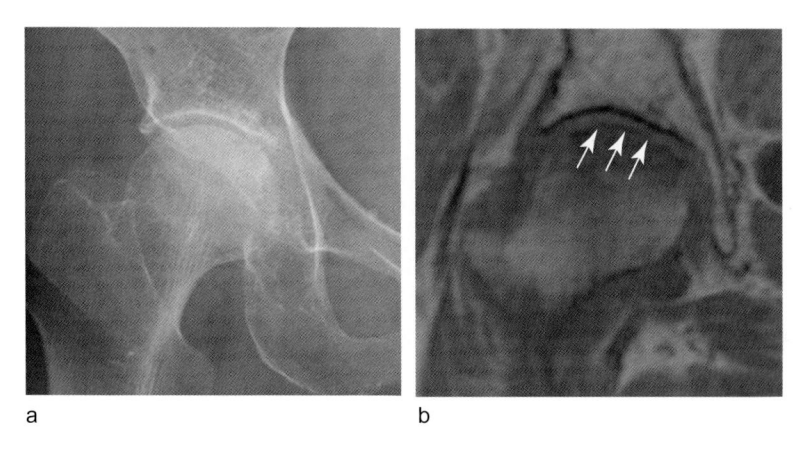

■図5 大腿骨頭軟骨下脆弱性骨折
a：単純X線像．発症後4週．明らかな異常を認めない．
b：T1強調MR画像．骨頭内にびまん性の低信号域を認め，骨頭軟骨下に関節面に平行な帯状の低信号像(矢印)を認める．

化を認めるが骨壊死を示す所見はなく，骨髄腔には血漿成分の滲出や出血あるいは不規則な線維化が認められる[10]．これらはIONの初期あるいは修復期の組織像とは考えられず，TOHの病因はIONとは異なったものである．TOHは基本的に保存的に治療可能である．

2) 大腿骨頭軟骨下脆弱性骨折(subchondral insufficiency fracture of the femoral head：SIF)

1996年に報告された比較的新しい疾患概念である[11,12]．高齢女性に多く，ほとんどの症例で基礎疾患に骨粗鬆症を有している．大腿骨頭にMR画像でびまん性の骨髄浮腫像を認めることに加えて大腿骨頭軟骨下にT1強調画像で不規則なband像様の低信号像を認め，IONのband像との鑑別に注意を要する(図5)．IONのband像は修復

III 診　　断

反応層を反映し通常末梢側に凸であるが，軟骨下脆弱性骨折に伴うものは骨折線を反映していて軟骨下骨部に存在することが多く，中枢側に平行ないし凸の形態をとることが多い．

[文　献]

1) Sugano N, et al: The 2001 revised criteria for diagnosis, classification, and staging of idiopathic osteonecrosis if the femoral head. J Orthop Sci 7 :601-605, 2002.
2) Fujioka M, et al: Initial changes of non-traumatic osteonecrosis of the femoral head in fat suppression images: bone marrow edema was not found before the appearance od band patterns. Magn Reson Imagings 19: 985-991, 2001.
3) Kubo T, et al: Initial MRI findings of non-traumatic osteonecrosis of the femoral head in renal allograft recipients. Magn Reson Imaging 15: 1017-1023, 1997.
4) Nakamura T, et al: Early magnetic resonance imging and histologic findings in a model of femoral head necrosis. Clin Orthop Relat Res 334: 68-72, 1997.
5) Sugano N, et al: MRI of early osteonecrosis of the femoral head after transcervical fracture. J Bone Joint Surg 78B: 253-257, 1996.
6) Hayes CW, et al: MR imaging of bone marrow edema pattern: transient osteoporosis, transcient bone marrow edema syndrome, or osteonecrosis. Radiographics 13: 1001-1011, 1993.
7) Wilson AJ, et al: Transcient osteoporosis: transcient bone marrow edema? Radiology 167: 757-760, 1988.
8) Kubo T, et al: Histological findings of bone marrow edema pattern on MR in osteonecrosis of the femoral head, J Ortop Sci 5: 520-523, 2000.
9) Curtiss PH, et al: Transciency demineralization on the hip in pregnancy. J Bone Joint Surg 41A: 1327-1333, 1959.
10) Yamamoto T, et al: A Clinicopathologic study of transient osteoporosis of the hip. Skeletal Radiol 28: 621-627, 1999.
11) Bangil M, et al: Subchondral insufficiency fracture of thefemoral head. Rev Rhum Engl Ed 63: 859-861, 1996.
12) Yamamoto T, et al: Subchondral insufficiency fracture of the femoral head; a differential diagnosis in acute onset of coxarthrosis in the elderly. Arthritis Rheum 42: 2719-2723, 1999.

3 MRI 診断（特殊編）

III 診　断

はじめに

特殊な MRI 診断として 3 次元 MRI と造影 MRI について解説する．

1　3 次元 MRI

3 次元 MRI は，撮像データを digital imaging and communication in medicine（DICOM）フォーマットでコンピュータに取り込み，画像解析ソフトで任意の断面を再構築することや，骨モデルを作製することができるため，特発性大腿骨頭壊死症（ION）

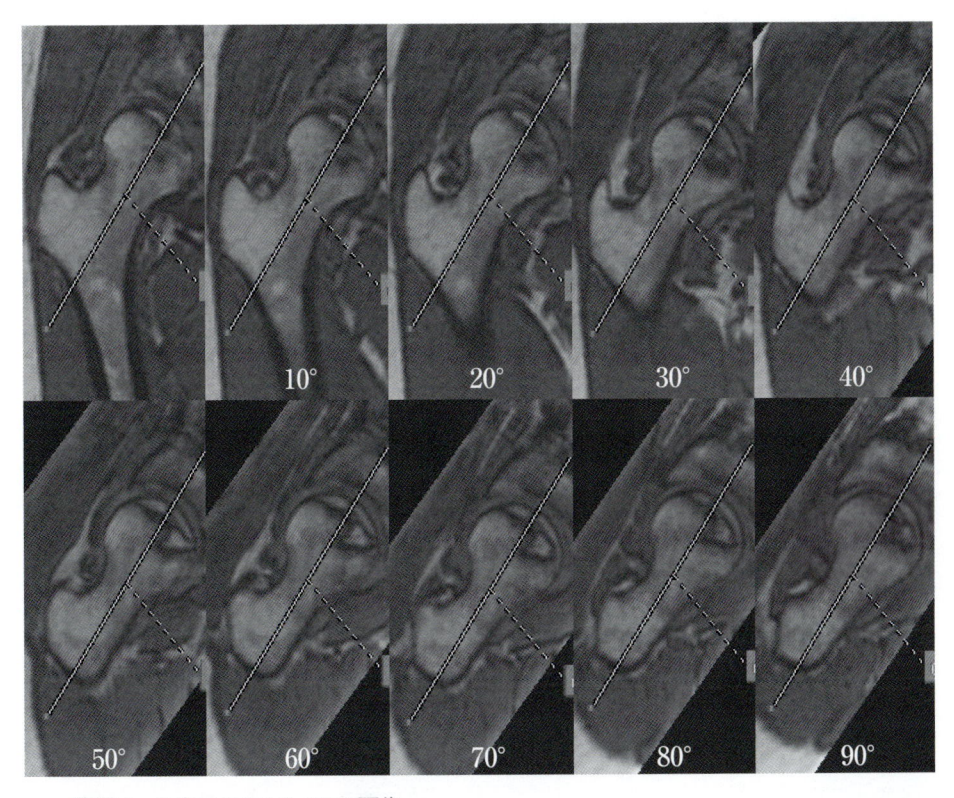

■図 1　3 次元 MRI の MPR 画像
頚部軸まわりに後方回転方向に 10 度ずつ 0 度から 90 度まで回転した再構成画像．
大腿骨転子部前方回転骨切りを行った場合の冠状断面像に相当する．
MPR: multiple planar reconstruction

の壊死の大きさ，局在の3次元的評価や壊死領域の同一スライス面での経時的評価，骨切り術，表面置換人工股関節全置換術のシミュレーションを行えるため非常に有用である[1-8]（図1）．著者らは 1.0-Tesla MR imaging system（SIGNA Horizon LX 1.0T; General Electric Medical Systems, Milwaukee, WI, USA）を用いて spoiled gradient recalled acquition（SPGR）にて T1 強調画像を撮像している．撮像時間は 5～6 分で比較

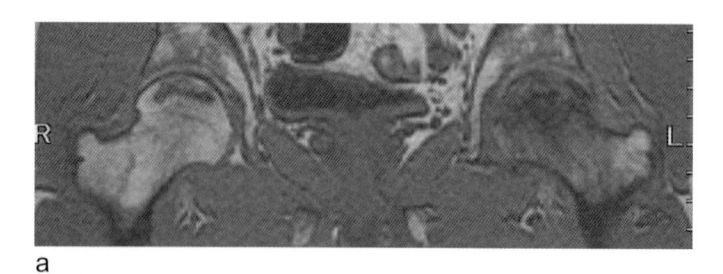

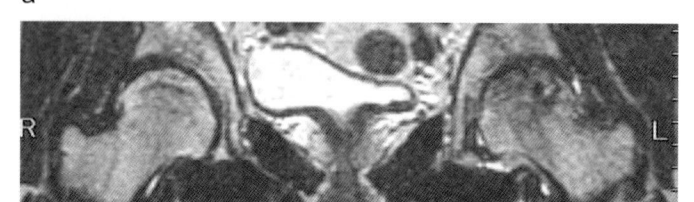

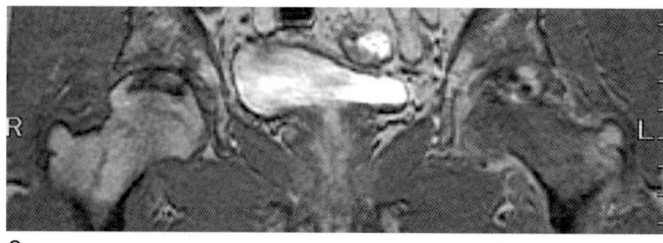

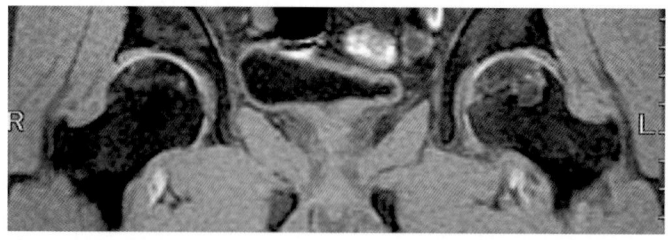

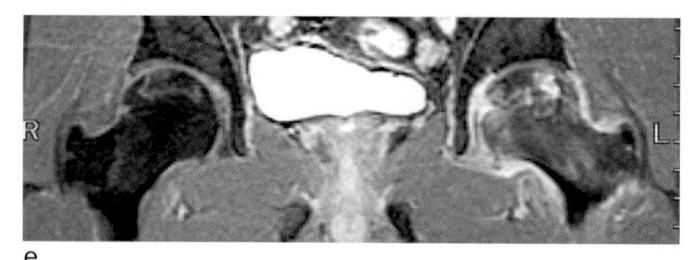

■図2 特発性大腿骨頭壊死症における各種 MR 画像
（右 Stage 1　左 Stage 3A）

a. T1 強調画像．
b. T2 強調画像．左大腿骨頭の壊死境界の修復層の描出が不鮮明である．
c. 造影 T1 強調画像．
d. 脂肪抑制 T1 強調画像．両側とも壊死境界の修復層の描出が良好である．
e. 造影脂肪抑制 T1 強調画像．左大腿骨頭の壊死境界の修復層の描出が最も鮮明で，健常部の骨髄浮腫変化も鮮明に描出できている．

的短時間に撮像が可能である．3次元 MRI 撮像シークエンス名は MRI 機器メーカーにより名称が異なるため，異なるメーカーでは相当するシークエンスの確認が必要である．

2 造影 MRI

　造影 MRI は，T1 強調画像のガドリニウム造影画像や脂肪抑制 T1 強調画像のガドリニウム造影画像をさす．透過性の高い血管が多い修復組織や骨髄浮腫，炎症部位などで造影剤が血管外に漏出することで造影効果がでるため，壊死領域と修復組織の境界を判別し，健常領域の骨髄浮腫など組織反応を描出するうえで有用である．著者らは造影 T1 強調画像と造影脂肪抑制 T1 強調画像を，3D-SPGR sequence および脂肪抑制 3D-SGPR sequence にて 3 次元 MR 画像として撮像している．ION の病期が進行すると，骨頭圧潰に伴い壊死領域が T1 強調画像で低信号となり，骨髄浮腫に伴い健常領域も低信号化し，ION の特徴像である T1 強調画像での帯状低信号域（band 像）が不明瞭となり，壊死領域の境界が不鮮明となる．そのような症例では，非造影の MR 画像や造影 T1 強調画像と比較し，造影脂肪抑制 T1 強調画像が最も修復組織や骨髄浮腫の描出に優れ，壊死領域の境界判別に有用であった（図 2）[1]．しかしややコントラストは劣るものの脂肪抑制 T1 強調画像でも，修復層の描出が同様にできるため，造影 MRI はルーチンでは行わず，脂肪抑制 T1 強調画像で代用している（図 2）．

[文　献]
1) Sakai T, et al: MR findings of necrotic lesions and the extralesional area of osteonecrosis of the femoral head. Skeletal Radiol 29: 133-141, 2000.
2) Nishii T, et al: Significance of lesion size and location in the prediction of collapse of osteonecrosis of the femoral head: a new three-dimensional quantification using magnetic resonance imaging. J Orthop Res 20: 130-136, 2002.
3) Kishida Y, et al: Measurement of lesion area and volume by three-dimensional spoiled gradient-echo MR imaging in osteonecrosis of the femoral head. J Orthop Res 21: 850-858, 2003.
4) Takao M, et al: Application of 3D-MR image registration to monitor diseases around the knee joint. J Magn Reson Imaging 22: 656-660, 2005.
5) Takao M, et al: Application of three-dimensional magnetic resonance image registration for monitoring hip joint diseases. Magn Reson Imaging 23: 665-670, 2005.
6) Takao M, et al: Spontaneous regression of steroid-related osteonecrosis of the knee. Clin Orthop Relat Res 452: 210-215, 2006.
7) Takao M, et al: Longitudinal quantitative evaluation of lesion size change in femoral head osteonecrosis using three-dimensional magnetic resonance imaging and image registration. J Orthop Res 24: 1231-1239, 2006.
8) Koyama T, et al: MRI-based surgical simulation of transtrochanteric rotational osteotomy for femoral head osteonecrosis. J Orthop Res 27: 447-451, 2009.

III 診断

4 骨シンチグラム

はじめに

特発性大腿骨頭壊死症（ION）の診断基準の項目の一つに，骨シンチグラムでの大腿骨頭の cold in hot 像があり，骨シンチグラムは診断にとって必須の検査となっている．

1 骨シンチグラム

シンチグラムとは，特定の臓器または組織に親和性を有する放射性同位元素（radio-isotope）を投与し，その物質に関する体内での分布をシンチレーションカメラで測定する核医学検査である．

骨シンチグラムでは，テクネシウム（^{99m}Tc）を methylene diphosphonate（MDP）あるいは hydroxyMDP（HMDP）に標識したものを投与する．骨組織に取り込まれなかった放射性同位元素が尿中に排泄される時間を考慮し，通常2～4時間後に parallel collimator を用いて全身の前後像および後前像を撮像する．^{99m}Tc-MDP は mineral, bone organ matrix に集積し，幼弱骨に強い親和性を示し，骨再生や修復機転を反映する．正常でも股関節周囲では腸骨稜や仙腸関節などに強く集積するため，左右の比較が重要となる．

2 特発性大腿骨頭壊死症に対する骨シンチグラム

広範な圧潰を生じる前の ION では，骨頭の cold in hot 像を呈する（図1, 図2）．cold area は骨頭中央の骨壊死部に一致し，その周囲の hot area は主に骨壊死部周囲の修復組織に一致すると考えられている[1]．広範な圧潰を生じたり関節症変化が著明になる病期には，骨頭は hot 像を呈するようになり，cold area を呈さなくなる．また壊死領域の遠位側に bone marrow edema を生じている時期では同部に hot 像を呈する（図3）．

MRI に比較して集積像の解像度は低いため，壊死領域の詳細な評価は困難で，病型分類には用いられない．しかしながら骨シンチグラムは，ペースメーカーや脳内クリップを有する MRI 施行不可の症例にも可能であり，また股関節だけでなく，多発性骨壊死として発生しうる全身の関節を同時に検索しうるという利点がある[2,3]．

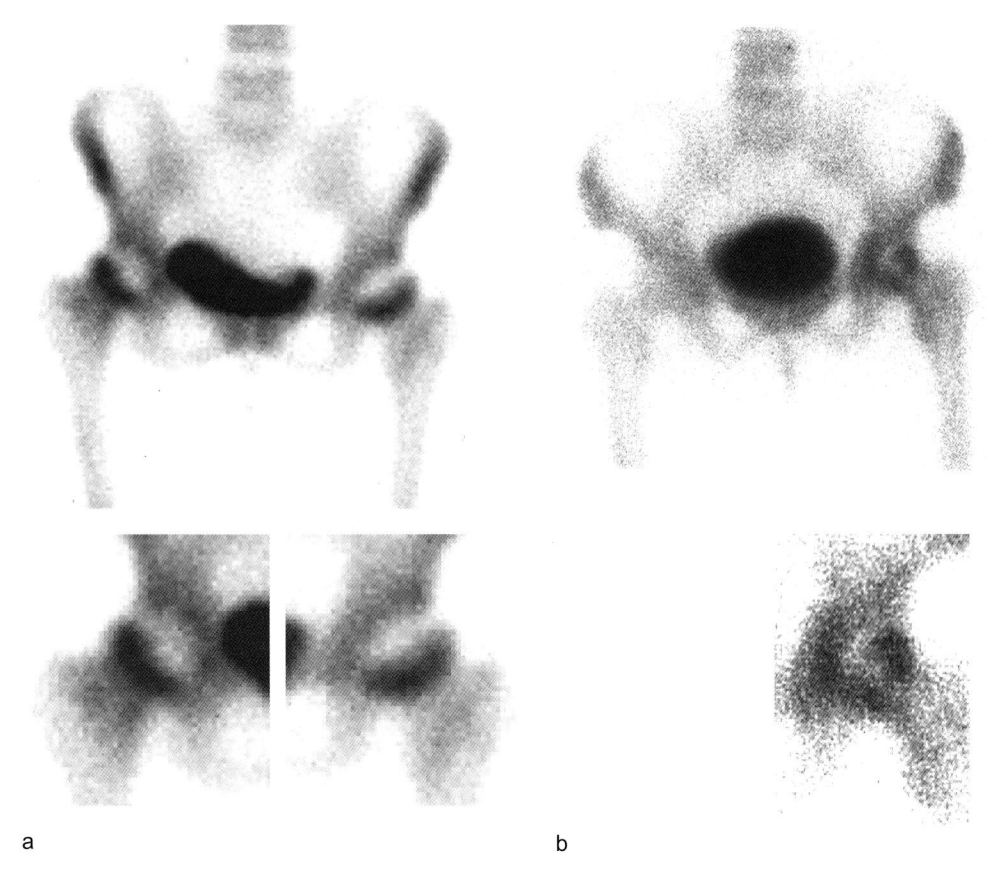

■図1　骨シンチグラムにおける大腿骨頭の cold in hot 像
a. 両側大腿骨頭に cold in hot 像を認める.
b. 左大腿骨頭に cold 領域が限局した cold in hot 像を認める.

なお ION と鑑別が必要となる一過性大腿骨頭萎縮症, bone edema syndrome[4] では, 骨頭全体の hot 像を呈する.

3　大腿骨頭回転骨切り術後の骨シンチグラム

　ION に対して骨頭温存を図り, 壊死領域を荷重部から前方ないし後方へ移動させる目的で, 大腿骨頭前方・後方回転骨切り術が施行されるが, 術後の骨頭内血流評価として, 骨シンチグラムが用いられる. 術後3週で骨シンチグラムを施行し, 骨頭荷重部に集積欠損が見られる場合, 骨頭内の血流不全と判断され圧潰が生じる危険性が高く, 大腿骨頭回転骨切り術の予後と相関すると報告されている[5].

4　多発性骨壊死に対する骨シンチグラム

　多発性骨壊死に対する検査として, 骨シンチグラムが行われる. MRI による診断を

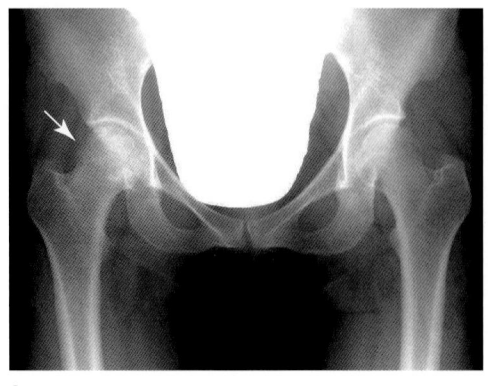

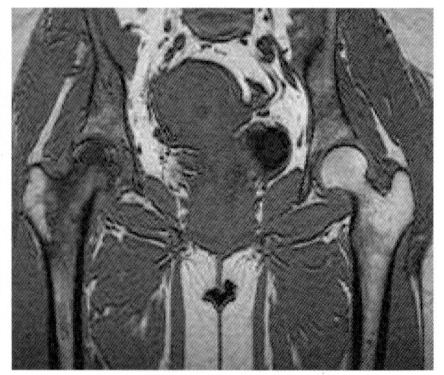

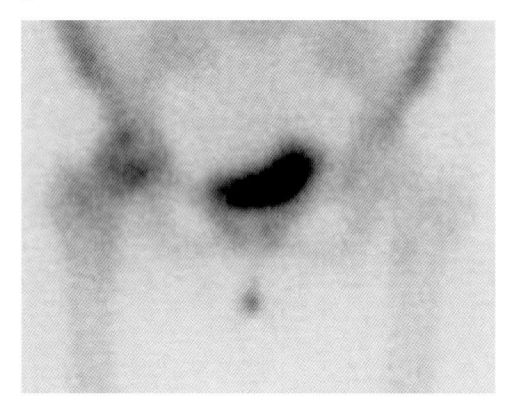

■図2 骨シンチグラムと他の画像所見
a. 単純X線像．右大腿骨頭に軽度圧潰（矢印）が認められ（Stage 3A），左大腿骨頭の異常は明確ではない．
b. MRI SPGR（spoiled gradient recalled acquition）中央冠状断像．右大腿骨頭にびまん性の低信号領域が認められる．左大腿骨頭は正常である．
c. 骨シンチグラム（AP像）．右大腿骨頭に cold in hot 像が認められる．

gold standard とした場合の感度，特異度を調査した研究では，肩骨壊死の場合[2]，感度65％，特異度81％，膝骨壊死の場合[3]，感度63％，特異度71％であった．

multifocal osteonecrosis 例に対する骨シンチグラムの感度は45％と低く，多発性骨壊死のスクリーニングや診断ツールとしては適さないとする報告もある[6]．しかしながら，肩骨壊死で MRI 中央冠状断像での大きさが40度以上の症例に限ると感度80％[2]，膝骨壊死で同様に大きさが中等度以上の症例に限ると89％に増加していた[3]．壊死領域の関節面に占める割合が大きい壊死ほど圧潰の危険性が高くなり[7,8]，治療の対象になりうることを考慮すると，骨シンチグラムによる多発性骨壊死の検出は有用と考えられる．

圧潰を生じる前の ION に対する骨シンチグラムでは，骨頭の cold in hot 像を呈し，診断基準の一項目となっている．広範な圧潰を生じたり関節症変化が著明になる病期では，骨頭は hot 像を呈する．大腿骨頭回転骨切り術後にも骨シンチグラムが施行され，骨頭荷重部の集積欠損は予後不良と判断される．治療対象となりうる多発性骨壊死の検索には骨シンチグラムは有用と考えられる．

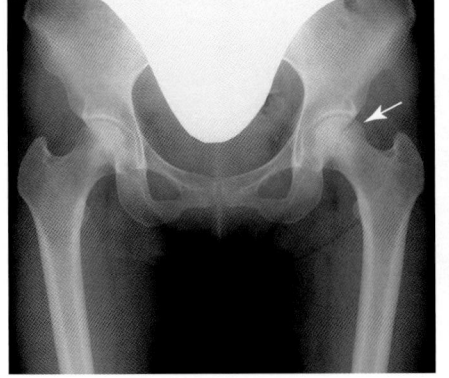

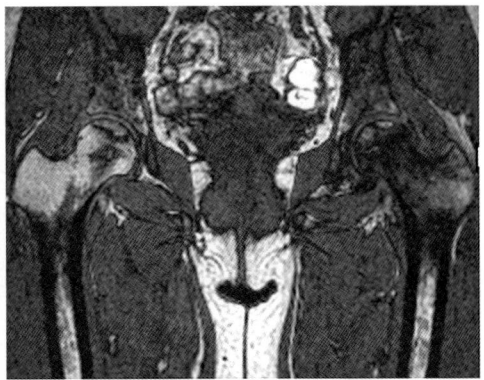

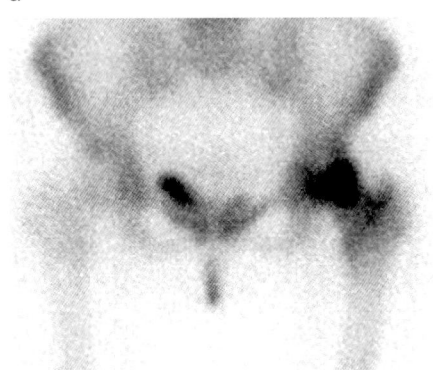

■図3 bone marrow edema と骨シンチグラム
a. 単純 X 線像．左大腿骨頭に軽度圧潰（矢印）が認められ（Stage 3A），右大腿骨頭の異常は明確ではない．
b. MRI SPGR（spoiled gradient recalled acquition）中央冠状断像．左大腿骨頭にびまん性の低信号領域（bone marrow edema）が認められる．右大腿骨頭には band 像が認められる．
c. 骨シンチグラム（AP 像）．左大腿骨頭に hot 像が認められる．右大腿骨頭の取り込みの上昇は明確ではない．

[文 献]
1) 西岡淳一：大腿骨無腐性壊死における骨シンチグラムの診断的価—RI 像と病理組織の比較研究に基づいて— 日整会誌 53:429-440, 1979.
2) Sakai T, et al: Bone scintigraphy screening for osteonecrosis of the shoulder in patients with non-traumatic osteonecrosis of the femoral head. Skeletal Radiol 31:650-655, 2002.
3) Sakai T, et al: Bone scintigraphy for osteonecrosis of the knee in patients with non-traumatic osteonecrosis of the femoral head: Comparison with magnetic resonance imaging. Ann Rheum Dis 60:14-20, 2001.
4) Hofmann, et al: Bone-marrow edema syndrome and transient osteoporosis of the hip. An MRI-controlled study of treatment by core decompression. J Bone Joint Surg Br 75-B: 210-216, 1993.
5) Nakai T, et al: Scintigraphic assessment of the rotated femoral head after transtrochanteric rotational osteotomy for osteonecrosis. J Bone Joint Surg Br 82-A: 1421-1425, 2000.
6) Mont MA, et al: Bone scanning of limited value for diagnosis of symptomatic oligofocal and multifocal osteonecrosis. J Rheumatol 35: 1629-1634, 2008.
7) Sakai T, et al: MRI evaluation of steroid and alcohol-related osteonecrosis of the femoral condyle. Acta Orthop Scand 69: 598-602, 1998.
8) Sakai T, et al: Extent of osteonecrosis on MRI predicts humeral head collapse. Clin Orthop Relat Res 466: 1074-1080, 2008.

III 診　断

5 骨生検
―組織像の読み方のコツ―

はじめに

　特発性大腿骨頭壊死症（ION）の診断基準の項目の一つに，「骨生検標本での修復反応層を伴う骨壊死層像」があり，骨壊死の病理所見に関する知識は一般整形外科医にとっても必要となっている．IONの組織所見ではまず，大腿骨頭の近位から遠位へ向けて，壊死領域 necrotic zone，修復領域 reparative interface zone，正常領域 normal zone の三つの領域を確認することが重要である．

1　骨生検

　骨生検 core biopsy は，骨髄内圧の減少を目的とする治療手段として core decompression ともよばれる．通常イメージ下にて，大転子下外側から骨頭荷重部へ向けて専用の生検針を使用して，関節軟骨を含めて一塊として骨組織を採取する（図1a）．直径8 mmの東北大式生検針を用いて採取することが多い．

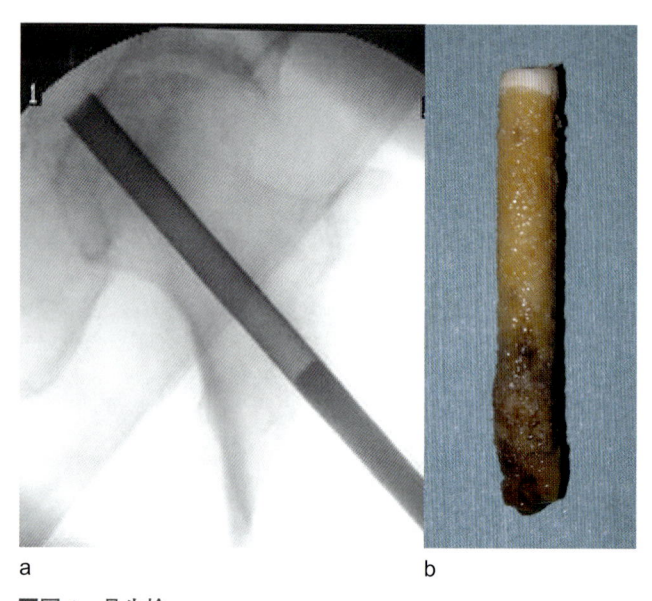

■図1　骨生検
a. 骨生検の実際．直径8 mmの東北大式生検針を使用．
b. 骨生検にて採取した骨組織．上端に関節軟骨を認める．

採取した組織について，採取直後に近位と遠位を確認し外観を観察する（図1b）．圧潰を生じ関節面が障害されているような例では，採取時の操作により正常領域の組織がささくれ立っていることも多く，意外に外観のみでは近位と遠位を確認しづらい場合もある．組織を一塊として採取できず，中途でばらばらになってしまった場合は特に注意を要する．典型例では，関節軟骨に引き続き黄色の壊死領域を認め，遠位に向けて修復領域，正常領域と連続する．

組織作製の段階として，ホルマリン固定，脱灰ののちにパラフィン包埋切片を作製する．塩酸キレート剤（K-CX）や蟻酸を使用すると脱灰に要する時間は短いが，包埋切片はやや粗くなる．エチレンジアミン四酢酸二ナトリウム液（EDTA）を脱灰に用いると約4〜6週間と時間はかかるものの，中性で脱灰するので，染色性や抗原の保持はよく，きれいな包埋切片が得られやすい．

2 大腿骨頭標本

人工股関節全置換術や人工骨頭置換術施行の際に切除した大腿骨頭については，まず前後と内外の方向を確認し，大腿骨頭の関節軟骨面における損傷程度（皺襞形成，軟骨の色調変化・剥離，軟骨下骨・壊死骨の露出など）を観察する．

次に通常冠状断面で半割し，断面をみて壊死領域，修復領域，正常領域の三つの領域を確認する（図2a）．軟骨下に crescent sign を確認できる例もある．バンドソーを用いて約5 mm幅で冠状断面で連続にスライスし，5〜6個のスラブを作製して大骨頭標本とすると，各領域と組織所見との関係がわかりやすい．大骨頭標本を作製できない場合，完成したプレパラート上の組織がどの領域あるいはどの部位のものかをよく

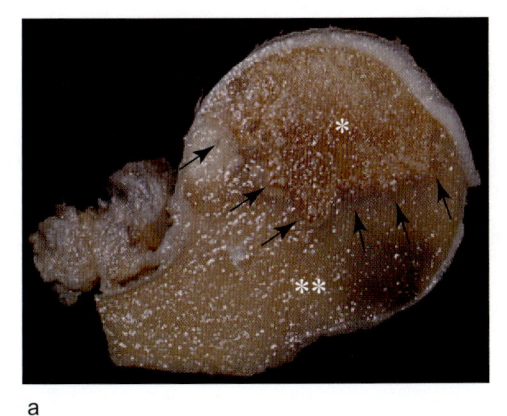

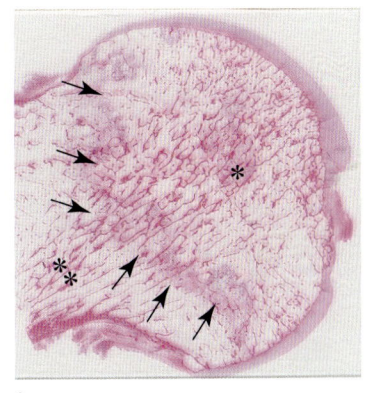

■図2 大腿骨頭冠状断の肉眼像と組織像
a. 大腿骨頭冠状断面肉眼像．壊死領域(necrotic zone，＊)，修復領域(reparative interface zone，矢印)，正常領域(normal zone，＊＊)が明瞭に区分されている．
b. 大骨頭組織標本(HE染色)．修復領域(矢印)は，単純X線における帯状硬化像，MRIにおける band 像に一致する．

確認しておく必要がある．

ホルマリン固定，脱灰を施行し，骨生検と同様にパラフィン包埋切片を作製する（図2b）．

3 骨髄壊死 marrow necrosis と骨梁壊死 trabecular necrosis[1]（図3）

骨壊死には組織学的に，骨髄壊死 marrow necrosis と骨梁壊死 trabecular necrosis の二つがある．骨髄壊死のみでも骨壊死とする場合[2]と，骨髄壊死と骨梁壊死がそろって骨壊死とする場合[1]がある．

骨髄壊死とは，骨髄細胞が壊死している状態で，脂肪細胞 adipocyte の細胞溶解 cytolysis，核崩壊 karyorrhexis，核溶解 karyolysis，核消失 loss of nuculei を呈する．

骨梁壊死とは骨梁の壊死であり，骨細胞腔内に存在する骨細胞の核が広範に偏在あるいは消失している状態（entirely empty lacunae of the osteocyte）で，壊死骨梁の周囲には新生骨がとりまく添加骨形成 appositional bone formation が認められる．

通常，骨梁壊死の周囲の骨髄腔には骨髄壊死を伴う．部分的に限られた empty lacunae の判定において，周囲に骨髄壊死を伴わない骨梁の empty lacunae については，組織切片作製時に物理的に骨細胞腔内の骨細胞の核が脱落した可能性があり注意を要する．

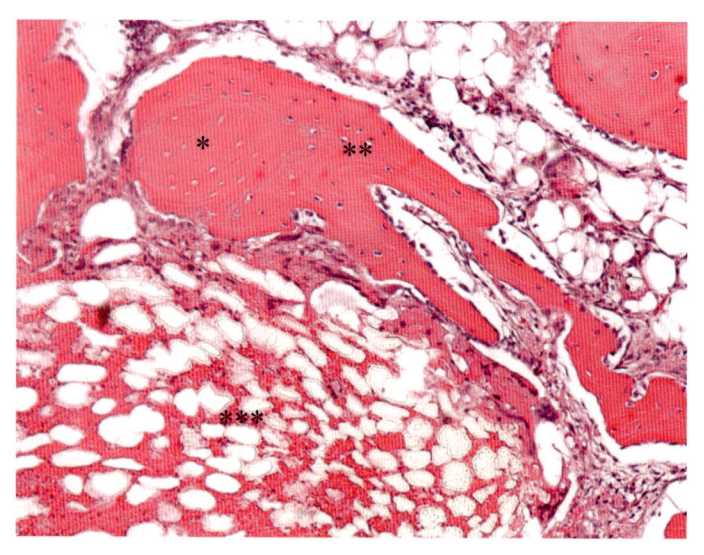

■図3　骨髄壊死と骨梁壊死（HE 染色 × 100）
骨細胞腔内に存在する骨細胞の核が広範に消失した empty lacunae を呈する骨梁壊死(*)，それを新生骨がとりまく添加骨形成(**)，脂肪細胞の細胞溶解を呈する骨髄壊死(***)が見られる．

4 組織所見の見方

通常 HE 標本を観察する．まずマクロ像で壊死領域，修復領域，正常領域の三つの領域を確認し（図2），40倍，100倍，200倍と拡大し所見を観察する．関節症変化を呈していない病期（Stage1，2）あるいは圧潰が3mm未満の病期（Stage3A）であれば，関節軟骨は正常所見であることが多い．

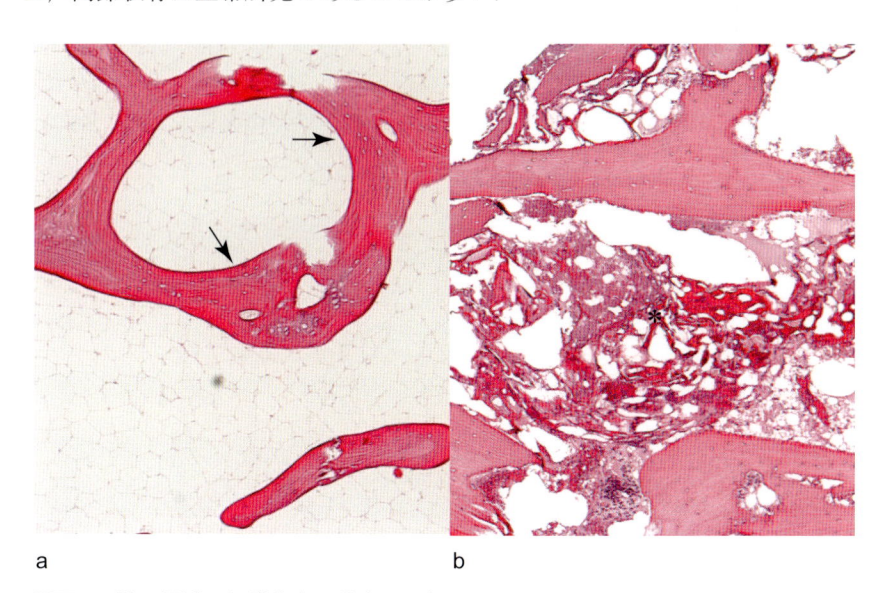

■図4　壊死領域の組織像（HE 染色×40）
a. empty lacunae を呈する骨梁（矢印）．
b. 好酸性デブリスで充満した骨髄腔（*）．

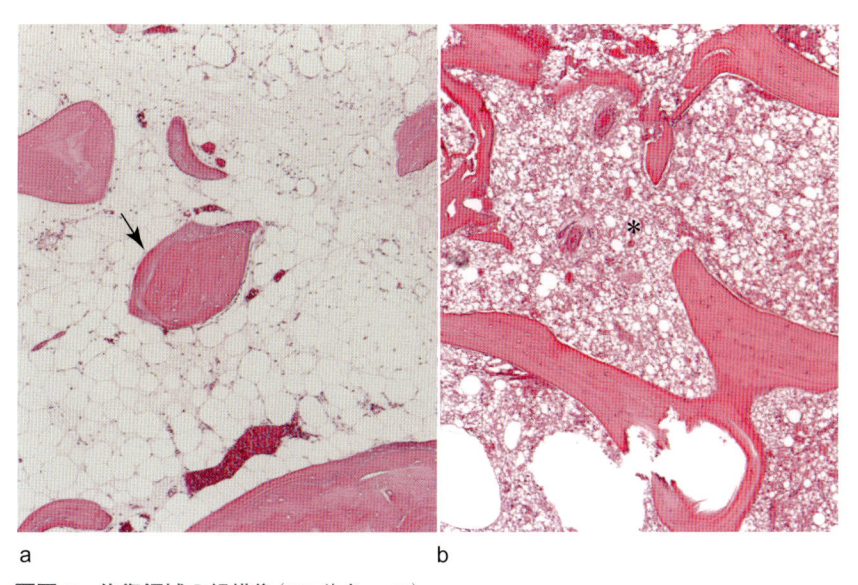

■図5　修復領域の組織像（HE 染色×40）
a. empty lacunae を呈する骨梁に対する添加骨形成（矢印）．
b. 修復組織が存在する骨髄腔（*）．

壊死領域では通常，好酸性デブリスが広く存在しており（図4），骨髄壊死，骨梁壊死の有無を確認する．

修復領域（図5）では線維性修復組織が多く存在する fibrosis area, transitional area, 浮腫様組織を呈する edematous area（図6）について観察する[3]．そして修復領域から正常領域へ移行しているかを観察する．

破骨細胞の分布を調査するには，TRAP 染色が適している．TRAP 陽性細胞は Stage 3A までは retinaculum や円靱帯近傍のみに見られるが，Stage 3B 以後は圧潰に対して反応性に TRAP 陽性細胞が増加し，修復領域で広く見られるようになる[4]．壊死骨梁周囲のみならず新生骨梁周囲でも多くの TRAP 陽性多核細胞をみる（図7）．

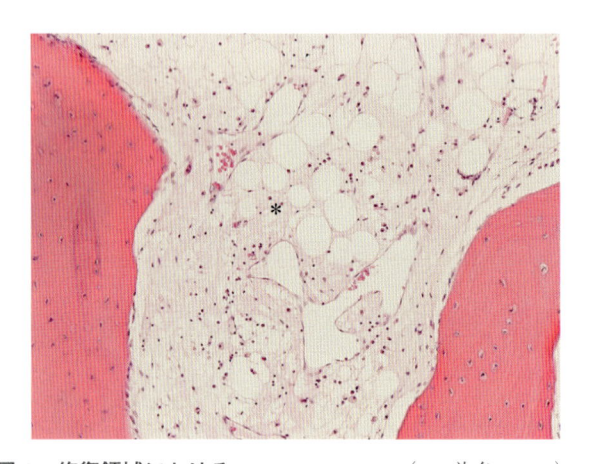

■図6　修復領域における edematous area（HE 染色×100）
骨髄腔の脂肪細胞の間質に沈着する edematous area 所見(*)．

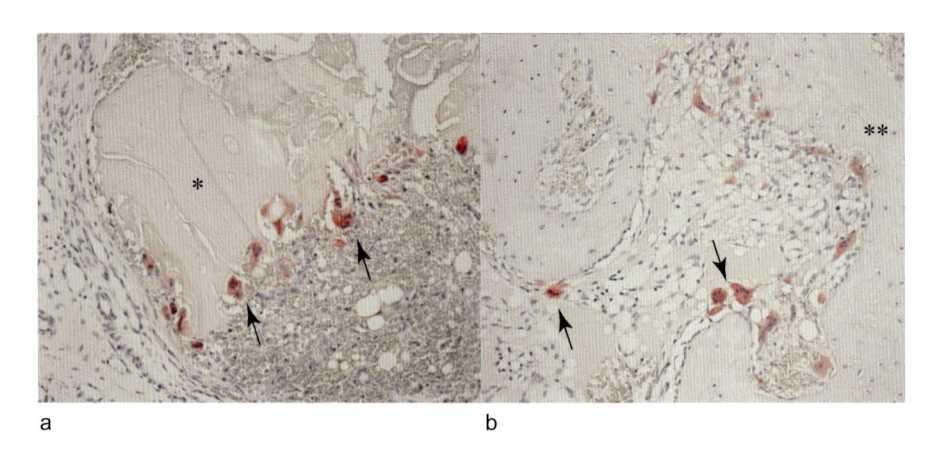

■図7　TRAP 陽性多核細胞（×40）
a．壊死骨梁(*)周囲に破骨細胞と思われる TRAP 陽性多核細胞(矢印)を認める．
b．新生骨梁(***)周囲に TRAP 陽性多核細胞(矢印)を認める．

5 関連要因と組織所見

ステロイド性と非ステロイド性大腿骨頭壊死例での組織所見の比較では，単純 X 線像での stage が同一であっても，ステロイド性では viable な骨領域が少ないとの報告がある[5]．

6 鑑別診断

1) 軟骨下脆弱性骨折[6]

高齢者に多く，骨粗鬆症と関連するといわれている．組織所見として，軟骨下骨に沿って骨折部が存在し，その周囲には新生骨梁を含めた修復反応が見られる．ION でみられる壊死領域・修復領域・正常領域の三つの領域のうち，壊死領域の区分けがはっきりしない．ただし，ION で小さな壊死域内に骨折を生じる症例との鑑別は困難なことがある．

2) bone marrow edema syndrome[7]

一過性大腿骨頭萎縮症と類似の疾患である（p57, 58 参照）．以前は ION の早期所見と考えられたこともあった．組織学的には，ION でみられる修復領域における edematous area と同様の所見を示し，壊死領域は見られず，線維性修復組織は乏しい．

［文　献］

1) Nakata K, et al: Inducible osteonecrosis in a rabbit serum sickness model: deposition of immune complexes in bone marrow. Bone 18:609-615,1996.
2) Yamamoto T, et al: Effect of pulse methylprednisolone on bone and marrow tissu.es. Corticosteroid-induced osteonecrosis in Rabbits. Arthritis Rheumatism 40:2055-2064, 1997.
3) Plenk H Jr, et al: Magnetic resonance imaging and histology of repair in femoral head osteonecrosis. Clin Orthop Relat Res 386: 42-53,2001.
4) Li W, et al: Distribution of TRAP positive cells and expression of HIF-1alfa, VEGF, and FGF-2 in the reparative reaction in patients with osteonecrosis of the femoral head. J Orthop Res 27: 694-700, 2009.
5) Chernetsky SG, et al: Pathologic Features in steroid and nonsteroid associated osteonecrosis. Clin Orthop Relat Res 368: 149-161, 1999.
6) Yamamoto T, et al: Histopathological prevalence of subchondral insufficiency fracture of the femoral head. Ann Rheum Dis 67:150-153, 2008.
7) Plenk H Jr, et al: Histomorphology and bone morphometry of the bone marrow edema syndrome of the hip. Clin Orthop Relat Res 334: 73-84, 1997.

III 診断

6 診断基準

1 診断基準の意義と変遷

　特発性大腿骨頭壊死症（ION）は，患者の病歴，煙草やアルコールなどの嗜好，ステロイド投与歴などを参考に，症状，臨床所見，画像所見，組織学的所見に基づいて総合的に診断される．大腿骨頭がすでに圧潰したものでは，X線学的に比較的容易に診断できることが多い．しかし，骨頭圧潰は病変がかなり進行した時期で，関節症性変化も始まりつつあり，多くの関節温存手術で良好な成績を得るためには，早期診断および治療が望ましい[1,2]．IONの早期診断には，骨髄内圧測定，骨シンチグラム，MRIなどの検査が行われてきたが，それぞれの検査単独では初期のIONの診断を下すのに十分な特異度が得られるという科学的根拠が乏しく，特殊画像は専門的な読影力を要する[3-8]．組織学的診断はgold standardであるが，侵襲的な検査であり，生検標本では標本の大きさ，採取手技，標本処理時のアーチファクトなどにより，偽陽性，偽陰性の両方が生じることがある[9]．このような点から，IONの正確で標準化された診断基準が必要であった．

　IONの臨床診断を標準化し，整形外科医以外の医師でもION合併患者の早期診断がしやすいように，厚生省（現厚生労働省）のION調査研究班は，患者の病歴，症状，X線学的所見，骨シンチグラム所見，組織学的所見からなる診断基準（表1）を1986年に作成した[10]．1990年には，MRIの項目を追加する改訂が行われた（表2）[11]．その後，診断基準について継続審議され，診断基準の感度と特異度を分析するため多施設研究が行われ，1996年にさらに診断基準の精度を保ち簡素化が行われた（表3）[12]．

2 診断基準による特発性大腿骨頭壊死症の診断

　診断基準（表3）は以下の五つの大項目からなり，二つ以上項目を満たせば，確定診断とする．1）X線学的に関節裂隙の狭小化あるいは臼蓋変化を伴わない骨頭圧潰（crescent signを含む），2）X線学的に関節裂隙の狭小化あるいは臼蓋変化を伴わない骨頭の帯状硬化像，3）骨シンチグラムでのcold in hot像，4）MRIのT1強調画像での帯状の低信号域（band像），5）組織像での骨梁および骨髄壊死像．この診断基準による診断の感度と特異度はそれぞれ91％，99％である[9]．

■表1　1986年特発性大腿骨頭壊死症診断基準

レ線所見は股関節の単純X線撮影の正面像および側面像より判断する．

大項目
　レ線所見
　　1．骨頭陥没
　　2．骨頭内の帯状硬化像の形成
　　3．crescent sign（骨頭軟骨下骨折線）
　　　（1.2.3.については①関節裂隙が狭小化していないこと②臼蓋には所見がないことを要する）
　検査所見
　　4．骨シンチグラム：骨頭のcold in hot像
　　5．骨生検標本での骨壊死像

小項目
　レ線所見
　　1．関節裂隙の狭小化を伴う骨頭陥没像
　　2．臼蓋の異常，関節裂隙の狭小化を伴わない骨頭内囊胞様透過陰影，濃淡斑紋陰影
　　3．骨頭荷重関節面の扁平化
　検査所見
　　4．骨シンチグラム：骨頭のcold in hot像
　　5．核磁気共鳴画像：骨頭の明らかな低信号域
　臨床所見
　　6．荷重による股関節痛または大腿前面，膝に放散する痛み
　　7．副腎皮質ホルモン剤投与歴またはアルコール愛飲歴

判定
DEFINITE ANF：大項目2つ以上を有するもの
PROBABLE ANF：大項目1つを有するもの
　　　　　　　　小項目4つ以上を有するもの（ただし，少なくともレ線所見一つを含む）
除外項目：明らかな腫瘍，腫瘍性疾患および炎症疾患は除く．

　　X線学的に所見のない時期での鑑別診断としては不顕性骨折，感染，非特異的滑膜炎，一過性大腿骨頭萎縮症である．血液検査で，白血球数やCRPなどで感染の除外診断をする．MRIは早期の鑑別診断に有用である．疲労または不顕性骨折では，T1強調画像で骨折線が低信号に，T2強調画像で骨折線周辺が高信号になる．大腿骨頭の正常な信号強度とT2強調画像で高信号となる関節液貯留または滑膜腫脹は滑膜炎において見られる．一過性大腿骨頭萎縮症では大腿骨頭または頸部の大部分がT1強調画像で低信号，T2強調画像で高信号を示す．骨壊死でも骨髄浮腫がみられるが，骨壊死病巣周辺に骨頭圧潰に伴ってみられるのが特徴である[8]．骨壊死の特異的なMRI所見は，診断基準にもあるように，T1強調画像での帯状低信号域（band像）で，正常骨髄信号である高信号部を分画し関節面まで連なる信号線をさす．T2強調画像において外側の低信号線と内側の高信号線を特徴とするdouble line signを示すこともある[5]．骨シンチグラムでも，大腿骨頭壊死症における「cold in hot」と一過性大腿骨頭萎縮症でのびまん性「hot」とで明らかに異なっている．また，骨シンチグラムは多発

III 診　　断

■表2　1990年特発性大腿骨頭壊死症診断基準

X線所見は股関節の単純X線の正面像および側面像より判断する．
大項目
　X線所見
　　1．骨頭陥没
　　2．骨頭内の帯状硬化像の形成
　　3．crescent sign（骨頭軟骨下骨折線）
　　（1.2.3.については①関節裂隙が狭小化していないこと　②臼蓋には所見がないことを要する）
　検査所見
　　4．骨シンチグラム：骨頭のcold in hot像
　　5．骨生体標本での骨壊死像
　　6．MRI：骨頭内帯状低信号域（T1強調像）
小項目
　X線所見
　　1．関節裂隙の狭小化を伴う骨頭陥没像
　　2．臼蓋の異常，関節裂隙の狭小化を伴わない骨頭内嚢胞様透過陰影，濃淡斑紋陰影
　　3．骨頭荷重関節面の扁平化
　検査所見
　　4．骨シンチグラム：骨頭のcoldまたはhot像
　　5．MRI：骨頭内のその他の異常低信号域（帯状低信号域を除く）
　臨床所見
　　6．荷重による股関節痛または大腿前面，膝に放散する痛み
　　7．副腎皮質ホルモン剤投与歴またはアルコール愛飲歴
判定
　DEFINITE ANF：大項目2つ以上を有するもの
　PROBABLE ANF：大項目1つを有するもの
　　　　　　　　　小項目4つ以上を有するもの
　　　　　　　　　（ただし，少なくともレ線所見一つを含む）
除外項目：明らかな腫瘍，腫瘍性疾患及び炎症疾患は除く．
　なお，外傷（大腿骨頚部骨折，外傷性股関節脱臼，大腿骨頭すべり症），骨盤部放射線照射，潜水病潜函病等減圧症，鎌状赤血球症，ゴーシェ病等に合併する大腿骨頭壊死，及び小児に発生するペルテス病は除外する．
　ステロイド剤投与による合併やアルコール愛飲，喫煙などは危険因子として考えられているが，いずれも骨壊死発生機序は明らかにされておらず，また壊死発生における薬物の最低量も明らかにされていないので，いずれも広義の特発性に含めて考えるべきである．

性骨壊死を診断するのに役立つ[13]．X線学的に所見がある時期では，診断が容易となるが，診断基準を満たす骨腫瘍および腫瘍性疾患と骨端異形成症を除外することは重要である[9]．骨頭圧潰が急速に進行する場合，関節リウマチなどの関節炎に伴う骨破壊と急速破壊型股関節症および骨頭軟骨下脆弱性骨折との鑑別を要する．軟骨下脆弱性骨折はX線学的に骨頭圧潰所見とMRIでも低信号band像類似所見を呈するとの報告があるが，関節裂隙狭小やMRI低信号像が関節面から浅く，大腿骨頭壊死症との鑑別点である[14]．病期が進行し変形性関節症に移行した骨壊死では，もともと骨壊死があったかどうかは判定できなくなる．過去の画像所見から診断せざるを得ない．

■表3　1996年特発性大腿骨頭壊死症診断基準

X線所見　（股関節の単純X線写真の正面像及び側画像より判断する）
1. 骨頭圧潰〔crescent sign（骨頭軟骨下骨折線像）を含む〕
2. 骨頭内の帯状硬化像の形成
   〔1, 2についてはstage 4（変形性関節症に進行した時期）を除いて関節裂隙の狭小化がないこと，臼蓋には異常所見がないことを要する〕

検査所見
3. 骨シンチグラム：骨頭のcold in hot像
4. MRI：骨頭内帯状低信号像
   （T1強調画像でのいずれかの断面で，骨髄組織の正常信号域を分画する画像）
5. 骨生体標本での骨壊死像
   （連続した切片標本内に骨及び骨髄組織の壊死が存在し，健常域との界面に線維性組織や添加骨形成などの修復反応を認める像）

診断の判定
上記項目のうち2つ以上を満たせば確定診断とする．

除外項目
腫瘍及び腫瘍性疾患，骨端異形成症は診断基準を満たすことがあるが，除外を要する．
なお，外傷（大腿骨頚部骨折，外傷性股関節脱臼），大腿骨頭すべり症，骨盤部放射線照射，減圧症，などに合併する大腿骨頭壊死，及び小児に発生するペルテス病は除外する．

X線所見　（股関節の単純X線写真の正面像及び側画像より判断する）
撮影日　　年　　月　　日
1. 骨頭圧潰〔crescent sign（骨頭軟骨下骨折線像）を含む〕
   右（ある・ない）左（ある・ない）
2. 骨頭内の帯状硬化像の形成
   右（ある・ない）左（ある・ない）
   〔1, 2についてはstage Ⅳ（変形性関節症に進行した時期）を除いて関節裂隙の狭小化がないこと，臼蓋には異常所見がないことを要する〕

検査所見
3. 骨シンチグラム：骨頭のcold in hot像
   右（ある・ない）左（ある・ない）
4. MRI：骨頭内帯状低信号像（T1強調画像でのいずれかの断面で，骨髄組織の正常信号域を分甲する画像）
   右（ある・ない）左（ある・ない）
5. 骨生体標本での骨壊死像（連続した切片標本内に骨及び骨髄組織の壊死が存在し，健常域との界面に線維性組織や添加骨形成などの修復反応を認める像）
   右（ある・ない）左（ある・ない）

診断の判定
上記項目のうち2つ以上を満たせば確定診断とする．

除外項目
腫瘍及び腫瘍性疾患，骨端異形成症は診断基準を満たすことがあるが，除外を要する．
なお，外傷（大腿骨頚部骨折，外傷性股関節脱臼），大腿骨頭すべり症，骨盤部放射線照射，減圧症，などに合併する大腿骨頭壊死，及び小児に発生するペルテス病は除外する．

[文 献]

1) Hungerford DS, et al: Alcoholism associated ischemic necrosis of the femoral head. Early diagnosis and treatment. Clin Orthop 130: 144-153, 1978.
2) Sugioka Y, et al: Transtrochanteric anterior rotational osteotomy for idiopathic and steroid-induced necrosis of the femoral head. Indications and long-term results. Clin Orthop 277: 111-120, 1992.
3) Alavi A, et al: Early detection of avascular necrosis of the femoral head by 99m technetium diphosphonate bone scan: a preliminary report. Clin Orthop 127: 137-141, 1977.
4) Totty WG, et al: Magnetic resonance imaging of the normal and ischemic femoral head. AJR 143: 1273-1280, 1984.
5) Mitchell DG, et al: Femoral head avascular necrosis: correlation of MR imaging, radiographic staging, radionuclide imaging, and clinical findings. Radiology 162: 709-715, 1987.
6) Takatori Y, et al: Avascular necrosis of the femoral head. Natural history and magnetic resonance imaging. J Bone Joint Surg 75B: 217-221, 1993.
7) Sugano N, et al: Prognostication of osteonecrosis of the femoral head in patients with systemic lupus erythematosus by magnetic resonance imaging. Clin Orthop 305: 190-199, 1994.
8) Kubo T, et al: Initial MRI findings of non-traumatic osteonecrosis of the femoral head in renal allograft recipient. Magnetic Resonance Imaging 15: 1017-1023, 1997.
9) Sugano N, et al: Diagnostic criteria for non-traumatic osteonecrosis of the femoral head. A multicentre study. J Bone Joint Surg. Br Jul 81: 590-595, 1999.
10) 小野啓郎：大腿骨頭壊死症の診断基準, 病型分類, 病期. 厚生省特定疾患特発性大腿骨頭壊死症調査研究班昭和61年度研究報告書：pp331-336, 1987.
11) 杉岡洋一：特発性大腿骨頭壊死症診断基準. 厚生省特定疾患特発性大腿骨頭壊死調査研究班平成2年度研究報告書：附表, 1991.
12) 高岡邦夫ほか：特発性大腿骨頭壊死症の診断基準（最終報告）. 厚生省特定疾患特発性大腿骨頭壊死調査研究班平成7年度研究報告書：pp35-37, 1996.
13) Sakai T, et al: Bone scintigraphy for osteonecrosis of the knee in patients with non-traumatic osteonecrosis of the femoral head: comparison with magnetic resonance imaging. Ann Rheum Dis Jan 60: 14-20, 2001.
14) Yamamoto T, et al: Subchondral insufficiency fracture of the femoral head: a differential diagnosis in acute onset of coxarthrosis in the elderly. Arthritis Rheum Dec 42: 2719-2723, 1999.

IV

病態

IV 病態

1 病期分類，病型分類

1 病期分類

　特発性大腿骨頭壊死症（ION）の病期分類は，Arlet および Ficat ら[1]により 4 病期が提案された．Stage 1 は，X 線学的に異常のない時期，Stage 2 は X 線学的に異常所見があるものの骨頭圧潰のない時期，Stage 3 は骨頭圧潰を認める時期，Stage 4 は関節症性変化を認める時期とし，ION の原因が骨髄圧上昇によるコンパートメント理論を提唱していることもあり，すべての病期で関節痛を認めるとした．一方，1973 年に Marcus ら[2]は，骨頭圧潰の始まりである crescent sign が生じることによって関節痛が発症するとして，それまでは silent hip と称して X 線学的には斑点状硬化像を認める Stage 1，帯状硬化像を認める Stage 2，crescent sign はあるものの骨頭圧潰のない Stage 3，骨頭外側に陥没を認める Stage 4，骨頭扁平化を認める Stage 5，関節症性変化を認める Stage 6 に分類した．そこで Ficat[3]は，片側 ION の反対側で，症状がなく X 線学的に正常な骨頭を Stage 0 と分類を変更し，Stage 0 もいずれ発症する ION として，さらに crescent sign は Transition Stage として Stage 2 でも Stage 3 でもない時期とした．

　Steinberg ら[4]は，より科学的に評価するために，Stage 0〜Stage VI まで細かく 7 つの病期を提案した．いかなる画像検査でも診断できず，組織学的にのみ診断可能な Stage 0，X 線学的に正常で骨シンチグラムで診断できる Stage I，X 線学的に硬化像や囊腫像を認めるが圧潰のない Stage II，crescent sign を認めるが骨頭変形のない Stage III，骨頭圧潰があるものの関節症性変化のない Stage IV，軽度の関節症変化のある Stage V，関節症の進行した Stage VI とした．更に定量的評価のために，Stage II〜Stage IV では，壊死領域のサイズや圧潰の程度，関節症性変化の程度を A（mild），B（moderate），C（severe）とサブクラスに分類をしている．

　わが国では，骨髄静脈造影所見に基づいた加藤ら[5]の病期分類が，厚生労働省 ION 調査研究班でしばしば用いられていたが，1987 年に班会議病期分類[6]が制定され，日本では特定疾患診断書などで広く普及するに至った．Ficat の 4 病期に準じているが，病期 I は X 線学的に異常のない時期で，病期 II では，大腿骨頭の 2mm 以内の圧潰までを初期として含めており，Ficat の病期と異なる．これは，圧潰の程度が軽度で，自然経過あるいは骨切り術などでそのまま圧潰が進行しなければ，機能障害は少ないと

■表1 ARCO International Classification of Osteonecrosis (1993)

STAGE	0	1	2	3	4
FINDINGS	All present techniques normal or non-diagnostic	X-ray and CT are normal atleast ONE of the below mentioned is positive	NO CRESCENT SIGN0!X-RAY ABNORMAL : Sclerosis, osteolysis, focal porosis	CRESCENT SIGN! on the X-ray and/or flattening of femoral head	OSTEOAR-THRITIS! joint space narrowing, acetabular changes, joint destruction
TECH-NIQUES	X-ray, CT Scintigraph MRI	Scintigraph MRI QUANTITATE on MRI	X-Ray, CT Scintigraph MRI QUANTITATE MRI & X-ray	X-ray, CT ONLY QUANTITATE on X-ray	X-ray ONLY
SUBCLASSI-FICATION	NO	LOCATION medial central lateral			NO
QUANTITA-TION	NO	QUANTITATION % AREA IN-VOLVMENT minimal A<15% moderate B 15%〜30% extensive C>30%	LENGTH of CRES-CENT A<15% B 15%〜30% C>30%	% SURFACE COLLAPSE & DOME DEPRES-SION	NO

いう概念に基づいている．病期Ⅲは骨頭圧潰が進行した時期で，病期Ⅳは関節症変化がみられる時期とし，病期Ⅱは骨切り術など骨頭温存治療，病期Ⅲはバイポーラ型人工骨頭置換術，病期Ⅳは人工股関節全置換術というガイドラインともなっていた．

その後，Association Research Circulation Osseous (ARCO) という骨循環研究の国際学会でIONの国際分類を1991年より提案し[7-9]，1993年まで3回改訂している．1991年版では，Steinberg分類と同じで，病期は0〜Ⅵの7つであった[7]．1992年版ではわが国の調査研究班の昭和61年度の病型分類を参考にType 1A, 2A, 3A, 1B, 2B, 3B, 1C, 2C, 3Cを取り入れたものであったが[8]，1993年版（表1）には，MRIでは，Type 1, 2, 3もLocationとしてA, B, Cの3種類になることから[10]，Location A, B, Cを取り入れ，また病期も0から4の5つに簡素化した．わが国の調査研究班の病期病型分類もMRIを組み込み，国際的標準化を目指して2001年に改訂されARCO1993年版とかなり整合している[11]．X線では異常所見がなく，MRIおよび骨シンチグラムで診断可能なStage 1，X線学的にcrescent signを含めた骨頭圧潰を認め

IV 病　態

■表2　特発性大腿骨頭壊死症の病期（Stage）分類

Stage 1	X線像の特異的異常所見はないが，MRI，骨シンチグラム，または病理組織像で特異的異常所見がある時期
Stage 2	X線像で帯状硬化像があるが，骨頭の圧潰（collapse）がない時期
Stage 3	骨頭の圧潰があるが，関節裂隙は保たれている時期（骨頭および臼蓋の軽度の骨棘はあってもよい）
Stage 3A	骨頭圧潰が3mm未満の時期
Stage 3B	骨頭圧潰が3mm以上の時期
Stage 4	明らかな関節症性変化が出現する時期

注1）骨頭の正面と側面の2方向X線像で評価する（正面像で骨頭圧潰が明らかでなくても側面像で圧潰が明らかであれば側面像所見を採用して病期を判定すること）
注2）側面像は股関節屈曲90度・外転45度・内外旋中間位で正面から撮影する（杉岡法）

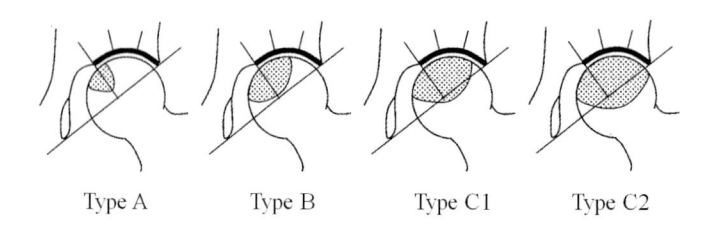

■図1　特発性大腿骨頭壊死症の壊死域局在による病型（Type）分類

Type A：壊死域が臼蓋荷重面の内側1/3未満にとどまるもの，または壊死域が非荷重部のみに存在するもの
Type B：壊死域が臼蓋荷重面の内側1/3から2/3の範囲に存在するもの
Type C：壊死域が臼蓋荷重面の内側2/3をこえるもの
Type C1：壊死域の外側端が臼蓋縁内にあるもの
Type C2：壊死域の外側端が臼蓋縁をこえるもの

注1）X線/MRIの両方またはいずれかで判定する
注2）X線は股関節正面像で判定する
注3）MRIはT1強調像の冠状断骨頭中央撮像面で判定する
注4）臼蓋荷重面の算定法：臼蓋縁と涙滴下縁を結ぶ線の垂直二等分線が臼蓋と交差した点から外側を臼蓋荷重面とする

ず，帯状硬化像などの所見を認める Stage 2，Stage 3 は ARCO1993 年版と同様だが骨頭圧潰が3mm未満のStage 3Aと3mm以上のStage 3Bに細分することで，関節機能と予後をより反映した分類とした[12]．関節裂隙狭小化などの関節症性変化を生じた病期を Stage 4 とした（表2）[11]．

2　病型分類

　厚生労働省ION調査研究班の昭和61年度の病型は，特徴的なX線所見と壊死域の荷重部に占める割合で分類された[5]．骨壊死分界部に帯状骨硬化像がX線写真で観察されれば，荷重部に壊死部が占める割合が評価でき，内側3分の1未満の1-A型，内側3分の1以上2未満の1-B型，内側3分の2以上の1-C型に分類される．壊死部が

大きく荷重部に占めるほど，骨頭圧潰の危険性が高い（1-A 型 0〜10%，1-B 型 40%，1-C 型 80%）[13,14]．X 線写真で骨硬化像がなく関節面の偏平化などの不整像がみられるものは 2 型で，ステロイド性に多い．圧潰する確率は 100% である．囊腫様透過陰影が骨頭荷重部にかかる 3-B 型もほぼ 100% 骨頭圧潰に至るが，荷重部にかからない 3-A 型は圧潰しない．1 型以外を MRI で観察すると，1 型のように A,B,C で分類でき，2 型や 3-B 型は C に分類され，圧潰の危険性が高いのは壊死部が荷重部に占める割合が大きいことが明らかとなった．そこで，2001 年に病型分類が改訂された．すなわち，骨頭荷重部を臼蓋上外側 1/2 とし，それらを 3 等分して内側から A，B，C 型と分類し，さらに C 型を臼蓋内にある C1 型と臼蓋縁を超えた C2 型に細分することで（図 1）[11]，圧潰危険率がおおむね A 型 10% 以下，B 型 40%，C1 型 80%，C2 型 90% 以上となり，治療方針決定や治療評価にさらに精度高く活用できるようになっている．

[文　献]

1) Arlet J, et al: The use of measurement of intramedullary pressure in the greater trochanter in man, particularly in the diagnosis of osteonecrosis of the femoral head. Rev Rhum Mal Osteoartic 35: 250-256, 1968.
2) Marcus ND, et al: The silent hip in idiopathic aseptic necrosis. Treatment by bone-grafting. J Bone Joint Surg Am 55: 1351-1366, 1973.
3) Ficat RP: Idiopathic bone necrosis of the femoral head. Early diagnosis and treatment. J Bone Joint Surg Br 67: 3-9, 1985.
4) Steinberg ME, et al: Treatment of avascular necrosis of the femoral head by a combination of bone grafting, decompression, and electrical stimulation. Clin Orthop Relat Res 186: 137-153, 1984.
5) 加藤哲也, 他：中部整災誌 18：385-388, 1975.
6) 小野啓郎：大腿骨頭壊死症の診断基準, 病型分類, 病期. 厚生省特定疾患特発性大腿骨頭壊死症調査研究班昭和 61 年度研究報告書：pp331-336, 1987.
7) Gardeniers JWM: ARCO committee on terminology and staging (report from the Nijmegen meeting). ARCO News Letter 3: 153-159, 1991.
8) Gardeniers JWM: A new international classification of osteonecrosis of the ARCO committee on terminology and classification. ARCO News Letter 4: 41-46, 1992.
9) Gardeniers JWM: Report of the committee of staging and nomenclature. ARCO News Letter 5: 79-82, 1993.
10) Sugano N, et al: Prognostication of osteonecrosis of the femoral head in patients with systemic lupus erythematosus by magnetic resonance imaging. Clin Orthop Relat Res 305: 190-199, 1994.
11) Sugano N, et al: The 2001 revised criteria for diagnosis, classification, and staging of idiopathic osteonecrosis of the femoral head. J Orthop Sci 7: 601-605, 2002.
12) Nishii T, et al: Progression and cessation of collapse in osteonecrosis of the femoral head. Clin Orthop Relat Res 400: 149-157, 2002.
13) Ohzono K, et al: Natural history of nontraumatic avascular necrosis of the femoral head. J Bone Joint Surg Br 73: 68-72, 1991.
14) Sugano N, et al: Prognostication of Nontraumatic Avascular Necrosis of the Femoral Head: Significance of Location and Size of the Necrotic Lesion. Clin Orthop 303: 155-164, 1994.

Ⅳ 病態

2 特発性大腿骨頭壊死症の自然経過

はじめに

　特発性大腿骨頭壊死症（ION）は発生しただけでは疼痛や歩行障害は現れないが，壊死部の圧潰が生じると，疼痛が発現し，歩行機能や関節可動域などに障害が出現し経年的に悪化傾向を示す症例が多いとされる．骨頭圧潰が発生していないか（病期Stage 1, 2），軽度の圧潰が認められる（Stage 3A）早期のIONに対し，高い精度で自然経過を予測することは，患者への予後説明，骨切り手術など関節温存治療の適応の決定，さらには薬物や手術方法の有効性評価に極めて重要である．本稿では，IONの圧潰などに関する自然経過，および自然経過における壊死領域縮小などの治癒経過について論述する．

1　自然経過における成績判定基準

　自然経過における成績判定基準としては，わが国では単純X線上の圧潰の出現や進行が用いられていることが多い．しかしながら，海外では臨床スコア，疼痛の発現あるいは人工関節置換術の施行の有無などが用いられていることも多く，論文などで臨床成績を比較する際はどのような判定基準が用いられているか注意が必要である．X線における圧潰の評価では，出現初期では正面像よりも側面像で明らかなことが多く

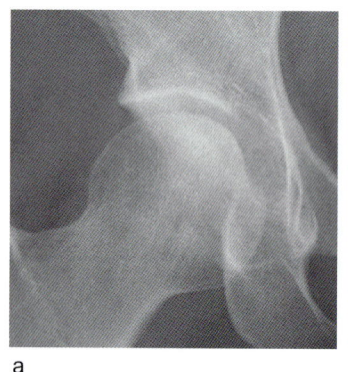

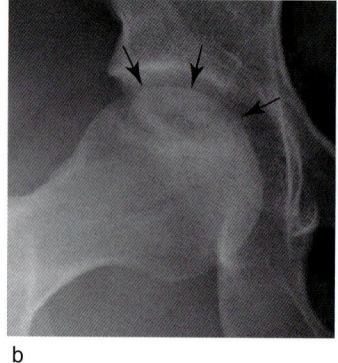

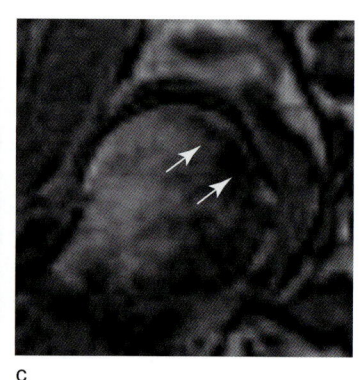

■図1　X線学的圧潰評価
a．単純X線正面像．圧潰は明らかでない．b．単純X線画像．前方部の軽度圧潰像を認める（矢印）．
c．MR画像．band像（矢印）が認められる．

(図1)．側面像における骨頭輪郭の変化に注意深い観察が重要である．また，CT は単純 X 線や MRI よりも，軟骨下骨折などの初期圧潰像の検出の感度は高いとされる[1]．

2 自然経過と影響因子（表1）

自然経過での予後には，壊死領域の骨頭内に占める大きさや位置が強い影響を与え，これらを表す指標に関しわが国をはじめとして多くの臨床研究が報告されている．

■表1　壊死の大きさと位置の影響

筆頭報告者	関節数	追跡期間	成績判定基準	自然経過
病型				
Sugano N[2]	16 関節	平均5年	圧潰率	A: 0%, B: 0%, C: 75%
Shimizu K[3]	66 関節	平均4年	圧潰率	A: 0%, B:13%, C:71%
Sakamoto M[4]	31 関節	平均3年	圧潰率	A: 0%, B: 0%, C1: 0%, C2: 27%
Nishii T[5]	54 関節	平均6年	圧潰率	A: 24%, B: 50%, C:76%
Ito H[6]	90 関節	平均9年	有症状率	A: 0%, B: 71%, C: 72%
Min B-W[7]	81 関節	平均8.3年	圧潰率	A:0%, B: 0%, C1: 13%, C2: 86%
体積（骨頭比）				
Mazières B[9]*	20 関節	24ヵ月	X線病期の進行	進行なし：平均22%，進行あり：平均45%
Steinberg ME[10]*	73 関節	平均39ヵ月	THA 施行率	Small（<15%）: 7%, Medium（15〜30%）: 31%, Large（>30%）: 33%
Nishii T[11]	64 関節	平均30ヵ月	圧潰率	Small（<15%）: 6%, Medium（15〜30%）: 42%, Large（>30%）: 80%
Combined necrotic angle（CNA）#				
Ha Y-C[13]	37 関節	5年以上	圧潰率	CNA≦190°:0%, 190°<CNA<240°:50%, CNA≧240°:100%

* Core decompression 後の評価
\# Combined necrotic angle（CNA）：（MRI 中央冠状断面での壊死占拠角）+（MRI 中央矢状断面での壊死占拠角）

1）病型分類

厚生労働省 ION 調査研究班が提唱する病型分類は，X 線正面像または MRI 中央冠状断面での2次元評価による指標であるが，壊死領域の大きさに加え臼蓋荷重部に対する壊死領域の相対的位置という力学的環境を加味した特徴を有する．平均3〜9年の自然経過を追跡した研究報告では，圧潰発生や疼痛出現頻度は，壊死領域の小さい Type A ではほぼ0%，壊死領域の大きな Type C では頻度は高くなり，壊死領域が臼蓋外側縁を越える Type C2 では 70% 以上になるとされる[2-7]．壊死領域の中等度の拡がりを有する Type B では不良判定の頻度は報告者で 0% から 50% 以上のばらつきがみられ，対象患者背景の差異や病型分類の評価間誤差が影響している可能性がある．なお，Hernigou ら[8]は，壊死体積が骨頭の 10% 未満の小さな壊死を有する非圧潰症

例（Stage 1）の平均 11 年の自然経過で，73％に単純 X 線または CT 上骨頭圧潰が発生したとしている．厳格に微小圧潰を診断した際には，小さな病型（Type A または B）でも圧潰発生のリスクはあると考えられる（図 1）．

2）体積

3 次元 MRI から骨頭内の壊死領域を抽出し体積を求めた臨床研究では，骨頭に対する壊死体積比率が圧潰発生や臨床成績不良率との高い関連性が報告されている[9-11]．著者ら[11]は，自然経過で壊死部骨頭体積比が 15％未満では 6％に対し，15％以上の症例ではおおむね 50％以上の高い圧潰の出現を報告している．

体積は壊死部の 3 次元的な大きさを直接的に評価できる反面，MRI 各スライスでの壊死部抽出に労力を要する煩雑性に加え，スライス厚み方向に高い解像度（薄い厚みの連続スライス）を有する機種を用いないと計測の正確性と再現性が低下する懸念がある．

3）combined necrotic angle（CNA）

壊死部の 3 次元評価で体積計算の煩雑性を緩和する手法の一つに，Kerboul ら[12]の提唱する単純 X 線正面像と側面像での壊死占拠角の合計を算出する，いわゆる combined necrotic angle（CNA）があり，その後 MRI の中央冠状断面と中央矢状断面を用いた modified CNA などが報告されている．5 年以上の自然経過観察での圧潰率が，MRI での CNA190 度以下では 0％，190 度から 240 度で 50％，240 度以上で 100％と，CNA が圧潰発生リスクの鋭敏な指標になることが報告されている[13]．

どの指標が最も自然経過の予後予測に対する精度が高いかの比較検討は明らかにされていないが，過去の臨床研究成果の蓄積と評価の再現性や計測に必要な労力などの観点からは，病型分類の臨床的実用性は高いと考えられる．Type C1，C2 のような大きな壊死領域を持つ場合の圧潰のリスクは非常に高いが，Type A，B のような壊死領域の限定される例でも圧潰のリスクがあり，X 線側面像評価も含めた注意深い経過観察が必要である．今後，各指標の判定再現性の厳密な評価や壊死部 3 次元体積計測の自動抽出手法も含めた簡便化などの研究が待たれるところである．

3 圧潰出現の時期

初診時に骨頭圧潰を認めない（Stage 1 または 2）ION に対し圧潰出現の時期を想定することは，治療計画を立てるうえで重要である．初診時 X 線学的に異常像を確認できなくとも比較的強い疼痛を訴える例では，早期に X 線上圧潰が出現する可能性がある．MRI が圧潰の予後予測に有用とされる（図 2）．Iida ら[14]は，明らかな X 線学的所見を確認できない ION で股関節痛を有し MRI で骨浮腫像（T1 強調像で低信号，脂肪抑制 T2 強調像で高信号）を呈した 13 関節では，平均 4 ヵ月（1〜7 ヵ月）の短期間の経過観察中に 11 関節（85％）に明らかな圧潰を認めたと報告している．疼痛があ

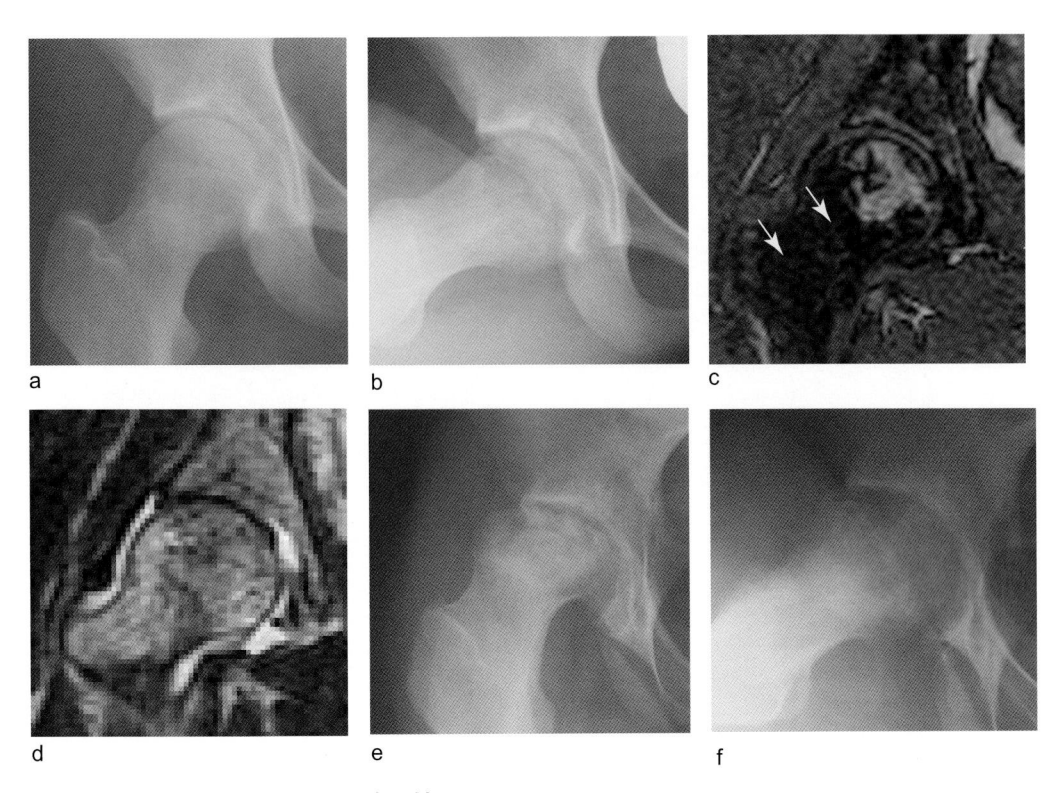

■図2　圧潰判定に対するMRIの有用性

a, b. 初診時．右股関節痛を訴えるが単純X線では明らかな異常は確認できない．c. T1強調MR画像．壊死周囲に広範囲に拡がる低信号域（矢印）が認められる．d. T2強調MR画像．関節液の貯留像が認められる．e, f. 初診後1年，明らかな圧潰が認められる．

る場合はX線学的に確認できなくても圧潰が生じており，これをMRIが鋭敏に捉えていると考えられる．

　圧潰は，初診後3年以内に認められる確率が高いが，中・長期経過時にも低頻度ではあるが圧潰の生じる可能性がある．われわれの54関節の5年以上の自然経過の観察では，圧潰が出現したり進行した例は初診後2年以内のものが多かったが，経過4年以降に圧潰が出現した例も認められた[15]．Itoら[6]も，症状のないまたは軽度の症状を有するIONの成績悪化はほとんどが3年以内であるが，90ヵ月経過時に悪化する例もみられたと報告している．

4　圧潰後の予後（図3）

　圧潰出現当初は強い股関節痛と歩行障害がみられ，その後圧潰進行とともに関節機能は著しく障害されることが多い[16]．一方で，経過とともに圧潰の進行が停止し，疼痛や歩行機能が改善する例も散見される．54関節の5年以上（平均73ヵ月）の自然経過の解析では，28関節（52％）に圧潰が発生したがその内15関節（54％）が圧潰の進行が停止し，病型TypeAまたはBの症例では圧潰が停止し良好な臨床成績が保

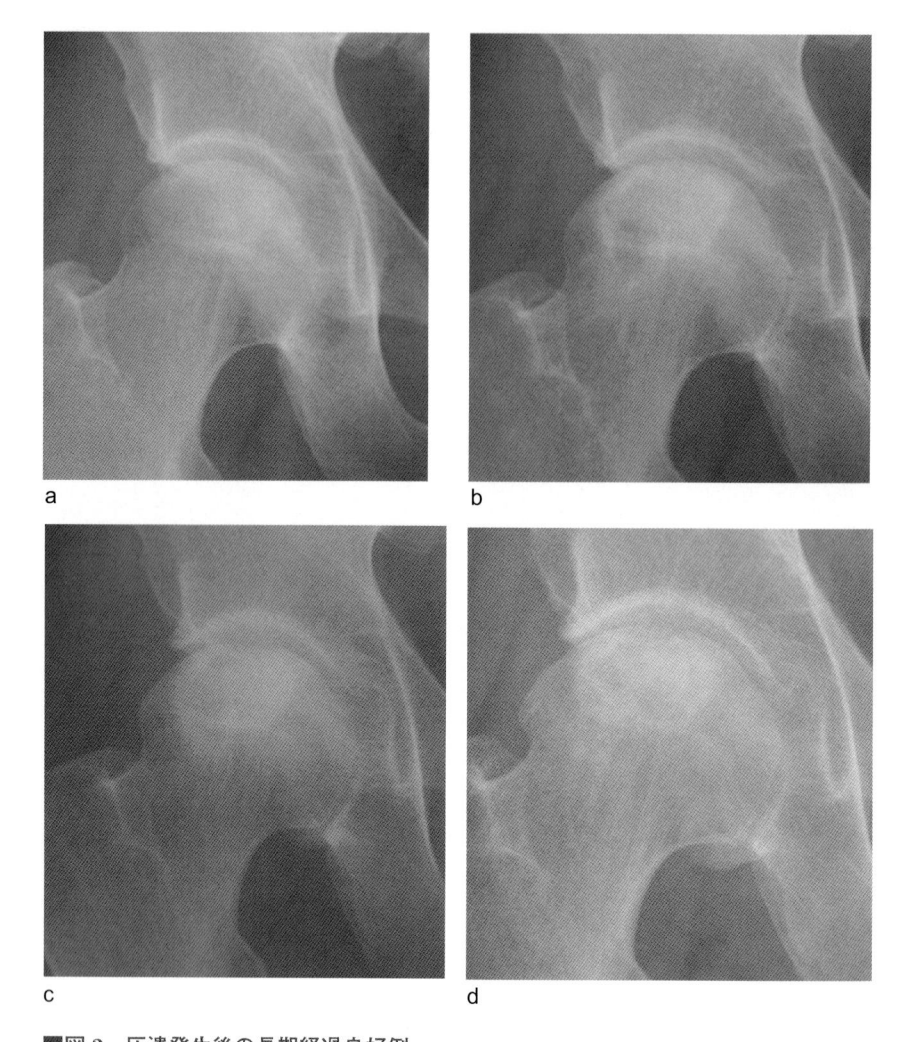

■図3 圧潰発生後の長期経過良好例
a. 初診時. b. 2年後. 荷重部2mmの圧潰を認める. c. 5年後. 圧潰の進行は停止している. d. 14年後. 疼痛はなく圧潰の進行も認められない.

たれる割合が高かった[5]. 病型 Type A または B の壊死範囲が限定される症例では, 圧潰は必ずしも関節機能の破綻を示唆するものではなく, 圧潰発現後の経過観察も重要であると考えられる.

5 自然経過における壊死領域の変動（図4）

　壊死領域が経過観察期間中に拡大すること, また新たな領域に壊死が発生することは, まれであるとされている. Sugano ら[17] は, 片側性骨頭壊死症46例の非壊死側骨頭を平均3.1年追跡したが, MRIで新たに骨壊死が発生した例は1例（2%）のみであったとしている.

　一方, 壊死領域に対しては生物学的反応が認められ, 壊死領域が修復される可能性

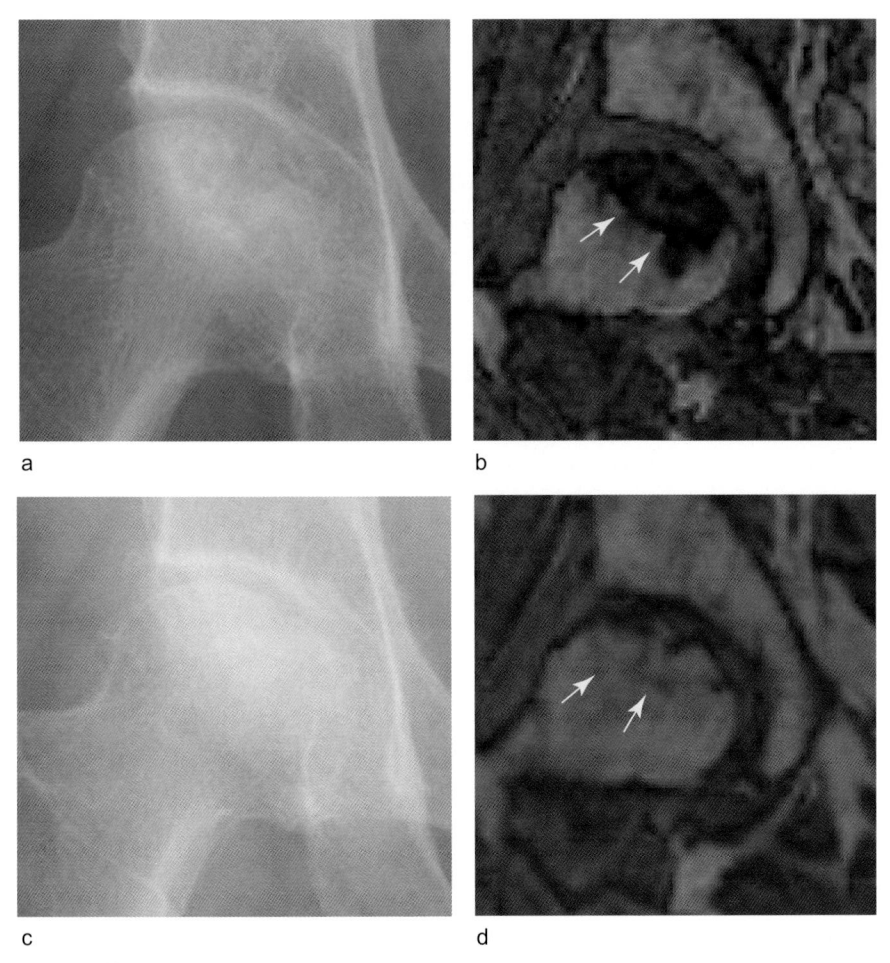

■図4 壊死領域の縮小例
a. 初診時．単純X線像，Stage 3A．
b. 初診時．MR画像で骨頭前方部を中心に低信号の壊死領域(矢印)が認めらる．
c. 5年後．単純X線像で圧潰の進行はない．
d. 5年後．MR画像で壊死領域の著明な縮小(矢印)が認められる．

を持っている．これに関して，組織学的検討などで壊死領域が縮小や消失する例はまれとする報告[18]がある一方，圧潰が出現することなく，自然経過中にMR画像上縮小または消失が観察されるという報告もある[19]．Takaoら[20]は，経時的に高解像度の3D-MRIを撮像し，画像間のregistration法により股関節の同一スライスを厳密に比較したところ，非圧潰関節31関節中3関節に壊死縮小を認め，ION発生1年以内と推定される早期壊死症例であったと報告している．非圧潰例において壊死発生初期には壊死領域の縮小の可能性がある．ただし，中長期経過中の自然治癒の継続的進行の見込みは乏しいと考えられる．

[文　献]

1) Stevens K, et al: Subchondral fractures in osteonecrosis of the femoral head: comparison of radiography, CT, and MR imaging. AJR 180: 363-368, 2003.
2) Sugano N, et al: Prognostication of osteonecrosis of the femoral head in patients with systemic lupus erythematosus by magnetic resonance imaging. Clin Orthop Relat Res 305: 190-199, 1994.
3) Shimizu K, et al: Prediction of collapse with magnetic resonance imaging of avascular necrosis of the femoral head. J Bone Joint Surg Am 76: 215-223, 1994.
4) Sakamoto M, et al: Osteonecrosis of the femoral head: a prospective study with MRI. J Bone Joint Surg Br 79: 213-219, 1997.
5) Nishii T, et al: Progression and cessation of collapse in osteonecrosis of the femoral head. Clin Orthop Relat Res 400: 149-157, 2002.
6) Ito H, et al: Mid-term prognosis of non-traumatic osteonecrosis of the femoral head. J Bone Joint Surg Br 85: 796-801, 2003.
7) Min B-W, et al: Untreated asymptomatic hips in patients with osteonecrosis of the femoral head. Clin Orthop Relat Res 466: 1087-1092, 2008.
8) Hernigou P, et al: Fate of very small asymptomatic stage-I osteonecrotic lesions of the hip. J Bone Joint Surg Am 86: 2589-2593, 2004.
9) Mazières B, et al: Influence of the volume of osteonecrosis on the outcome of core decompression of the femoral head. Ann Rheum Dis 56: 747-750, 1997.
10) Steinberg ME, et al: Does lesion size affect the outcome in avascular necrosis? Clin Orthop Relat Res 367: 262-271, 1999.
11) Nishii T, et al: Significance of lesion size and location in the prediction of collapse of osteonecrosis of the femoral head: a new three-dimensional quantification using magnetic resonance imaging. J Orthop Res 20: 130-136, 2002.
12) Kerboul M, et al: The conservative surgical treatment of idiopathic aseptic necrosis of the femoral head. J Bone Joint Surg Br 56: 291-296, 1974.
13) Ha YC, et al: Prediction of collapse in femoral head osteonecrosis: a modified Kerboul method with use of magnetic resonance images. J Bone Joint Surg Am 88(Suppl 3): 35-40, 2006.
14) Iida S, et al: Correlation between bone marrow edema and collapse of the femoral head in steroid-induced osteonecrosis. AJR 174: 735-743, 2000.
15) 西井　孝, 他：特発性大腿骨頭壊死症—新分類にもとづく自然経過. Hip Joint 31: 17-20, 2005.
16) Bradway JK, et al: The natural history of the silent hip in bilateral atraumatic osteonecrosis. J Arthroplasty 8: 383-387, 1993.
17) Sugano N, et al: Contralateral hip in patients with unilateral nontraumatic osteonecrosis of the femoral head. Clin Orthop Relat Res 334: 85-90, 1997.
18) Lee CK, et al: The "silent hip" of idiopathic ischemic necrosis of the femoral head in adults. J Bone Joint Surg Am 62: 795-800, 1980.
19) Cheng EY, et al: Spontaneous resolution of osteonecrosis of the femoral head. J Bone Joint Surg Am 86: 2594-2599, 2004.
20) Takao M, et al: Longitudinal quantitative evaluation of lesion size change in femoral head osteonecrosis using three-dimensional magnetic resonance imaging and image registration. J Orthop Res 24: 1231-1239, 2006.

IV 病態

3 動脈造影からみた特発性大腿骨頭壊死症の血管走行

はじめに

　特発性大腿骨頭壊死症（ION）は，ステロイド大量投与，アルコール多飲などに関連して青壮年期に多く発症し，臼荷重部に広範囲な壊死が発生した場合には，圧潰は早期に生じかつ進行性であり最終的には股関節の荒廃に至る疾患である．本症は，基本的には阻血性の骨ならびに骨髄の壊死を基盤とする疾患であり，その病態，原因論において血行障害を示唆するものは，脂肪細胞の増大による末梢血管の圧迫[1]，骨髄内圧の上昇[2]よる compartment 症候群の状態[3]，末梢血管での脂肪塞栓と続発するDIC様変化[3]，angiogenesis に病因を求めるもの[4]などが報告されてきたが，いまだに定まったものはない．

　本症の病像の基盤を成す血行障害に関しては，終末血管系を形成する大腿骨頭の血管解剖の特殊性や荷重が集中する部であることと深く関係することを否定できない．本症の壊死領域は，多くは骨頭前方に偏在しており，この部は栄養血管の進入部から最も離れた部位にある．これらのことは栄養血管の障害と修復，さらには荷重との関係が深いことを示唆するものである．本稿では，本症に対する骨頭栄養血管の選択的動脈造影ならびに，手術時摘出壊死骨頭の微細血管造影からの血行変化から本症の病像について述べる．

1　大腿骨頭の血行の基本

　大腿骨頭の栄養血管に関する研究は，microangiography を用いた報告が Sevitt ら[5]によりなされてきた．大腿骨頭を栄養する大腿内側回旋動脈は，通常大腿深動脈からわかれ，いくつかの血管を分岐する．このうち，superior retinacular artery は大腿骨頭荷重部を含む骨頭中枢の広範囲な部分を栄養する重要な血管であり，この血管は，転子間稜に沿って骨外を走行する posterior column artery から本幹が直角に分岐し，関節包を貫通して関節内に入り，骨頭下から骨内に分布する．この本幹から関節表面に向かって多数の血管が分岐する．この血管の血行が何らかの原因により障害されることにより大腿骨頭は血行障害を受ける．骨頭内側の血行支配は inferior retinacular artery と ligamentum teres artery であるが，これらの骨頭荷重部における支配領域は内側の小範囲部分である（図1）．大腿内側回旋動脈の選択的動脈造影では，正常例に

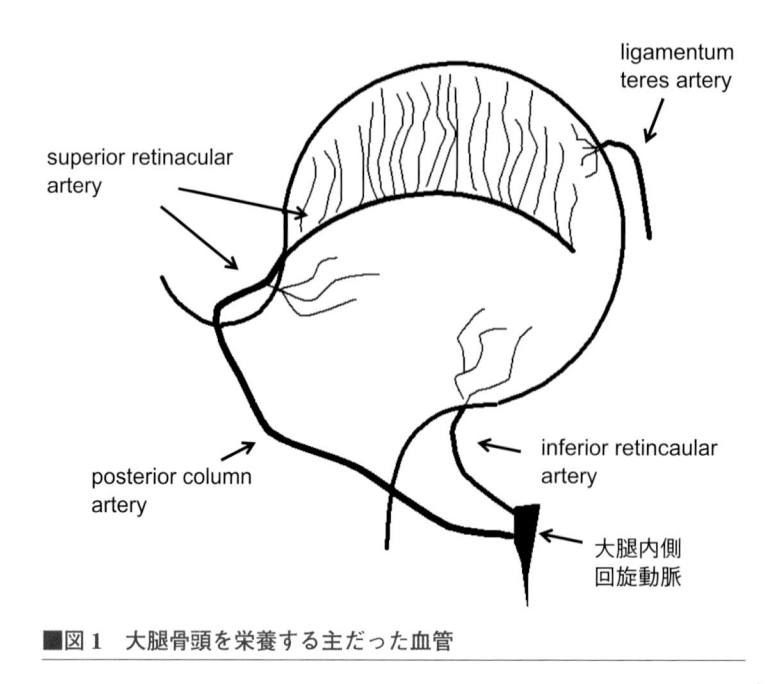

■図1　大腿骨頭を栄養する主だった血管

おいて superior retinacular artery の本幹が弧状を描いて骨頭中央まで造影されるが，inferior retinacular artery ならびに ligamentum teres artery は骨頭内には造影されない[6]．

2　病像初期における superior retiacular artery の変化

　本症の発症初期における特徴的造影所見は superior retinacular artery の起始部からの欠損である[7-9]．X線像において異常がみられずMRIで壊死の発生が明らかとなる病期Ⅰ（厚生労働省班会議改訂分類[10]）における superior retinacular artery の選択的動脈造影像では，この血管の本幹が起始部から造影されず，骨頭内では血管が造影されないか，骨頭外側のみに小血管の進入がみられた．このとき，superior retinacular artery を分岐する転子間稜を通る posterior column artery はなんら異常はみられない．この所見は，superior retinacular artery の起始部において血行途絶が生じ，この血管の支配領域全域に血行障害が起こったと考えられる．しかし，この所見はMRIで示される病巣範囲とは一致せずより広範囲である．選択的動脈造影は微紬な細小血管までは明瞭に描出することができないことを考えると，骨頭外側にみられる小血管の進入は，MRIで観察される band 像（壊死域と生存域の境界）までの修復血管の進入を示すと考えられる．

　MRI（前額断中央スライス，T1強調画像）から判断される広範囲壊死例（厚生労働省班会議分類 Type C 相当）8関節における選択的動脈造影では，6関節に superior retinacular artery が起始部から造影されず，2関節に小血管の進入が骨頭外側にみら

れた．これに対し Type B に相当する 5 関節では，全例小血管の進入が骨頭外側にみられた[10]．このことは，壊死領域が大きくない症例では，早期に修復血行が進入していると考えられる．この小血管の進入は，壊死を発症しなかったステロイド多量投与の選択的血管造影からもみられており[8]，superior retinacular artery の起始部における血行途絶により生じた広範囲血行障害後の修復血行の進入の頓挫が臨床的壊死を決定すると考えられる．なお，初期例においては inferior retinacular artery は正常像を呈し，骨頭内には全く造影されない．

3 病像進行期における superior retinacular artery, inferior retinacular artery の血行の進入

1) 圧潰の軽微な病期

superior retinacular artery：厚生労働省班会議分類の Stage 2（帯状硬化像などの初期所見 X 線像でみられるが，圧潰が生じていない病期）においても，選択的動脈造影では正常な経路の superior retinacular artery は起始部から観察されない．この病期の選択的動脈造影（31 関節）においては，広範囲壊死例（Type C：22 関節）ではすでに成長した血管が壊死域外縁の分界部まで進入している像が 14 関節（64％）にみられた（図 2）．一方残りの 8 関節では superior retinacular artery はほとんど造影されず Stage 1 の所見に類似した所見が得られた．これに対し小中範囲型（Type A，B：9 関節）では 5 関節（56％）に成長した肥大した血管の進入がみられた）．図 2 に圧潰が軽微な病期における網状の新生した superior retinacular artery の進入を示す．

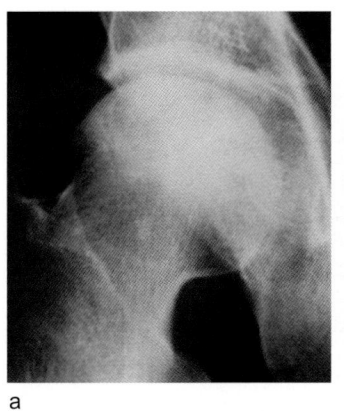

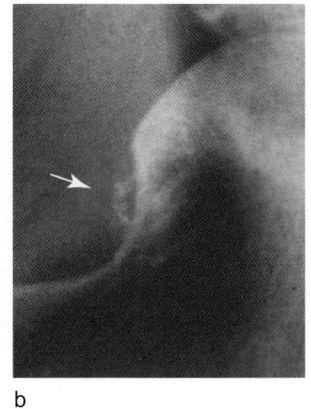

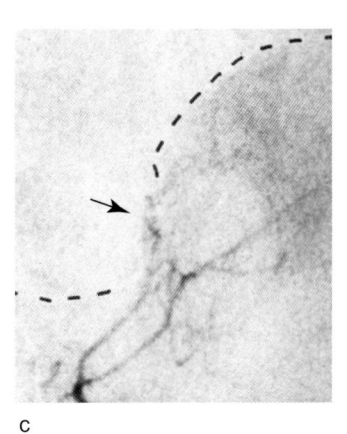

■図2　アルコール多飲例
42 歳，男性．
a. X 線正面像．圧潰は軽度であり帯状硬化像が明らかに観察される．
b. 動脈造影像．新生した網状の superior retinacular artery（矢印）が，骨頭外側に観察される．
c. 動脈造影サブトラクション像．網状の superior retinacular artery（矢印）の壊死域周辺への進入が観察される．

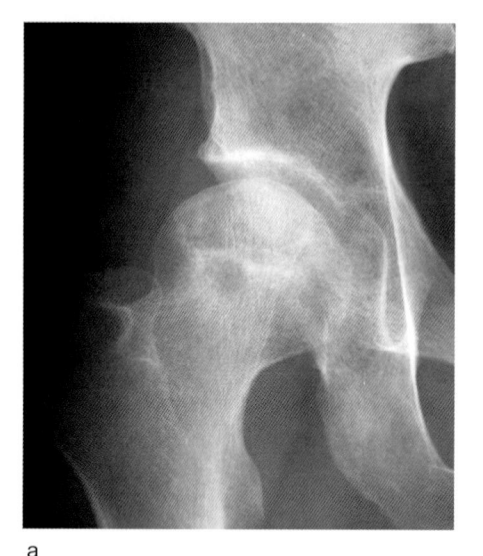

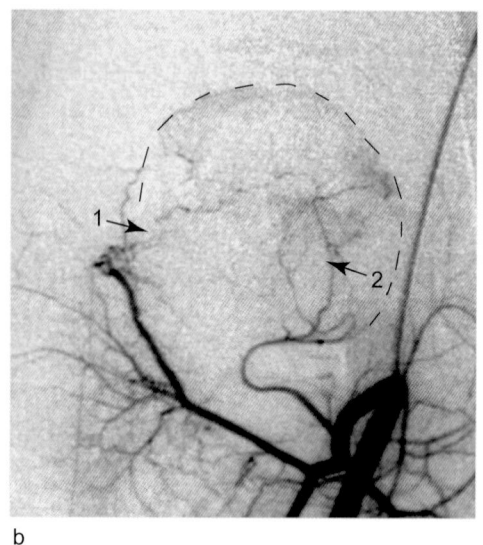

■図3　アルコール多飲例
37歳，男性．
a．X線正面像．荷重部全域わたる軽度の圧潰と帯状硬化像が観察される．
b．大腿内側回旋動脈造影サブトラクション像．superior retinacular artery(1)は起始部で途絶像を示し，屈曲蛇行した不正な形態の血管進入が壊死域周辺までみられる．Inferior retinacular artery(2)は，骨頭内側において壊死域周辺まで進入して造影される．

2）圧潰が明らかな病期

　圧潰が明らかな病期では，Type Cの広範囲壊死例22関節の動脈造影においてsuperior retinacular arteryがほとんど造影されなかったのは7関節（32％）にすぎず，15関節（68％）に不正な形態で成長した血管進入が壊死域周辺までみられた（図3）[11]．

　これらのsuperior retinacular arteryの肥大進入した像[12]は，病像の進展に伴い多くの症例において血行再開と修復が成熟し始めていることを示唆するものである．しかし，修復血管の進入は完全には起こらずに荷重の影響を受け頓挫すると考えられる．

4　superior retinacular arteryの経時的な変化

　動脈造影を病像の進展に伴い2回行った結果では，病像初期の初回の造影では観察されなかったsuperior retinacular arteryが2回目の造影では，壊死域周辺まで明瞭に肥大して造影された[13]．このことは，superior retinacular arteryの起始部付近で生じた血行障害に対し生体反応としての血管進入が起こったものと考えられる．

5　inferior retinacular arteryの役割と壊死域の大きさの関係

　正常例では骨頭内下方（metaphysis内側）の小範囲の血行を支配するにすぎないinferior retinacular arteryは，進行期には壊死域周辺の分界部まで肥大して達していた

（図3）．このことは，supeior retinacular arteryの支配領域に起こった阻血と壊死性変化に対する代償性進入と考える．volumeの大きくない壊死においては，inferior retinacular arteryの代償性の修復血行の進入が明らかであった（図3）[14]．

6 ligamentum teres artery の血行

この血管は，通常は大腿骨頭靱帯付着部より骨頭内の小範囲に分布する血管であるが，選択的動脈造影では骨内まで明瞭には観察されない．この部は軟骨下壊死骨梁骨折が及んでいる為に，この骨折により進入が障害されていると考えられる．この障害の所見は摘出大腿骨頭の微細血管造影（microangiography）で示されている[15]．

7 軟骨下壊死骨梁骨折と修復血行の障害

人工骨頭・人工股関節全置換術を行った進行期のIONの摘出大腿骨頭栄養血管（posterior column arteryの末梢）に，barium sulphateを注入しmicroangiographyを行い血管の変化を検討したが，末梢から進入した豊富な新生血管の進入が観察された．また，進入した多数の修復血管は軟骨下壊死骨梁の骨折および骨頭圧潰により途絶または圧排されており（図4），修復血行の軟骨下壊死骨梁骨折による二次的血行障害の存在が示された[15]．

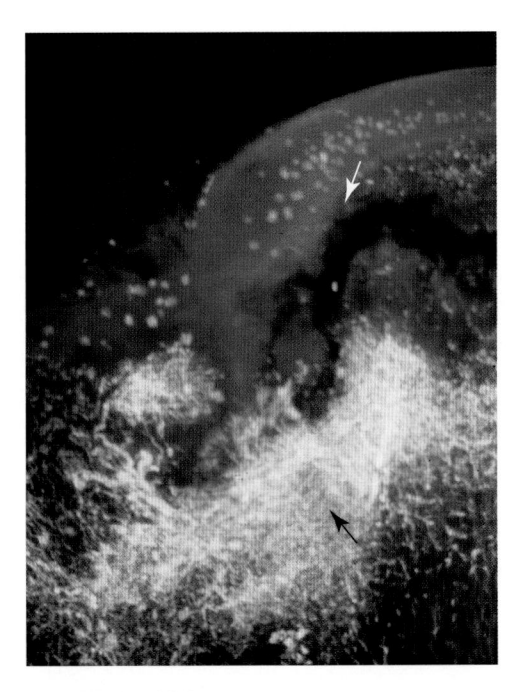

■図4 手術時摘出大腿骨頭に対するmicroangiography
増生した新生血管の進入(黒矢印)は軟骨下壊死骨梁骨折(白矢印)により障害される．

以上，特発性大腿骨頭壊死症の動脈造影からみた血行変化について述べた．

本症における初回の血行途絶は superior retinacular artery に起始部付近で生じ，この血管の血行支配領域の阻血が生じる．他の血管との吻合を有さない終末血管系であるがゆえに新生した superior retinacular artery の進入以外は修復が生ぜず，かつ荷重が集中する部分であり，圧潰や軟骨下壊死骨梁骨折が生じると力学的破綻が起こり，難治性が確立されると考えられる．

文献

1) Wang GJ, et al: Fat cell changes as mechanism of avascular necrosis of the femoral head in cortison-treated rabbits. J Bone Joint Surg Am 59: 729-735, 1977.
2) Arlet J: Pertrochantenc phlebography in primaly nccrosis of the femoral Head in the initial stage (Stage 1). In Zinn WN (ed): Idiopathic Ischemic Necrosis of the Femoral Head in Adults. Georg Theim, Stuttgart. pp152-157, 1971.
3) Jones Jr JP: Fat Embolism and osteonecrosis. In Kenzora JE (ed): Idiopathic osteonecrosis. Orthop Clin North Am 16: 595-633, 1984.
4) Smith DWE: Is avascular necrosis of the femoral head the result of inhibition of angiogencsis? Medical Hypothcsis 49: 497-500, 1997.
5) Sevitt, et al: The distribution and anastomoses of ateries supplying the head and neck of femur. J Bone Joint Surg Br 47: 560-573, 1965.
6) Atsumi T: Bone arteriography of the femoral head of humans in normal and pathological conditions. In Arlet J, et al (Eds.): Bone Circulation and Vascularization in Normal and Pathological Conditions. A SCHOUTENS, NATO ASI Series, Series A: Life Sciences 247: 293-299, 1993.
7) 渥美 敬：特発性大腿骨頭壊死の血行動態の研究. 日整会誌 57: 353-372, 1983.
8) Atsumi T, et al: Role of impairment of blood supply of the femoral head in the pathogcnesis of idiopathic osteonecrosis. Clin Orthop 277: 22-30, 1992.
9) Atsumi T, et al: Superselective angiography in osteonecrosis of the femoral head. In Urbaniak JR, et al (Eds.): OSTEONECROSIS. American Academy of Orthopaedic Surgeons, pp247-251, 1998.
10) Sugano N, et al: The 2001 revised criteria for diagnosis, classification, and staging of idiopathic osteonecrosis of the femoral head. J Orthop Sci 7: 801-805, 2002.
11) 村木 稔, 他：特発性大腿骨頭壊死症の各病期, 病型における血行の変化. 別冊整形外科 35: 37-42, 1999.
12) Atsumi T, et al: Vascular Changes of Idiopathic Necrosis of the Femoral Head. In Arlet J, et al (Eds.): Bone Circulation and Bone necrosis. Splinger-Verlag, pp311-315, 1990.
13) Atsumi T, et al: Revascularization in nontraumatic osteonecrosis of the femoral head. Clinal Orthop 324: 168-173, 1996.
14) 柁原俊久, 他：特発性大腿骨頭壊死の大きな壊死と小さな壊死. Hip Joint 34: 1-5, 2008.
15) Atsumi T, et al: A Microangiographic Study of ldiopathic ostconecrosis of the Femoral Head. Clin Orthop 246: 186-194, 1989.

4 PETからみた大腿骨頭の血行動態

Ⅳ 病　態

はじめに

　特発性大腿骨頭壊死症（ION）は阻血により骨および骨髄組織が壊死して発生する疾患であるとされているが，その病因，病態についてはいまだ不明な点が多い．大腿骨頭壊死症の病態解明のために大腿骨頭の血行動態を把握することは重要なことである．骨組織の循環動態を評価する際のパラメーターである血流量と，血液量を示す血管床容積の測定方法として陽電子（positoron）を用いた核医学診断法であるPET（positoron emission tomography）がある．

1 骨組織の循環動態測定

　骨組織の循環動態測定法として，従来から水素クリアランス法，microsphere法などが用いられてきた[1,2]．水素クリアランス法は人体に無害な水素ガスを使用し，同一部位での反復測定が可能である．しかしながら，電極の挿入が必要なことや測定範囲が電極周囲に限られるという問題点がある．一方，microsphere法は測定操作による組織への侵襲はなく生理的状態での循環動態の測定が行える．問題点としては反復測定が困難である．また，いずれの方法も血管床容積の測定が行えない点がある．これに対して，PETを用いることにより比較的低侵襲に骨内における血流量のみならず血液量を示す血管床容積の測定が可能になる[3,4]．任意の部位に関心領域（region of interest：ROI）を設定することにより，全身の骨組織における循環動態の測定が可能である．

2 PETの原理

　PETは陽電子（positoron）放出核種で標識した薬剤を被験者に投与し，体内局所の放射能を測定して，放射能の体内分布をpositoron CT装置によって横断断層像に描出する検査法である．核種から放出された陽電子は直ちに生体内の陽電子と結合して消滅し，511 keVの電磁波2本を180°反対方向に放出する．この電磁波を，対向して配置させた検出器が同時に検出することによって，核種の位置情報を得て生体内の濃度分布を画像化する．PETは従来の骨シンチグラムやSPECT（single photon emission computed tomography）と比較して分解能および定量性に優れている．一方で，CT や MRI と比較すると，画像解像度が低いため，解剖学的位置を確認するためには CT 画像と重ね合わせる必要がある．PET で使用されている核種は ^{11}C，^{15}O，^{13}N，^{18}F などがあり，酸素，水，ブドウ糖，アミノ酸などの生理的な物質に核種で標識して検査を行っている．いずれの核種も半減期が短く，人体への影響は非常に少ない．骨内循環の測定に使用している ^{15}O は，生体のどの部分にも生体構成元素として分布が可能であり，半減期が 2 分と非常に短く被曝量は極めて少ない

3　PET による血流量・血液量測定

PET 画像に同時に撮像した CT 像を重ね合わせることで大腿骨頭の位置情報を得ることができる（図 1）．そこに関心領域（ROI）を設定し計測することで血流量および血液量（血管床容積）を定量化することができるようになる．

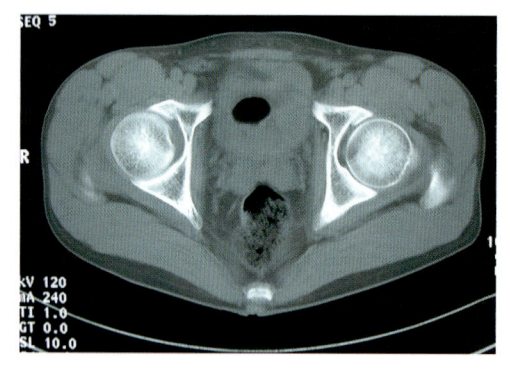

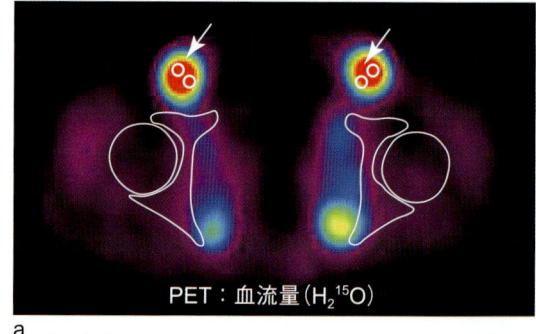

■図 1　股関節の PET 画像
PET 画像に CT 像を重ねることで位置情報が確定できる．
a. $H_2^{15}O$ を用いた血流画像．矢印は大腿動・静脈を示す．
b. $C^{15}O$ を用いた血液量（血管床容積）画像

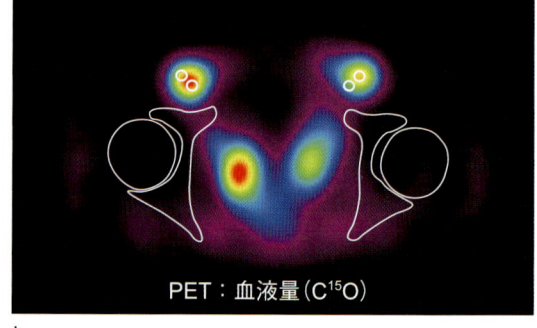

1）血流量測定

$H_2^{15}O$ を静脈内投与し，dynamic study 法を用いて血流量を測定する．単一コンパートメントモデルを採用して動脈血中のトレーサー濃度の時間放射能曲線（time activity curve：TAC）を動脈血の放射能値で補正したものを Ca（入力関数），骨組織のトレーサー濃度を Ct，骨組織の血流量を F，骨組織に対するトレーサーの組織血液分配係を ρ とするとトレーサーの濃度は図 2 のように示される．これらの関係は，Fick の原理

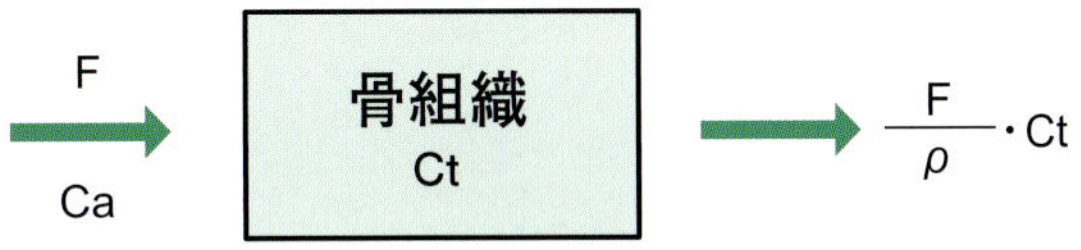

$$\frac{dCT}{dt} = Fca - \frac{F}{\rho} \cdot Ct \quad \cdots \cdots (1)$$

$$\therefore Ct = F \int_0^t Ca \cdot e^{-F/\rho(t-x)} dx$$

$$= Fca(t) * e^{-F/\rho \cdot t} \quad \cdots \cdots (2)$$

Ca：動脈血中 $H_2^{15}O$ の放射能濃度
Ct：組織中 $H_2^{15}O$ の放射能濃度
F：血流量
ρ：分配係数

■図2　$H_2^{15}O$ dynamic study 法の単一コンパートメントモデル

から式（1）のように表わされる．ここから血液量 F を算出することができる．

2）血液量測定

血液量は $C^{15}O$ を使用し赤血球を $C^{15}O$-Hb で標識して，平衡状態に達した状態で測定する steady state 法を用いて測定することができる．

血液量（V）は PET により計測した大腿骨頭内の放射能活性値を Ct，動脈血の放射能活性値を Ca として次式で算出できる．

血液量（V）＝Ct/Ca（ml/100ml）

4　大腿骨頭内の血行動態

正常股関節において，大腿骨頭内の血流量，血管床容積（血液量）は個人差が大きく，左右差もある症例が存在する．また，大腿骨近位部は腸骨や腰椎と比較すると血流量，血管床容積ともに有意に低値を示し，さらに大腿骨近位部の中でも大腿骨頭は大腿骨頚部，転子部と比較しても低値であることが示されている（図3）[5]．

加齢に伴い大腿骨頭の血流量は減少するのに対し，血管床容積は加齢とともに増加することも明らかになっている（図4）．また，腎移植症例では移植後すなわちステロイド投与後に，術前と比較して大腿骨頭の血管床容積は減少するとされている[6]．

5　特発性大腿骨頭壊死症と大腿骨頭血行動態

PET により大腿骨頭の血行動態の特徴が明らかにされた．大腿骨頭は他の部位の骨組織と比較して，血流量および血管床容積も低値であり，もともと低血行状態であることが示されている．このため，ステロイド投与などによって，他の部位では問題にならないようなわずかな血行動態の変化であっても大腿骨頭においては壊死発生につながる阻血状態を生じさせる可能性がある．

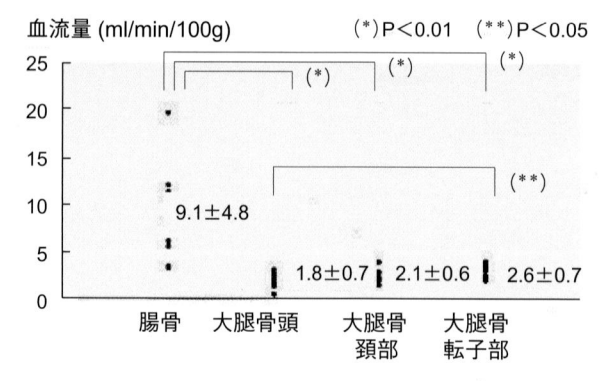

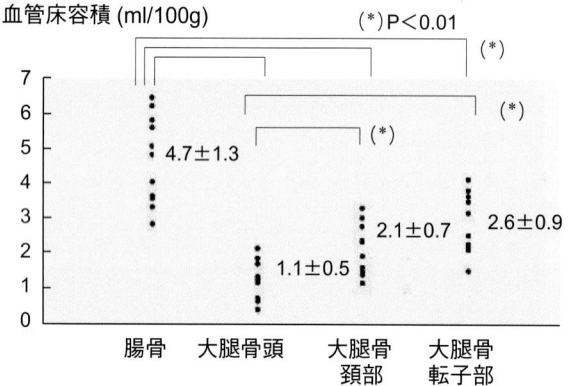

■図3 大腿骨近位部と腸骨における血流量と血液量の比較

大腿骨近位部の血流量，血管床容積はともに腸骨と比較して低く，近位部の中でも大腿骨頭の血流量，血管床容積は頚部や転子部と比較して低値を示している．

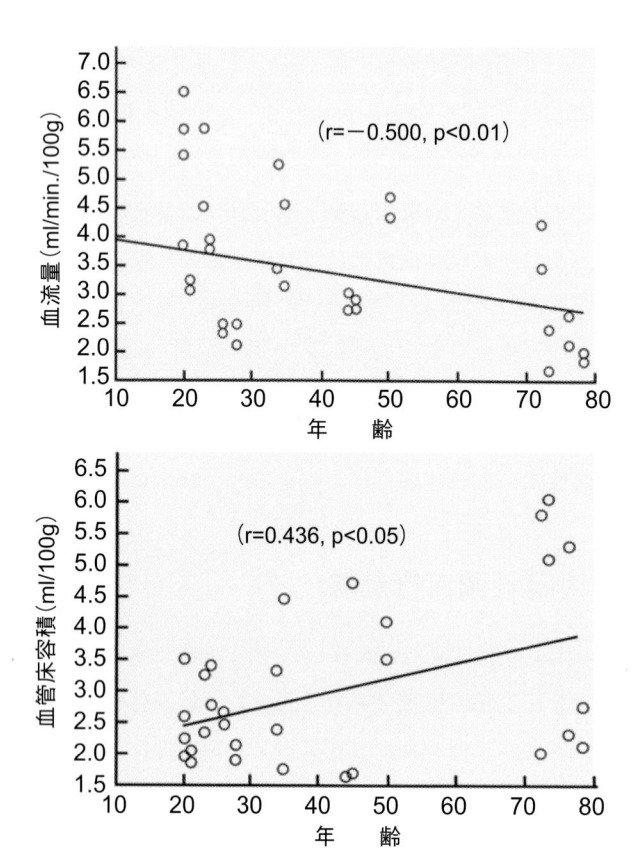

■図4 大腿骨頭の血流量および血液量と加齢の関係

血流量と加齢の間には負の相関があり，血管床容積と加齢の間には正の相関を認める．

また，大腿骨頭内の血行動態には個人差や左右差，加齢による血流量，血管床容積の変化が存在する．これらのことは ION 発生の個人差に関与している可能性がある．

[文　献]
1) Whiteside LA, et al: Measurement of regional bone and bone marrow blood flow in the rabbit using the hydrogen washout technique. Clin Orthop Relat Res 122: 340-346, 1977.
2) Morris MA, et al: Use of tracer microsphere to measure bone blood flow in conscious dog. Calcif Tissue Int 32: 69-76, 1980.
3) Mariat PH, et al: Assessment of bone marrow blood fow using positron emission tomography. BrJ Haematol 66: 307-310, 1987.
4) Hirata T, et al: Reliability of one-point blood sampling method for calculating input function in Na18F PET. Nucl Med Commun 26: 519-525, 2005.
5) Nakamura F, et al: Evaluation of the hemodynamics of the femoral head compared with the ilium, femoral neck and femoral intertrochanteric region in healthy adults: measurement with positron emission tomography (PET). Ann Nucl Med 19: 549-555, 2005.
6) Kubo T, et al: Blood flow and blood volume in the femoral heads of healthy adults according to age: measurement with positron emission tomography (PET). Ann Nucl Med 15: 231-235, 2001.

IV 病態

5 ステロイド性大腿骨頭壊死症の臨床像

はじめに

　MRIを特発性大腿骨頭壊死症（ION）の早期診断に用いたことにより，特にステロイド性大腿骨頭壊死症の臨床像が明確となってきた．ステロイド性大腿骨頭壊死症の臨床像を理解することは病態解明や治療法・予防法開発のために非常に重要である．ステロイド性大腿骨頭壊死症の診断や治療における臨床上の問題として，①ステロイド性大腿骨頭壊死症はいつどのような形で出現するのか？　②壊死領域の経時的な変化は？　③再発の有無は？　④症状はいつ発現するのか？といった点があげられる．

　これらの点について腎移植症例を対象としたステロイド性大腿骨頭壊死症のprospective studyをもとに概説する．

1　壊死はいつ発生するのか？

　腎移植にIONが合併することはよく知られている．腎移植後に発生するIONは，移植手術を起点としてステロイド大量投与を開始され，その経過を発生初期から綿密に追うことができるため，臨床的にステロイド性大腿骨頭壊死症の病態を探るよい対象である．著者ら[1]は，京都府立医大移植外科において腎移植を施行され，informed consentを得られた症例に対して，1988年から，移植前を含め，MRIを定期的に実施するprospective studyを行ってきた．

　ステロイド性大腿骨頭壊死症の初期異常像はT1強調画像における帯状の低信号域（band像）として捉えられる．T2強調画像においても，帯状の高信号像が初期の異常像として認められる（図1）．移植後16週以内に撮像ができなかった例を除くと，発生例ではすべて移植後16週以内にband像が検出され，最短のものは6週であった（図2）．この時点では，すべての症例で疼痛などの臨床症状は認められなかった．

　MRIでband像を全例確認できたのは16週以内であったが，そのうち約半数の症例では6〜9週でband像が確認されていた．壊死発生からband像がMRIで検出できるようになるまでの期間は4週間と報告されている[2,3]．このことから，腎移植症例ではステロイド全身投与からかなり早期にIONが発生していることになる．

5 ステロイド性大腿骨頭壊死症の臨床像

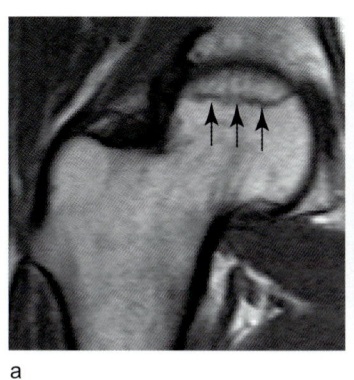

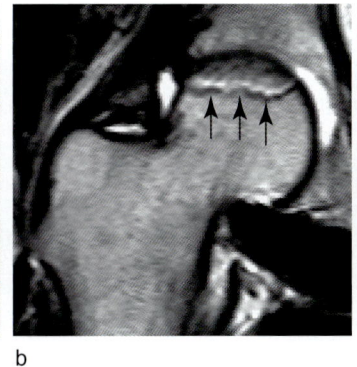

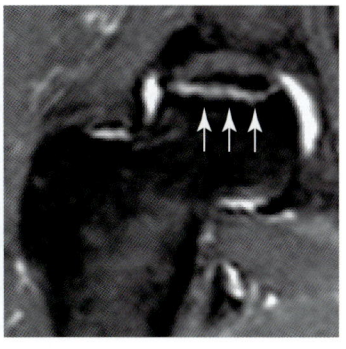

■図1 腎移植後8週間で発生が確認できたステロイド性大腿骨頭壊死症
a. T1強調MR画像. 帯状低信号域(band像, 矢印)が認められる.
b. T2強調MR画像. T1強調画像で帯状低信号域の部分には帯状の高信号域(band像, 矢印)が認められる.
c. short TI inversion recovery(STIR)画像. 帯状の高信号域(矢印)が認められる.

■図2 腎移植後大腿骨頭壊死症の経時的MRI所見

●:band像あり ○:band像なし (上段:右側 下段:左側)

移植後16週以内に撮像ができなかった例を除くと,骨頭壊死発生例ではすべて移植後16週以内にband像が認められる.

2 壊死領域の経時的な変化は？

　腎移植症例における MRI による経時的観察から，いったん出現した band 像は末梢側へ拡大はしないことを確認している．腎移植では，移植後ステロイドの投与量の変化はあっても，ステロイド投与は継続されている．すなわち，ステロイドの投与下にあっても，壊死領域は経過とともに広がらないことが明らかになっている．一方で壊死領域が小さいか，荷重部から離れているときには壊死領域は経時的に縮小傾向がみられる場合もあり，修復反応が末梢側から中枢側へと進んでいることを示している（図3）．大腿骨頭回転骨切り術を行い，壊死領域を荷重部から非荷重部へと移動させた場合にも，術後に壊死領域の修復がみられることが報告されている[4]．

　つまり，ステロイド投与を継続してもいったん発生した壊死の領域が拡大することはなく，壊死領域が荷重部にない場合は次第に修復される可能性があると考えられる．

3 壊死の再発の有無は？

　腎移植症例に対する MRI での prospective study では壊死の再発を示す所見は認められなかった．ION の再発率に関しては，606 例の摘出骨頭の組織学的検索で，0.3％

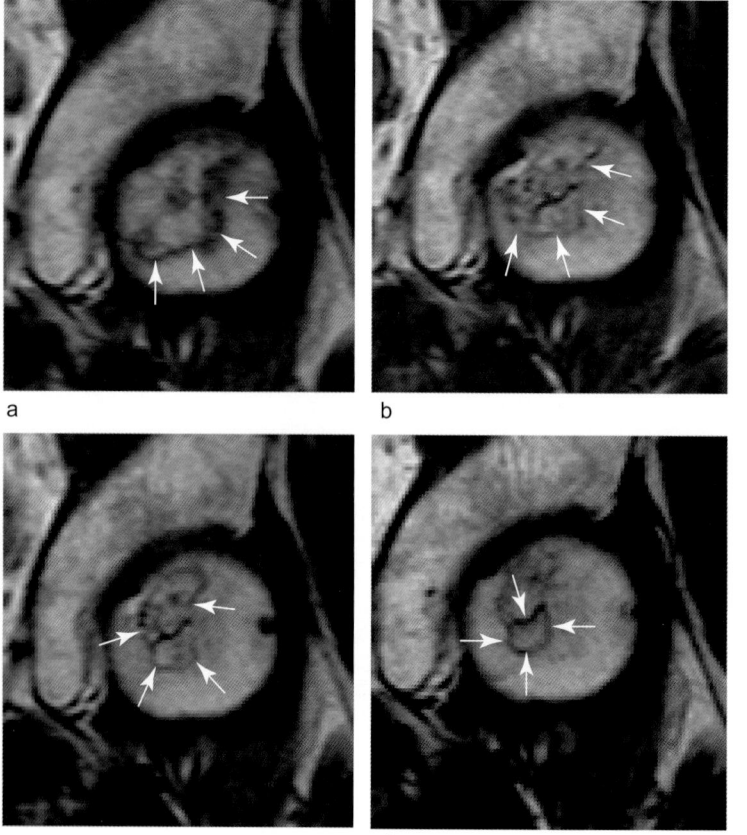

■図3　壊死領域（矢印）の縮小例

band 像で囲まれる壊死領域が経時的に縮小している．
a. 腎移植4ヵ月後
b. 腎移植9ヵ月後
c. 腎移植1年後
d. 腎移植2年後

との報告がなされている[3]．壊死領域が拡大しない，あるいは再発率がきわめて低いという事実は，骨頭温存手術を適応しても，壊死の拡大や再発による再圧潰の危険性が低いことを示している．また，これらの事実は，移植腎の維持に必要なステロイド投与の減量や中止を壊死領域拡大防止のために行う必要がないことを示唆している．同様のことはSLEのprospective studyでも明らかにされており[4]，ステロイド性大腿骨頭壊死症において，壊死発生後も原疾患の治療に必要なステロイドは継続してよいといえる．これらのことは臨床的にきわめて重要な事実である．

4 いつ発症するのか？

　MR画像上，ステロイド投与後きわめて早期に壊死の発生していることが判明しているが，発生を確認できた時点では症状はない．疼痛が出現するのはX線学的に大腿骨頭の圧潰が認められたときである（発症）．大腿骨頭の圧潰は病型分類がType C1やType C2のように壊死領域が大きいときに出現する確率が高い．前駆症状といえる特徴的な症状はない．発症の時期は，腎移植ではステロイド投与後6ヵ月から2年の間である．ステロイド性大腿骨頭壊死症の発生と発症には時間的に開きがある．これに関して，SLEに伴うステロイド性大腿骨頭壊死症も数年以上の間隔のあることが明らかになっている[4]．ステロイド性大腿骨頭壊死症の発生と発症を明確に区別し，それらには長期の間隔があることを十分に認識すべきである．また，Type Aのように壊死域が小さい場合は圧潰（発症）しないまま長期間経過する場合もある．この場合，臨床的な症状はなく，経時的に壊死領域の縮小傾向がみられる場合もある．圧潰を生じていない場合は注意深い経過観察を行い，過剰な手術適応は厳に慎むべきである．

[文　献]

1) Kubo T, et al: Initial MRI findings of non-traumatic osteonecrosis of the femoral head in renal allograft recipients. Magn Reson Imaging 15: 1017-1023, 1997.
2) Atsumi T, et al: Respherical contour with medial collapsed femoral head necrosis after high-degree posterior rotational osteotomy in young patients with extensive necrosis. Orthop Clin North Am 40: 267-274, 2009.
3) Yamamoto T, et al: The prevalence and clinicopathological appearance of extension of osteonecrosis in the femoral head. J Bone Joint Surg Br 81: 328-332, 1999.
4) Sugano N, et al: Prognostication of osteonecrosis of the femoral head in patients with systemic lupus erythematosus by magnetic resonance imaging. Clin Orthop Relat Res 305: 190-199, 1994.

6 ステロイド性大腿骨頭壊死症の壊死領域の変動

IV 病態

はじめに

特発性大腿骨頭壊死症（ION）がその自然経過で壊死領域が拡大あるいは縮小するのか，また片側罹患例で非罹患側に ION が発生するのかどうかは，ION の自然経過を予測し，治療方針を立てる上で大変重要なポイントである．また，ステロイド性大腿骨頭壊死症においてステロイド治療が壊死領域の変動に影響を与えるかは，骨壊死発生後のステロイド治療が臨床上重要である．本稿ではステロイド性大腿骨頭壊死症の壊死領域の変動とステロイド治療との関連について解説する．

1 壊死領域の縮小

ION の MRI 上でのバンド像に囲まれた領域の大きさの変化については，縮小例の報告が腎移植患者，血液腫瘍患者，ステロイド大量投与等の ION 発生ハイリスク患者に対する MRI を用いた前向き研究でいくつか報告がされている[1-7]．報告例では 43〜67％と発生率にはばらつきがありその頻度は不明である．MRI で ION の壊死領域を経時的に比較する場合，撮像画像間でのスライス面のずれが誤差要因となりうるが，3D-MRI 画像同士を 3 次元的に重ね合わせる手法（volume registration 法）を用いて同一スライス面を再構築することが可能である．著者らはこの手法を用い 25 例 31 関節を対象に平均 3.6 年（1〜5.6 年）の間隔で MRI の経時評価を行った．MRI 上の band 像に囲まれた領域の縮小を厚生労働省 ION 調査研究班分類 Stage 1（単純 X 線上異常を認めない病期）のステロイド性大腿骨頭壊死症の 3 関節で認めた（図1）．すべてステロイド投与後 1 年以内の症例で，大きさや部位では特徴は認めなかった．比較的早期に壊死領域の縮小が認められる点は MRI による前向き研究で壊死領域の縮小例の報告が多い点と合致する．また同様な評価をステロイド関連膝骨壊死 17 例 30 関節で平均経過観察期間 2.8 年（1〜5.4 年）行ったが，ステロイド投与後 3 年以内の 7 例 14 関節で壊死領域の縮小を認めた[8]．いずれもステロイド治療の継続の有無と壊死領域の縮小とに関連は認めなかった．一方で，長期経過した場合に壊死領域が縮小するかどうかであるが，10 年以上保存的に経過観察できた 25 例 33 関節を対象に調査した[9]．長期間 Stage 1 のままで経過した場合，縮小例は認められず，Stage 3A（3 mm 未満の骨頭圧潰を呈する病期）のまま長期に経過した症例で単純 X 線上骨硬化像が壊

6 ステロイド性大腿骨頭壊死症の壊死領域の変動　107

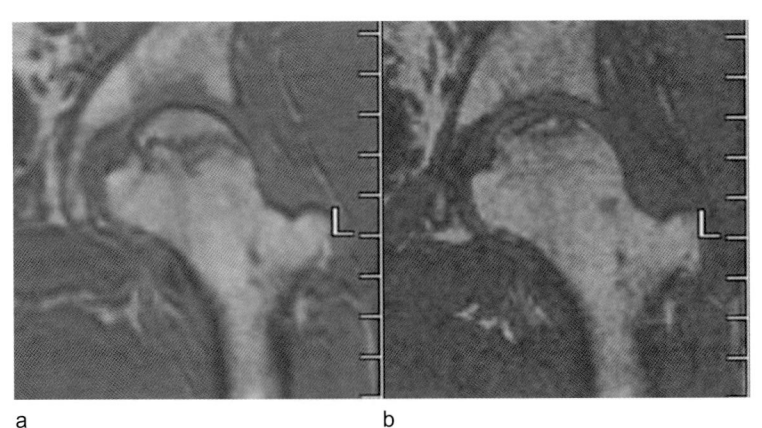

■図1　壊死領域の経時的変動
a. ステロイド投与後4ヵ月．T1強調MR画像で，band像（Type C2）が認められる．
b. 4年後．volume registration法を用いて再現した同一冠状断面でband像に囲まれた領域の縮小を認める．

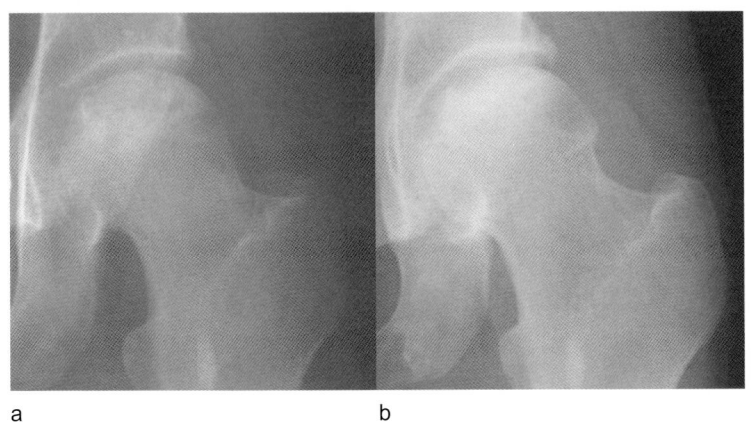

■図2　アルコール性大腿骨頭壊死症
a. 初診時のX線股関節正面像．関節面の微小な圧潰と帯状硬化像を認める（Stage 3A，Type C1）．
b. 10年後のX線股関節正面像．壊死領域は硬化像に置換されている．

死中枢へ拡大する形での壊死領域の縮小が認められ（図2），脂肪抑制画像で壊死領域内が高輝度化する変化を認めた．発生初期のStage 1での縮小時期を過ぎたものは，骨頭圧潰などの機械的刺激がなければ，修復反応は静止したまま経過し，骨頭圧潰が軽度で停止したものは骨硬化を中心とした修復反応が促進されると考えられた．

2　壊死領域の拡大

　多くの患者は免疫疾患やステロイドなどのリスクへの曝露が持続するため，それに伴い再発や壊死領域の拡大があるのかどうかは病態を理解するうえで大変重要である．壊死の再発については病理組織学的検討やMRIの調査から0.3～1%前後の低い発生率が報告されている[10,11]．また，MRIの経時評価で壊死領域の拡大を確認した報告はない．ステロイドの大量投与を行う腎移植患者，血液腫瘍患者を対象としたMRIによる前向き研究でも再発や壊死領域拡大の報告はない．前述した大腿骨頭や膝壊死を対象としたvolume registration法を用いたMRI経時評価でも壊死領域の拡大を示した症例は認めなかった．いずれにせよ再発や壊死領域の拡大を防止する意味で，原疾患の治療に必要なステロイド治療を中止する意義はないと考えられる．

3 片側罹患例の非罹患側の壊死領域の発生

　片側罹患例において，免疫疾患やステロイドなどのリスクへの曝露の持続に伴い非罹患側に骨壊死が発生するかどうかも臨床上重要である．片側罹患のステロイド性大腿骨頭壊死症患者の非罹患側を対象とした MRI 追跡研究で発生が 2% と低頻度であることが報告されている[12]．この点においても，原疾患の治療に必要なステロイド治療を中止する意義は少ないと考えられる．

[文　献]
1) Kopecky KK, et al: Apparent avascular necrosis of the hip: appearance and spontaneous resolution of MR findings in renal allograft recipients. Radiology 179: 523-527, 1991.
2) Kubo T, et al: Initial MRI findings of non-traumatic osteonecrosis of the femoral head in renal allograft recipients. Magn Reson Imaging 15: 1017-1023, 1997.
3) Sakamoto M, et al: Osteonecrosis of the femoral head: a prospective study with MRI. J Bone Joint Surg Br. 79: 213-219, 1997.
4) Ojala AE, et al: Osteonecrosis during the treatment of childhood acute lymphoblastic leukemia: a prospective MRI study. Med Pediatr Oncol 32: 11-17, 1999.
5) Iida S, et al: Correlation between bone marrow edema and collapse of the femoral head in steroid-induced osteonecrosis. AJR Am J Roentgenol 174: 735-743, 2000.
6) Cheng EY, et al: Spontaneous resolution of osteonecrosis of the femoral head. J Bone Joint Surg Am 86: 2594-2599, 2004.
7) Takao M, et al: Longitudinal quantitative evaluation of lesion size change in femoral head osteonecrosis using three-dimensional magnetic resonance imaging and image registration. J Orthop Res 24: 1231-1239, 2006.
8) Takao M, et al: Spontaneous regression of steroid-related osteonecrosis of the knee. Clin Orthop Relat Res 452: 210-215, 2006.
9) Takao M, et al: Repair in osteonecrosis of the femoral head: MR imaging features at long-term follow-up. Clin Rheumatol: 2010 (in press).
10) Yamamoto T, et al: The prevalence and clinicopathological appearance of extension of osteonecrosis in the femoral head. J Bone Joint Surg Br 81: 328-332, 1999.
11) Kim YM, et al: Can osteonecrosis of the femoral head be recurrent? Clin Orthop Relat Res 406: 123-128, 2003.
12) Sugano N, et al: Contralateral hip in patients with unilateral nontraumatic osteonecrosis of the femoral head. Clin Orthop Relat Res 334: 85-90, 1997.

IV 病　態

7　多発性骨壊死の病態

はじめに

　多発性骨壊死とは，股関節だけでなく膝関節や肩関節，足関節，肘関節，手根骨，足根骨など種々の部位に骨壊死が発生する病態である．経時的に発生部位が増加したり拡大していくのではなく，同時・多発性に発生すると考えられている．股関節には生じず，膝関節や肩関節などに骨壊死が発生する症例も稀に存在する．ステロイド性やアルコール性の骨壊死例で見られることが多く，特にSLEを基礎疾患とするステロイド性の骨壊死では，多発性骨壊死の発生頻度が高い．多発性骨壊死症例では，股関節に対する手術治療後に，膝関節や足関節の症状が顕著となり歩行状態の改善がえられない場合や，肩関節や肘関節の症状で松葉杖や杖使用が困難で歩行訓練が進められない場合があり，多発性骨壊死の発生の有無を調査し症例の状態を把握しておくことは重要と考えられる．

1　多発性骨壊死の定義

　2ヵ所以上の異なる解剖学的部位に骨壊死を認める場合を multiple osteonecrosis と定義する場合[1]と，3ヵ所以上の異なる解剖学的部位に骨壊死を認める場合を multifocal osteonecrosis と定義する場合[2,3]がある．異なる解剖学的部位とは異なる関節を意味し，左右の別はこれにあてはまらず同一の解剖学的部位とする．

2　症状を発現した多発性骨壊死の頻度

　特発性大腿骨頭壊死症（ION）と診断された 375 症例を対象とした multiple osteonecrosis の発症例の調査[1]では，multiple osteonecrosis を 87 例 23% に認めた．膝関節 81 例，肩関節 21 例，足関節 6 例，手根骨 2 例の順に多く認められた．また，multifocal osteonecrosis の発症例に関する調査では，単一施設で 1056 例中 32 例（3%）に[2]，multicenter study では 101 例に multifocal osteonecrosis 例が認められ[3]，部位については膝関節，肩関節，足関節の順に多かった．
　ただし，これらの調査は症状を有する症例，すなわち発症例を主に対象として，単純X線検査，骨シンチグラム，MRIにて診断した調査であり，Stage 1 で単純X線で

IV 病　態

は検出しえない多発性骨壊死の発生例をも反映した結果ではない．

3　MRI による多発性骨壊死の頻度と特徴

1）ステロイド性大腿骨頭壊死症に対する調査

　ステロイド性大腿骨頭壊死症 250 例を対象とした，多発性骨壊死に対する MRI スクリーニング調査では[4]，膝関節で約 50％，肩関節で 24％に骨壊死発生が認められ，圧潰率は膝関節で 14％，肩関節で 7％であった．

2）ステロイド性，アルコール性，狭義の特発性の大腿骨頭壊死症に対する調査

　ステロイド性，アルコール性および狭義の特発性の大腿骨頭壊死症 200 症例を対象に，症状の有無にかかわらず，股関節，膝関節，肩関節および足関節の MRI スクリーニング調査を施行した[5]．対象は女性 104 例，男性 96 例で，診断時年齢は平均 40 歳（14～79 歳）であった．関連因子の内訳はステロイド性 151 例，アルコール性 36 例，狭義の特発性が 13 例であった．方法について，全例の股関節，膝関節，肩関節および足関節に T1 強調画像または SPGR（spoiled gradient recalled acquition）法で撮像した．冠状断像および矢状断像にて low signal intensity band を呈する場合あるいは low signal intensity line にて囲まれる領域が認められる場合を骨壊死と判定した（図 1）．

　multiple osteonecrosis の発生を 200 例中 107 例（54％）に認めた．発生部位については股関節 200 例（100％），膝関節 96 例（48％），肩関節 27 例（14％），足関節 15 例（8％）の順に多かった（図 1）．関連因子はステロイド性 151 例中 92 例（61％），アルコール性 36 例中 15 例（42％）で，狭義の特発性 13 例では認めなかった（表 1）．

　股関節，膝関節，肩関節，足関節の 4 部位すべてに骨壊死発生を認めたのはステロイド性 6 例，アルコール性 1 例であった（表 2）．最も多い組み合わせは股関節＋膝関節でステロイド性 63 例，アルコール性 11 例で認めた．次いで股関節＋膝関節＋肩関節 12 例，股関節＋肩関節 9 例，股関節＋膝関節＋足関節 4 例，股関節＋肩関節＋足関節 1 例となっていた．

　両側性の割合について，股関節ではステロイド性 126 例（83％），アルコール性 25 例（69％），狭義の特発性 6 例（46％）であった（表 1）．狭義の特発性では多発性骨壊死を認めず，大腿骨頭壊死症についても片側例が多く，ステロイド性やアルコール性と比較して大腿骨頭の局所的な病態が示された．

　multiple osteonecrosis 107 例と非 multiple osteonecrosis 93 例との比較では（表 3），大腿骨頭壊死症の診断時年齢が各々 36.7±12.7 歳，44.8±13.8 歳（p＜0.0001）と multiple osteonecrosis 例で有意に年齢が低かった．性別については有意差を認めなかった．関連因子について，multiple osteonecrosis 例はステロイド性 92 例，アルコール性 15 例，非 multiple osteonecrosis 例はステロイド性 59 例，アルコール性 19 例，狭義の特発性 13 例と，分布に有意差を認めた（p＜0.0001）．

　圧潰の頻度について，股関節 130 例（65％），膝関節 26 例（27％），肩関節 6 例

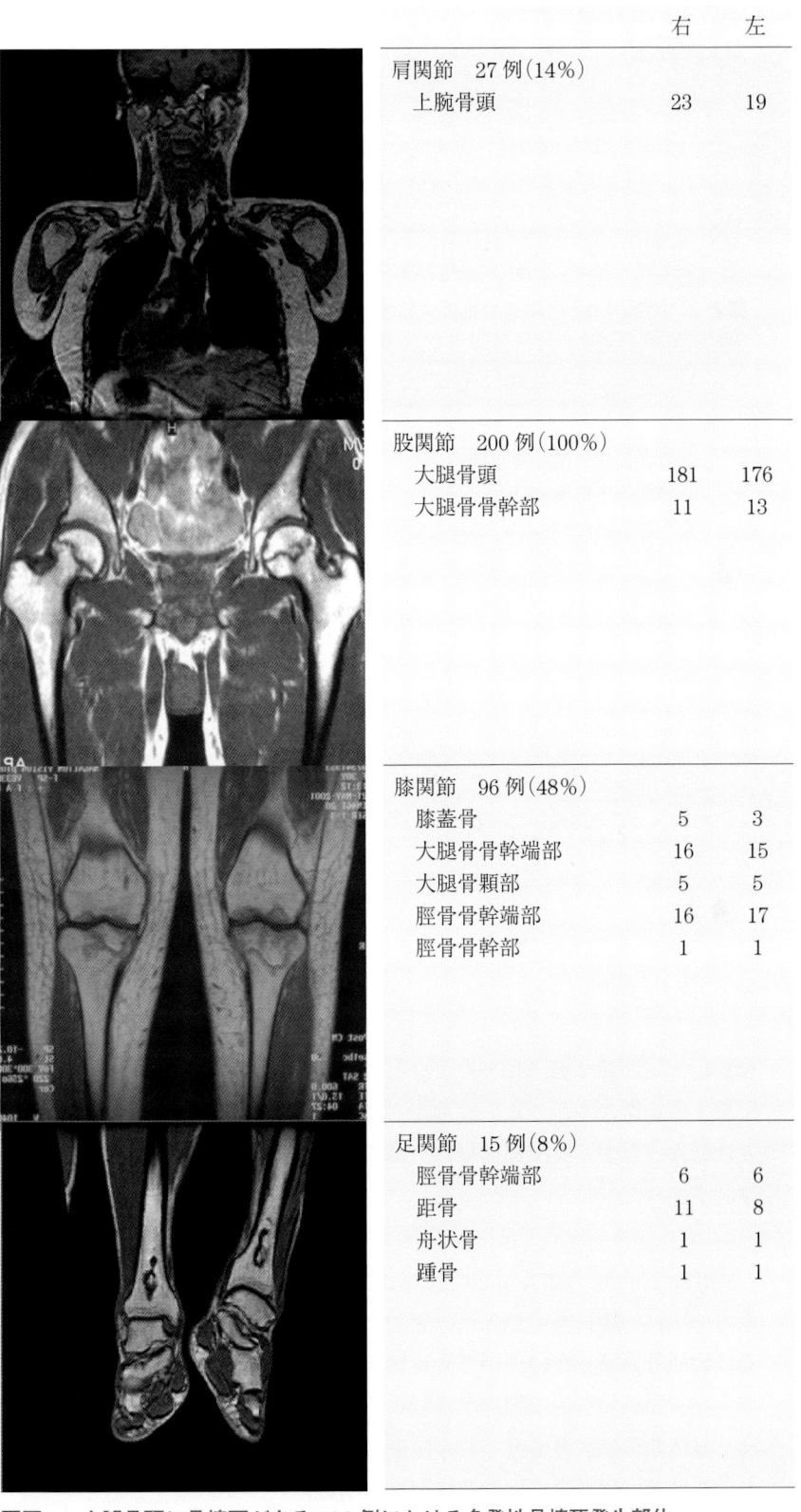

	右	左
肩関節　27例（14%）		
上腕骨頭	23	19
股関節　200例（100%）		
大腿骨頭	181	176
大腿骨骨幹部	11	13
膝関節　96例（48%）		
膝蓋骨	5	3
大腿骨骨幹端部	16	15
大腿骨顆部	5	5
脛骨骨幹端部	16	17
脛骨骨幹部	1	1
足関節　15例（8%）		
脛骨骨幹端部	6	6
距骨	11	8
舟状骨	1	1
踵骨	1	1

■図1　大腿骨頭に骨壊死がある200例における多発性骨壊死発生部位

■表1 関連因子と骨壊死発生部位

	股関節		膝関節		肩関節		足関節	
	症例数	両側性	症例数	両側性	症例数	両側性	症例数	両側性
ステロイド性	151	126(83%)	83	61(73%)	23	12(52%)	14	9(64%)
アルコール性	36	25(69%)	13	7(54%)	4	3(75%)	1	1(100%)
狭義の特発性	13	6(46%)	0	−	0	−	0	−

■表2 関連因子と骨壊死発生部位の組み合わせ

	ステロイド性 (92例)	アルコール性 (15例)	総計 (107例)
股関節			
＋膝関節＋肩関節＋足関節	6	1	7
＋膝関節＋肩関節	12	0	12
＋膝関節＋足関節	4	0	4
＋肩関節＋足関節	1	0	1
＋膝関節	63	11	74
＋肩関節	6	3	9

■表3 multiple osteonecrosis 例と非 multiple osteonecrosis 例の比較

	multiple osteonecrosis (107例)	非 multiple osteonecrosis (93例)	p value
大腿骨頭壊死症診断時年齢(歳)	36.7±12.7	44.8±13.8	<0.001*
性別(男/女，症例数)	51/56	46/47	n.s.**
関連因子(症例数)			
ステロイド性/アルコール性/狭義の特発性	92/15//0	59/19/13	<0.001**

*Mann-Whitney U-test. ** Chi-square test.

(22%)，足関節2例（13%）となっていた．ステロイド性の症例で壊死領域が大きく圧潰する症例が多かった．股関節と比較して，膝関節，肩関節，足関節では圧潰の頻度は低かったが，股関節同様に，関節面にかかる壊死領域が大きい壊死ほど圧潰する傾向があった[6,7]．

MRI screening による multiple osteonecrosis 発生例の調査では，ステロイド性，アルコール性の順に多く見られ，狭義の特発性では発生していなかった．狭義の特発性では大腿骨頭壊死症についても片側例が多く，ステロイド性やアルコール性と比較して大腿骨頭の局所的な病態が示唆された．発生部位については股関節，膝関節，肩関節，足関節の順に多く見られ，圧潰の頻度は股関節に比較して他の関節では低かったが，膝関節，肩関節では股関節同様，関節面にかかる壊死領域が大きいほど圧潰する傾向があった．

[文 献]
1) 坂井孝司, 他：特発性大腿骨頭壊死症患者における多発性骨壊死. Hip Joint 27: 337-340, 2000.
2) LaPorte DM, et al: Multifocal osteonecrosis. J Rheumatol 25: 1968-1974, 1998.
3) Collaborative osteonecrosis group: Symptomatic multifocal osteonecrosis. A multicenter study. Clin Orthop 369: 312-326, 1999.
4) Shimizu K, et al: Steroid-induced multiple bone necroses: An analysis of 2000 joints in 250 patients. Paper presentation at the Annual Meeting of the American Academy of Orthopaedic Surgeons, Anaheim, California, February, 1999.
5) Sakai T, et al: Multiple Osteonecrosis in Patients with Osteonecrosis of the Femoral Head. MRI screening for Steroid-related, Alcohol-related, and Idiopathic Patients. Paper presentation at the Annual Meeting of the American Academy of Orthopaedic Surgeons, San Francisco, California, March, 2004.
6) Sakai T, et al: MRI evaluation of steroid and alcohol-related osteonecrosis of the femoral condyle. Acta Orthop Scand 69: 598-602, 1998.
7) Sakai T, et al: Extent of osteonecrosis on MRI predicts humeral head collapse. Clin Orthop Relat Res 466: 1074-1080, 2008.

V

実験的研究

V 実験的研究

1 ステロイド性大腿骨頭壊死症の動物モデル作製とその特徴

はじめに

　特発性大腿骨頭壊死症（ION）の病態を解析するうえで，摘出骨頭標本の検索は，そのほとんどは圧潰（collapse）変形を来した進行期および末期症例ではあるが，基本的な研究手法の一つである．これにより，IONは骨・骨髄組織の梗塞性病変であり，壊死組織とそれに対する修復反応，そして健常部の3層からなる層状構造をとることが明らかとなった．しかし，本症の病因・病態解明には，圧潰による二次的な修飾の加わる以前の早期病変の検討が必要不可欠である．加えて，骨壊死の予防法開発を進めるうえでも，骨壊死実験動物モデルの開発は長年にわたる課題であった．

　動物モデルを開発するにあたり，普遍性があり，かつ再現性のよい動物モデルは，病因・病態解明のみならず骨壊死の予防法開発を進めるうえでも必要である．

　ステロイド投与は骨壊死発生の重要な危険因子であることは古くから指摘されており，最近の疫学研究でもその関連が指摘されている[1]．そのため，ステロイド投与による実験系はこれまで多く行われてきており，ステロイド投与家兎における骨細胞内脂肪滴沈着，骨内圧上昇，脂質代謝異常などが報告されている[2-4]．しかしながら，実験的に骨壊死の作製に成功したという報告はこれまでになかった．

　われわれは，1997年にステロイドを単独投与することによる実験的骨壊死動物モデルの作製に成功した[5]．本稿では，ステロイド性大腿骨頭壊死症の動物モデルの作製方法について概説し，本モデルにおける病因・病態を解析する．

1 ステロイド性大腿骨頭壊死症の動物モデル作製の方法

1）動物

　骨端線の閉鎖した成熟雄日本白色家兎（体重3.0 kgから4.5 kg，28週齢以上）を用いた．ステロイドは，methylprednisolone acetate（MPSL：Upjohn）を使用し，20 mg/kgを1回のみ右臀筋内に筋注した．その後4，6，8，10週で，両大腿および上腕骨，肝臓，腎臓，心臓，肺，脾臓を摘出した．

　骨標本は10％中性ホルマリンにて1週間固定した後，蟻酸による脱灰，硫酸ナトリウムによる中和を行った．その後アルコールとキシレン混合溶液による脱脂操作の後，パラフィン包埋を行った．大腿骨，上腕骨を摘出し，全領域を組織学的に検討した．

2) 骨壊死の病理学的定義

骨壊死の病理組織学的定義は，骨髄造血細胞壊死および脂肪細胞壊死を伴う骨梁内骨細胞が空胞化（empty lacunae）または核濃縮を示すもので，周囲に何らかの修復反応を伴うものとした．脂肪細胞壊死（融解壊死様）のみを呈した部分は骨壊死には含めなかった[6]．

2 骨壊死発生の病態

1) 骨壊死発生率およびその病態

骨壊死発生率は，大腿骨，上腕骨ともに約70％であった．発生部位は，大腿骨骨幹端部で50％，骨幹部で60％，上腕骨骨幹端部で50％，骨幹部で15％程度であったが，骨端部での骨壊死発生は大腿骨，上腕骨ともに認めなかった．膝関節周囲には約50％に骨壊死が発生していたのに対し，肘関節周囲には壊死発生を認めなかった．

肉眼的に，骨髄は全体的に黄白色調を呈し脂肪髄化していた．骨壊死部は白色調を呈しており，健常部と肉眼的に識別可能であった（図1）．病理組織学的には，壊死層，修復反応層，そして健常層の3層構造を呈しており，壊死巣では骨梁内骨細胞の核は空胞化あるいは濃縮しており，周囲に骨髄造血細胞壊死，脂肪細胞壊死を伴っていた．4週では，血漿成分の滲出やマクロファージや線維芽細胞などによる細胞性修復が主体であったが，週数が増えるに従い添加骨形成など典型的な骨性修復組織が出現し，これらは約8週で明らかとなった（図2）．ステロイド投与後4週で，骨壊死巣周囲の骨内細動脈内に器質化されつつある血栓形成，および骨内静脈内に脂肪滴沈着を認めた（図3）．

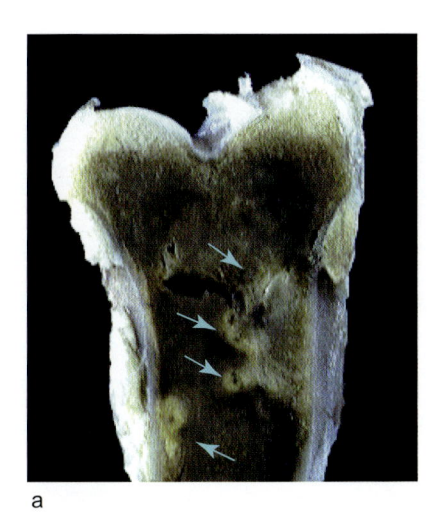

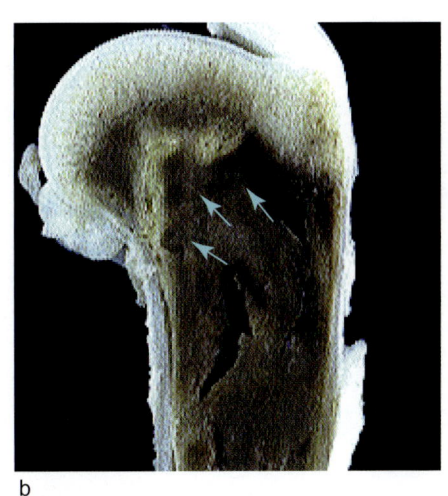

■図1　ステロイド単独投与による骨壊死の肉眼像

a．大腿骨のマクロ像，b．上腕骨のマクロ像．矢印で示した黄白色の部分が骨壊死巣である．骨幹端部に好発するが，骨端部での発生は認めない．

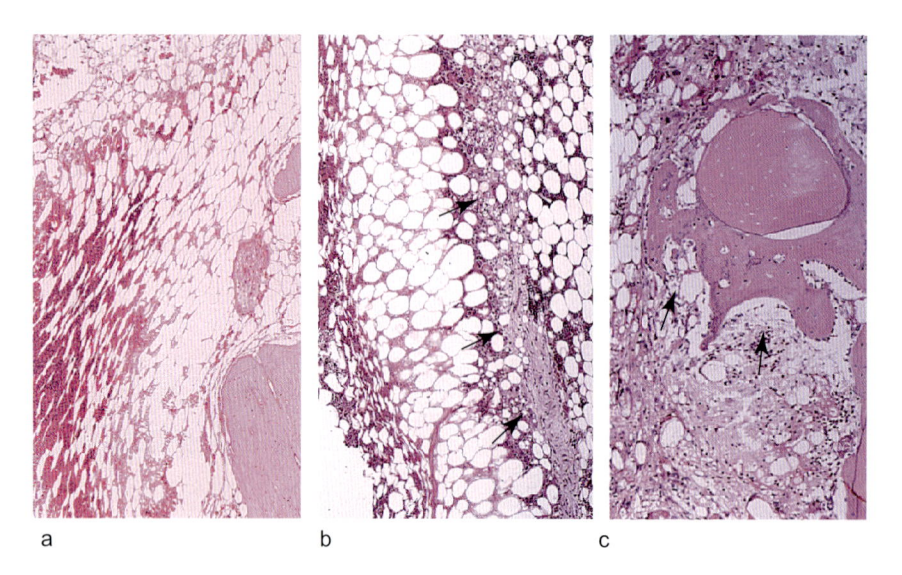

■図2　ステロイド単独投与による骨壊死の組織像（HE 染色×100）
a. 4週では，修復反応は認められない．
b. 6週では，線維化を伴った修復反応（矢印）が出現する．
c. 10週では壊死骨梁に対する添加骨形成が認められる（矢印）．

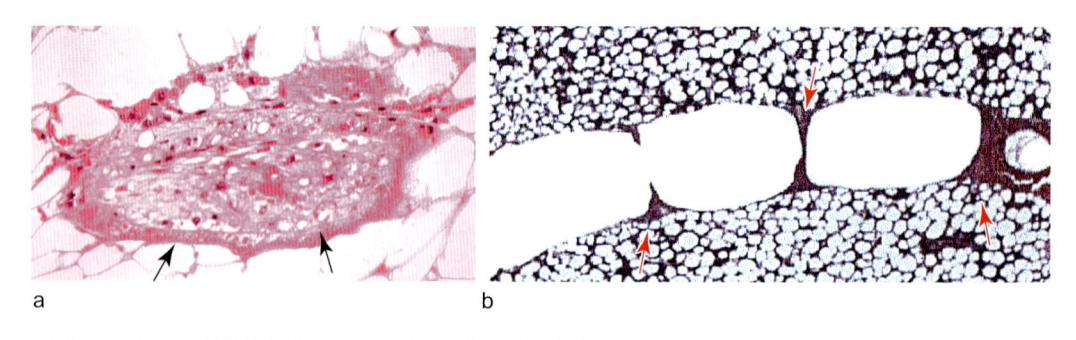

■図3　ステロイド投与骨壊死モデルでみられた血管内病変
a. 動脈内血栓の組織像（HE 染色×200）．骨壊死巣周囲の小動脈内には器質化されつつある血栓形成（矢印）が認められる．
b. 静脈内脂肪滴沈着の組織像（HE 染色×100）．静脈内には周囲に血小板の凝集を伴う脂肪滴の形成（矢印）が認められる．

　　　血液学的には，ステロイド投与後2週で GOT，GPT，コレステロール，中性脂肪は有意に上昇し，血小板は投与後1週で有意に低下していた．8週以降はすべての検査項目はほぼ正常化した（図4-a，b）．
　　　骨以外の臓器では，ステロイド投与後4週で全例に肝細胞の脂肪変性を認め，一部に新鮮肝細胞壊死を伴っていた．これらの脂肪変性は週数の増加に伴い修復された．他臓器には著変を認めなかった．

2）ステロイド投与量との関係
　　　MPSL1，5，10 mg/kg をそれぞれ1回のみ右殿筋内に筋注した群を作製した．ステロイド1 mg 投与群での骨壊死発生率は大腿骨骨幹端部で約30％，その他の5，10 mg

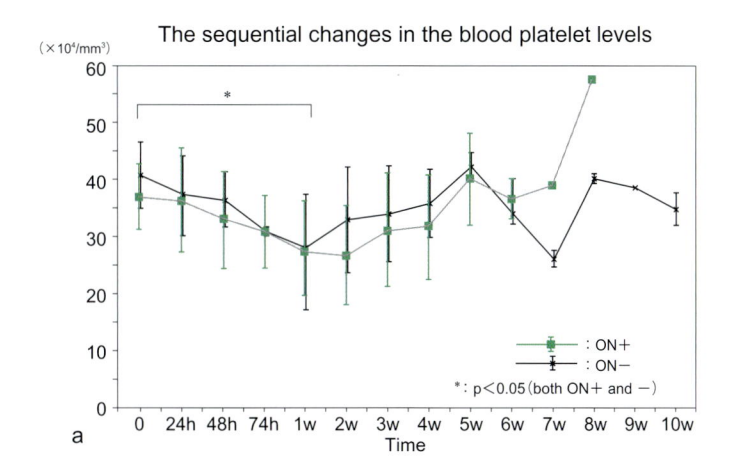

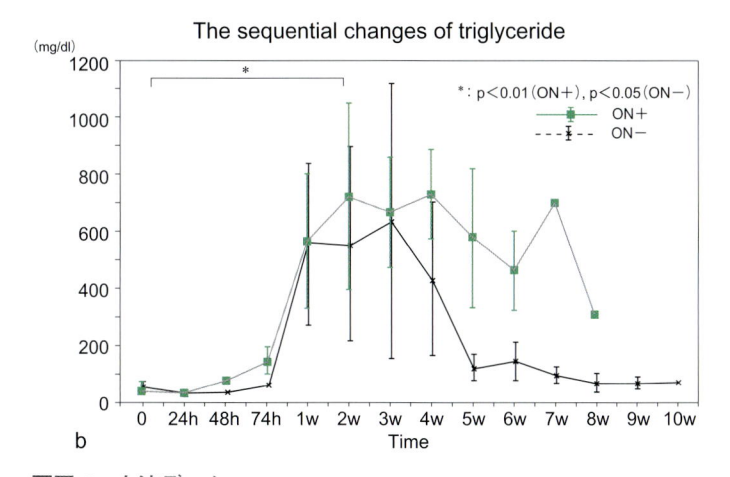

The sequential changes in the blood platelet levels

(グラフ: 縦軸 ×10⁴/mm³, 横軸 Time)
*: p<0.05 (both ON+ and −)
: ON+
: ON−

The sequential changes of triglyceride

(グラフ: 縦軸 mg/dl, 横軸 Time)
*: p<0.01 (ON+), p<0.05 (ON−)
ON+
ON−

■図4　血液データ
a．血小板の経時的変化．
b．中性脂肪の経時的変化．

群はいずれも約50％であった．さらに投与量を40 mg/kgに増やすと，ほぼ全例（95％以上）に骨壊死が発生した[7]．

3）ステロイドの種類による骨壊死発生率

3種類のステロイド，メチルプレドニゾロン（MPSL），プレドニゾロン（PSL），トリアムシノロン（TR）をそれぞれ等力価で1回筋肉内投与し，投与後4週での骨壊死発生率を検討した．その結果，メチルプレドニゾロン投与家兎では，大腿骨近位における骨壊死発生率は65％であり，他の2剤がそれぞれ12％，15％であったのに比べ有意に高かった（表1）（p<0.01）．さらに血中コレステロール，トリグリセリド，遊離脂肪酸はメチルプレドニゾロン群で，投与後1～2週で有意に高値を示した．本結果は，ステロイドの種類により骨壊死発生率が異なることを示している[8]．

■表1　ステロイドの種類における骨壊死発生率の比較

ステロイドの種類	大腿骨数	骨壊死発生率 近位部	骨壊死発生率 遠位部
MPSL	26	17(65%)*	8(31%)
PSL	26	3(12%)	3(12%)
TR	26	4(15%)	2(8%)

MPSL=methylprednisolone acetate; PSL=prednisolone sodium succinate;
TR=triamcinolone acetonide
* $p<0.01$ vs. PSL and TR

3　本モデルに関する考察

　これまで行われてきたステロイド単独投与による実験系では，病理学的に明らかな骨壊死の発生は報告されていない．しかしながら，今回の著者らの実験系では骨壊死の作製に成功した．この従来の報告との違いの理由として以下が考えられる．

　一番目は，検索領域である．本モデルでは骨壊死は骨幹端部を中心とした比較的狭い範囲に発生しているが，骨端部には全く発生していなかった．従来の報告のように，骨端部のみを検索した場合には，骨壊死を確認できない可能性がある．

　二番目に骨壊死の判定時期である．本実験系において，ステロイド5 mg/kg以下の少量投与群では投与後4週で骨壊死巣は修復反応によりほぼ置換されていた．従来の報告のように，ステロイド5 mg/kg程度を投与した後，約6～20週で壊死の有無を検索した場合，骨壊死は既に修復されている可能性がある．

　本モデルで認められた骨壊死と，臨床におけるヒト骨壊死症との類似点は，病理組織学的に同様の像を呈する点，骨壊死が大腿骨顆部を含め多発する点，ステロイド投与後のごく早期，おそらく3～4週以内に骨壊死が発生している点などがあげられる．また相違点としては，骨端部に骨壊死を認めない点，壊死範囲が非常に狭く圧潰を起こさない点，などがある．

　ステロイドは消炎・免疫抑制作用，脂質代謝への影響のみならず，凝固・線溶系にも関与し血液過凝固状態を誘発する作用があることが知られている[9-10]．本実験でも細動脈内の血栓形成や，ステロイド投与後1週での血小板の有意な減少，など凝固系の活性化を示唆する所見を認めており，血栓形成などを基盤とした循環障害は壊死発生の一因として重要と考えられる．同時に，著明な高脂血症も伴っており，脂質代謝異常も重要な要因の一つであろう．

　IONにおいて，ステロイド性大腿骨壊死症は近年その割合が増加しており約50%を占めるに至っている．今後の課題は，ステロイド性骨壊死発生の予防法確立であることは論をまたない．本ステロイド誘発骨壊死モデルが今後の病態解析のみならず予防法開発の一助となれば幸いである．

［文　献］
1) 廣田良夫, 他：特発性大腿骨頭壊死症の分析疫学. 別冊整形外科 35：8-15, 1999.
2) Wang GJ, et al: Fat-cell changes as a mechanism of avascular necrosis of the femoral head in cortisone-treated rabbits. J Bone Joint Surg 59A: 729-735, 1977.
3) Gold EW, et al: Corticosteroid-induced avascular necrosis. An experimental study in rabbits. Clin Orthop 135: 272-280, 1978.
4) Kawai K, et al: Steroid-induced accumulation of lipid in the osteocytes of the rabbit femoral head: A histological and electron microscopic study. J Bone Joint Surg 67A: 755-763, 1985.
5) Yamamoto T, et al: Effects of pulse methylprednisolone on bone and marrow tissue. Corticosteorid-induced osteonecrosis in rabbits. Arthritis Rheum 40: 2055-2064, 1997.
6) Sugano N, et al.: Multicenter study of diagnostic criteria for nontraumatic osteonecrosis of the femoral head. J Bone Joint Surg 81B: 590-595, 1999.
7) Motomura G, et al: Dose effects of corticosteroids on the development of osteonecrosis in rabbits. J Rheumatol 35: 2395-2399, 2008.
8) Miyanishi K, et al: Effects of different corticosteroids on the development of osteonecrosis in rabbits. Rheumatology 44: 332-336, 2005.
9) Yamamoto T, et al: Corticosteroid enhances the experimental induction of osteonecrosis in rabbits with Shwartzman reaction. Clin Orthop 316: 235-243, 1995.
10) Konkle BA, et al: Plasminogen activator inhibitor-1 messenger RNA expression is induced in rat hepatocytes in vivo by dexamethasone. Blood 79: 2636-2642, 1992.

V 実験的研究

2 骨壊死実験動物モデルにおける発生早期のMR画像評価

はじめに

　ここで骨壊死実験動物モデルは非外傷性の骨壊死動物モデルを指すこととする．非外傷性骨壊死動物モデルでの発生初期での組織変化や血流変化を非侵襲的に経時的に評価できる点においてMRIは有用である．非外傷性骨壊死動物モデルでの壊死発生早期の病態を解析することで，ヒトでの骨壊死発生との類似点を見いだしその病態に迫ることが骨壊死動物モデルのMRI研究の目的である．また疾患動物モデルではヒトとの差異が常に問題となるが，骨壊死動物モデルとヒトの骨壊死との発生部位，大きさなどの差異を検証するには病理組織像と比べMRIは非常に分かりやすい．

1　血清病骨壊死モデル，ステロイド単独投与骨壊死モデルの比較

　MRIで発生早期の病態を検証された非外傷性骨壊死動物モデルとしては血清病骨壊死モデル[1-3]，ステロイド単独投与骨壊死モデル[4]，LPSステロイド投与骨壊死モデル[5]，低用量LPSステロイド投与骨壊死モデル[6]があり，いずれもウサギである．本稿では，血清病骨壊死モデル，ステロイド単独投与骨壊死モデルについて詳述する．血清病骨壊死モデルは馬血清を3週間隔で20 mlずつ外側耳静脈に投与し骨壊死を発生させる．ステロイド単独投与骨壊死モデルは20 mg/kgのデポメドロールを1回右中殿筋内に筋肉注射し骨壊死を発生させる．いずれも大腿骨近位骨幹部から骨幹端部が好発部位で，誘発処理後3日目より病理組織上で骨髄組織の変性などが起こり，1週前後で骨梁のempty lacunae，骨髄壊死，周囲組織の反応変化が出てくるモデルである．ステロイド単独投与骨壊死モデルではステロイドの影響もあり，修復反応が6週以降に認められ遅れる傾向が報告されている[7]．

　馬血清2回投与後またはステロイド単独投与後3日，1週，3週，6週，9週に両大腿骨近位部の造影MRIおよびT2*強調dynamic MRIの撮像を行った．

2　造影MRI

　造影MRIを用いた血清病家兎骨壊死モデルでは，馬血清投与後3日目で67％，1週で58％，3週以降で100％の感度で壊死病変を検出できた．また12週ではヒトの骨

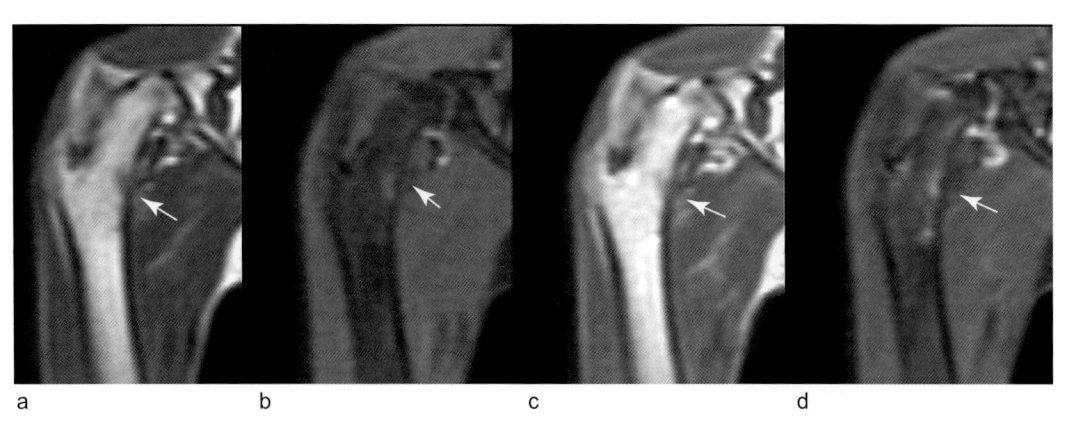

■図1 ステロイド単独投与9週後のウサギ大腿骨MR画像
a. 頚部内側にT1強調画像(T1WI)低輝度. b. 脂肪抑制T1強調画像(FS-T1WI)高輝度. c. ガドリニウム造影(Gd)T1WIで造影効果を示す小病変を認める. d. Gd-FS-T1WIでも小病変を認める.

壊死と類似した壊死病変辺縁の修復反応を反映した辺縁造影効果を認めた．一方，ステロイド単独投与家兎骨壊死モデルでは3日〜6週では信号変化を認めず，9週で66.7%の感度で壊死病変を検出できた（図1）．ステロイド単独投与モデルの場合，壊死範囲が小さく，ステロイドの影響で修復組織反応も遅いためMRIでの描出が困難であった．

3 T2*強調 dynamic MRI

T2*強調 dynamic MRI は骨内循環を評価する手法の一つであるが，1 cm² の ROI を大腿骨近位部 metaphysis にとり信号強度の変化を計測し血流の有無を評価した（図2）．血流のある場合，造影剤がボーラス投与後体内を1回目に循環する際に信号の低下として検出され，動脈相をよく反映する方法とされている．血流のない場合信号変化は起こらない（図3）．

T2*強調 dynamic MRI を用いた血清病家兎骨壊死モデルの大腿骨近位部の血流評価では，馬血清投与後3日目で83%，1週で92%，3週で100%の感度で壊死病変を阻血パターンとして検出できた[1]．ステロイド単独投与家兎骨壊死モデルではステロイド投与後3日〜6週では異常を認めず，9週で16.7%の感度で阻血変化が検出できた．

ステロイド単独投与骨壊死モデルでは骨・骨髄組織の組織変化や血流変化を示す領域が小さく，造影MRIやT2*強調 dynamic MRI での検出感度は低かった．ステロイド単独投与のウサギ大腿骨の骨と骨髄に対する影響は，ヒトの骨壊死の場合と比べてその影響は局所的で小さいと考えられる．血清病骨壊死モデルでは，骨・骨髄組織の組織変化と血流変化を示す領域が大きく，造影MRIやT2*強調 dynamic MRI での検出感度は高かった．その大きさや修復反応という点でヒトの骨壊死と類似していたが，

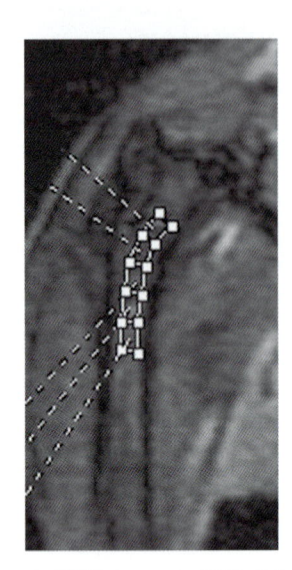

■図2　T2*強調 dynamic MRI の ROI 設定
骨壊死好発部位である大腿骨近位部 metaphysis に 1 cm² の ROI を設定する．

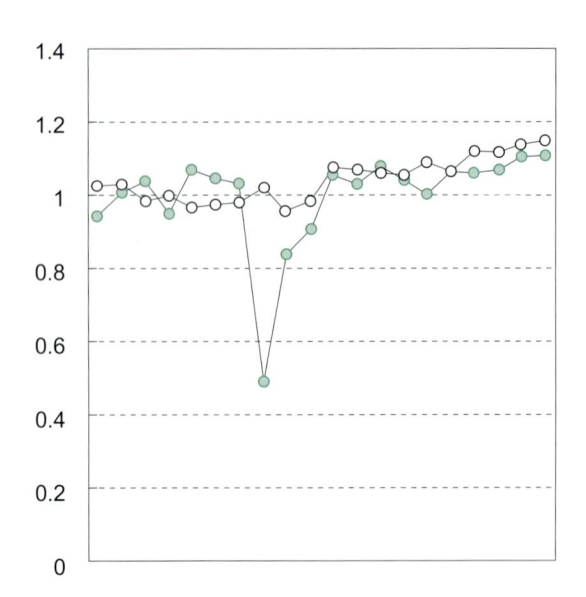

■図3　T2*強調 dynamic MRI の ROI 内の信号強度変化
ボーラス投与された MRI 造影剤が体内を1回目に循環する際に信号の低下として検出される（緑丸実線）．阻血の場合の信号低下が検出されない（白丸実線）．

発生早期での骨髄内出血と同様な MR 画像がヒトで報告された例はなく，ヒトでの骨壊死発生の病態と一致するかは明らかではない．

[文　献]

1) Sakai T, et al: Contrast-enhanced magnetic resonance imaging in a nontraumatic rabbit osteonecrosis model. J Orthop Res 17: 784-792, 1999.
2) Sakai T, et al: Serial magnetic resonance imaging in a non-traumatic rabbit osteonecrosis model: an experimental longitudinal study. Magn Reson Imaging 18: 897–905, 2000.
3) Tsuji T, et al: Evaluation of femoral perfusion in a non-traumatic rabbit osteonecrosis model with T2*-weighted dynamic MRI. J Orthop Res 21: 341-351, 2003.
4) Takao M, et al: Different magnetic resonance imaging features in two types of nontraumatic rabbit osteonecrosis models. Magn Reson Imaging 27: 233-239, 2009.
5) Kawamoto S, et al: Nontraumatic osteonecrosis: MR perfusion imaging evaluation in an experimental model. Acad Radiol 7: 83-93, 2000.
6) Qin L, et al: Multiple bioimaging modalities in evaluation of an experimental osteonecrosis induced by a combination of lipopolysaccharide and methylprednisolone. Bone 39: 863-871, 2006.
7) Yamamoto T, et al: Effects of pulse methylprednisolone on bone and marrow tissues: corticosteroid-induced osteonecrosis in rabbits. Arthritis Rheum 40: 2055-2064, 1997.

V 実験的研究

3 ステロイド性骨壊死とアポトーシス

はじめに

　従来よりステロイド性骨壊死症は，その名の示すとおり阻血による骨の「ネクローシス」であると考えられてきた．しかしながら，90年代以降，脳梗塞や急性心筋梗塞などの阻血性疾患にアポトーシス（apoptosis）が関与するといった報告が相次ぎ[1,2]，同様に骨壊死部にもアポトーシスが存在するという報告がされるようになってきた[3]．アポトーシスの発現は，骨壊死成立までの過程になんらかの重要な役割を果たしていると考えられる．

　本稿では，これまでに報告された骨壊死とアポトーシスに関する知見を概説し，骨壊死の病態に対しての意義を考察する．

1 アポトーシス

　細胞が死に至るパターンとして，アポトーシス（apoptosis）とネクローシス（necrosis）に大別される[4]．管理，調節された細胞の自殺がアポトーシスであり，細胞内外の環境に悪化によって起こる細胞の他殺死は，ネクローシスと定義される．これら2種類の細胞死の形態は，さまざまな病態や自然経過に影響すると考えられる．

2 ステロイドによる骨のアポトーシス

　ステロイド性骨壊死とアポトーシスの関連については，Weinsteinら[5]が，ステロイド投与ラットにおける骨細胞と骨芽細胞のアポトーシスに関する実験で，最初に記載している．その実験は，ステロイドにより誘発される骨細胞と骨芽細胞のアポトーシスが，ステロイド性骨粗鬆症の病態であることを示したものであり，ステロイド性骨壊死を実験的に作製した研究ではなかった．しかし，その考察中に，おそらくステロイド性骨壊死もアポトーシスによるものだろうということが記載されている．この報告を機に，骨壊死の病態とアポトーシスとの関連が注目されるようになった．

3 臨床的骨壊死標本におけるアポトーシスの発現

実際に摘出されたヒトの壊死骨頭でアポトーシス発現を調べた研究が，2000年以降に報告されている．前述したWeinsteinら[6]は，摘出された壊死骨頭でアポトーシス発現を調べ，ステロイド性の壊死骨頭では，他の原因の壊死骨頭より有意に骨細胞のアポトーシスが多く観察されたことを示した．またCalderら[7]は，ステロイド性およびアルコール性大腿骨頭壊死の摘出骨頭において，過度のNO産生とそれによる骨細胞と骨芽細胞のアポトーシスが生じていることを示した．いずれの報告においても，ステロイド性骨壊死の病態に，骨のアポトーシスが強く関与していることが主張されている．

ただし，両報告ともアポトーシスの検出にTUNEL法が用いられており，アポトーシスの形態に特徴的な核のfragmentationが電顕像などで示されているわけではない．本来アポトーシスは，時期的に限られた期間にのみ発現し，すみやかに消失するという特性を持っている[4]．したがって，骨壊死が成立してからかなりの時間が経過し，圧潰まで生じている摘出骨頭に観察されるTUNEL陽性細胞が，病因や病態をどれほど反映したものであるかは疑問が残る．実際の摘出骨頭を評価した研究はこの2つのみであり，いずれの論文中にも，健常部分にわずかに散在するTUNEL陽性細胞しか提示されておらず，説得力に欠ける内容となっている．これらで示されたTUNEL陽性細胞は，継続して投与されているステロイドによる骨粗鬆症の病態を反映した結果であると受け取ることもできる．摘出骨頭を用いた研究では，骨壊死が成立された後かなりの期間を経た事象を観察している可能性があり，時間的な要素をどう解釈するかが問題であると思われる．

4 ステロイド投与培養細胞におけるアポトーシスの発現

培養した骨細胞や骨芽細胞にステロイドを投与するとアポトーシスの誘導されることがいくつかの実験で示されている[8,9]．そのような事実からも，ステロイド性骨壊死とアポトーシスの関連が示唆されている．これらの報告では，培養液中のステロイド濃度依存性にアポトーシスが増加することが示されているが，これらはステロイドの骨細胞，骨芽細胞への直接の作用を反映したものであるといえる．臨床的な意義としては，阻血が生じて発生すると考えられているステロイド性骨壊死の病態を強く反映したものであるとは言い難く，むしろステロイド性骨粗鬆症の病態に近い状態を再現していると考えられる．

一方で，培養血管内皮細胞へのステロイドの影響を調べた研究がある[10,11]．赤池ら[10]は，ステロイドの濃度が高くなると，血管内皮に強い酸化ストレスが加わり，それが引き金となってやはり骨細胞と同様にステロイドの濃度依存性にアポトーシスが誘発されるとしている．岡田ら[11]は，ステロイドの投与により血管内皮の増殖抑制と

アポトーシス発現が生じること，さらに，ステロイド性大腿骨頭壊死症患者の血管内皮細胞で発現が亢進している hypoxia-inducible factor（HIF）-1α を細胞内に遺伝子導入してやると，さらにアポトーシスが促進されることを示した．これらの場合は，血管内皮が障害されることにより血管の閉塞と局所の阻血が引き起こされ，骨壊死が生じるという臨床の経緯に基づいた一連の病態の仮説が成り立つ．現在ではステロイド性骨壊死発生メカニズムの有力な仮説の一つとなっている．

5 ステロイド性骨壊死モデルにおけるアポトーシスの発現

　実際にステロイド性骨壊死の動物モデルでアポトーシスの存在を示したのは，著者ら[3]が2000年に報告した家兎ステロイド性骨壊死モデルでの実験が初めてである．家兎にメチルプレドニゾロンを投与することによって作製される骨壊死は，長幹骨の骨幹部から骨幹端部に発生する[12]．その骨壊死におけるアポトーシスの発現を調べたところ，修復が始まる以前の早期の骨壊死には，その周辺部にアポトーシスが認められ，修復が進んだ骨壊死には認められなかった．この結果により，ステロイド性骨壊死の発生初期にアポトーシスが関与していることが示された．ただし，その実験では，一週間ごとにステロイド投与が行われており，ステロイド投与と阻血のonset，およびアポトーシス発生と骨壊死成立の経時的な変化状況を把握するのが難しかった．

　そこでステロイド投与を1回のみとし，より経時的な変化をわかりやすくして再度アポトーシスの発現を検討した[13]．その結果，組織学的に骨壊死が最も早く観察されたのは，ステロイド投与後5日であり，ステロイドによる骨内阻血のonsetが，ステロイド投与後5日以内であることが分かった．また，ステロイド投与後4週では，明らかに骨壊死は修復されていた．そのような骨内阻血発生から骨壊死成立，そして修復期まで，経時的にアポトーシスの存在を検索したところ，超早期の骨壊死では，壊死部の多くがTUNEL陽性であり，その後経時的に壊死部の中心部が陰性化して辺縁部のみがTUNEL陽性となり，最終的に完成した骨壊死では，壊死部全体がTUNEL陰性となった（図1～3）．すなわち，骨内に生じた阻血発作により，局所の低酸素状態が引き起こされると，多くの細胞がいったんアポトーシス様の形態，いわゆるアポ・ネクローシスを取り[14]，その後も梗塞巣の中心部では低酸素状態が続いているため，細胞はそのままネクローシスへと進展して，一方で，梗塞巣の辺縁部の細胞は阻血の程度が低かったことにより，ネクローシスに陥らずアポトーシスとなったと解釈した．修復が始まった骨壊死では，もはやアポトーシスを呈する細胞は存在していないことから，骨壊死におけるアポトーシスは，修復が生じる以前の早期の段階で病態に関与していることが再確認できた．

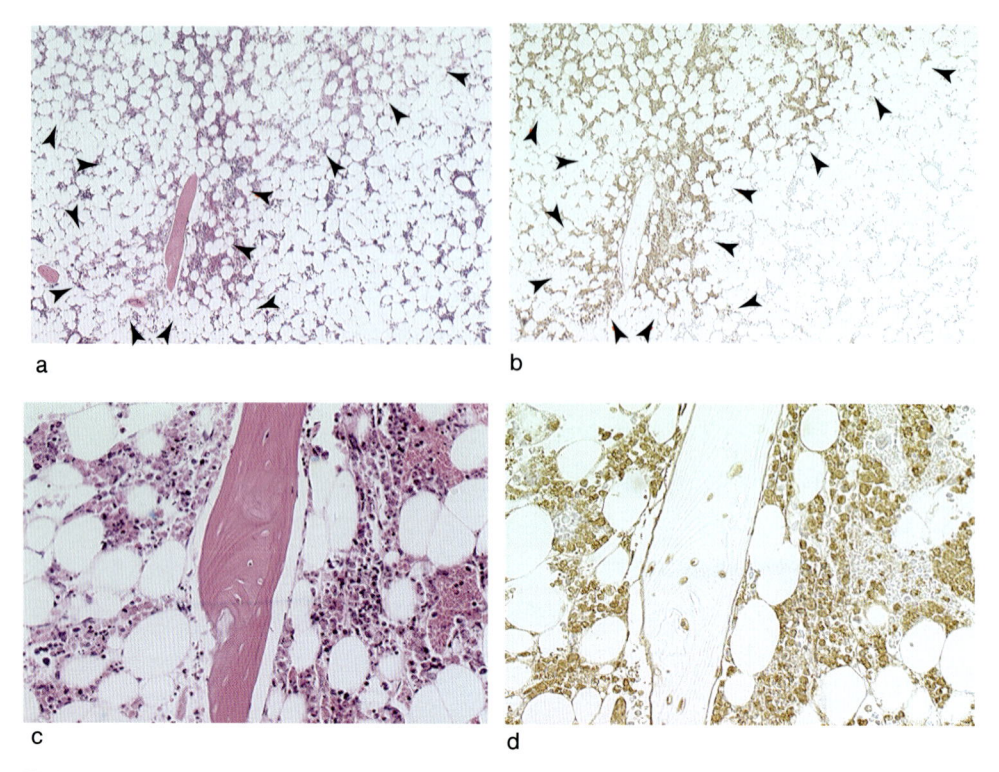

■図1　ステロイド投与後5日群の骨壊死領域(矢頭)

5日群の骨壊死領域．TUNEL 陽性細胞が壊死領域に広範囲に染められる．
a. HE 染色×100．b. TUNEL 染色×100．c. HE 染色×200．TUNEL 染色×200．

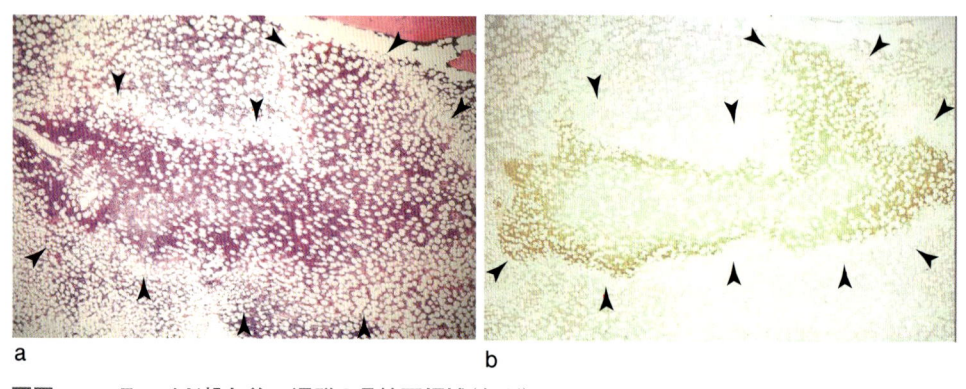

■図2　ステロイド投与後1週群の骨壊死領域(矢頭)

壊死領域の辺縁のみに TUNEL 陽性細胞が認められる．中心部には存在しない．
a. HE 染色×40．b. TUNEL 染色×40

6　他の実験的骨壊死モデルにおけるアポトーシスの発現

　　強制的に大腿骨頭の血流を遮断して阻血性の骨壊死を作製した研究でも，同様にアポトーシスが観察されている[15,16]．Kothapalli ら[15]は，ブタの大腿骨頚部の血流を遮

3 ステロイド性骨壊死とアポトーシス 129

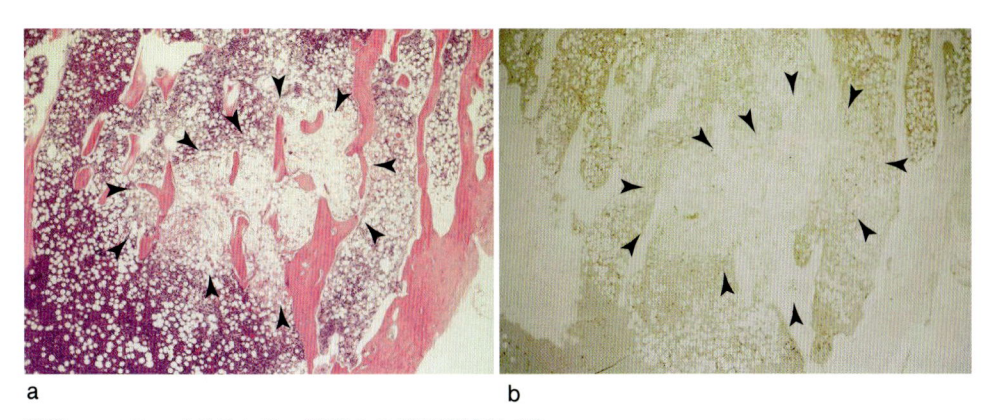

■図3 ステロイド投与後4週群の骨壊死領域(矢頭)
壊死領域の修復が進んでいる．TUNEL 陽性細胞は認められない．
a．HE 染色×40．b．TUNEL 染色×40

断して骨頭壊死を作製し，阻血領域における細胞死の形態を観察したが，ネクローシスとアポトーシスとが混在していたと報告している．Sato ら[16]は，ラットの大腿骨近位部を阻血状態にして経時的な TUNEL 陽性細胞の発現状況を調べたが，阻血後急性期は，ほとんどの細胞が TUNEL 陽性となり，アポトーシス様の形態をとったと報告している[16]．このように，onset をはっきりさせた阻血性の骨壊死において，病初期におけるアポトーシスの存在が明らかとなっている．阻血は，明らかに細胞の他殺死（ネクローシス）を誘発するものであるが，その中にもアポトーシス様の死を呈する細胞が存在するということが判明している．

7 今後の展望

　ステロイド性大腿骨頭壊死症では，ステロイド投与により，いくつかの要因が働いて，最終的には骨内の阻血が生じ，骨壊死が発生すると考えられている．その阻血を起こす要因の一つとして，ステロイドの直接作用による血管内皮のアポトーシスが可能性として考えられる．また，阻血が生じてから骨壊死成立までの過程においても，アポトーシスが関与している．さらに，ステロイドによる骨細胞や骨芽細胞における直接的なアポトーシス誘発も存在している．したがって，アポトーシス発現の制御や調節はステロイド性大腿骨頭壊死症の予防や治療を考える上で重要となる．
　図1〜3で示したアポトーシス発現の経時的な変化は，脳梗塞に見られるそれときわめて類似している．すなわち，阻血の程度の強い梗塞巣の中心部ではネクローシスが生じ，阻血の程度が軽い梗塞巣の辺縁部の細胞はアポトーシスに陥るということである．この辺縁部の領域はペナンブラと呼ばれ，遅発性にアポトーシスが生じたり，阻血耐性のストレス応答が生じたりする部位といわれている[17]．したがって，ペナンブラ領域の細胞から発せられる阻血耐性のストレス応答を利用してアポトーシスを抑

制し，ペナンブラ領域の細胞を助けることができれば，梗塞巣を小さくすることができる．骨壊死では，壊死領域を減少させて圧潰を防ぐことにより発症（症状の発現）の抑制を期待することができる．すでに脳梗塞や心筋梗塞においては，阻血のonsetにあわせて血管新生蛋白やストレス蛋白を発現させて梗塞巣を縮小しようという試みがなされている[18,19]．今回の結果から，ステロイド性大腿骨頭壊死症においても同様の試みが可能であろうと考えられる．

[文　献]

1) Tominaga T, et al: Endonuclease activation following focal ischemic injury in the rat brain. Brain Res 608: 21-26, 1993.
2) Ito G: DNA fragmentation of human infarcted myocardial cells demonstrated by the nick end labeling method and DNA agarose gel electrophoresis. Am J Pathol 146: 1325-1331, 1995.
3) Kabata T, et al: Apoptotic cell death in steroid-induced osteonecrosis. An experimental study in rabbits. J Rheumatology 27: 2166-2171, 2000.
4) 平峯千春：アポトーシスの定義と病理形態学．臨床病理 45: 459-469, 1997.
5) Weinstein RS, et al: Inhibition of osteoblastogenesis and promotion of apoptosis of osteoblasts and osteocytes by glucocorticoids. Potential mechanisms of their deleterious effects on bone. J Clin Invest 102: 274-282, 1998.
6) Weinstein RS, et al: Apoptosis of osteocytes in glucocorticoid-induced osteonecrosis of the hip. J Clin Endocrinol Metab 85: 2907-2912, 2000.
7) Calder JD, et al: Apoptosis-a significant cause of bone cell death in osteonecrosis of the femoral head. J Bone Joint Surg Br 86: 1209-1213, 2004.
8) O'Brien CA, et al: Glucocorticoids act directly on osteoblasts and osteocytes to induce their apoptosis and reduce bone formation and strength. Endocrinology 145: 1835–1841, 2004.
9) Kogianni G, et al: Fas/CD95 is associated with glucocorticoid-induced osteocyte apoptosis. Life Sci 75: 2879-2895, 2004.
10) 赤池雅史, ほか：ステロイド過剰によるNO bioavailabilityの低下と血管内皮機能障害．Clinical Calcium 17: 864-870, 2007.
11) 岡田洋右, ほか：ステロイド薬による血管内皮細胞障害 アポトーシス誘導．Clin Calcium 17: 872-877, 2007.
12) Yamamoto T, et al: Effects of pulse methylprednisolone on bone and marrow tissues. Arthritis Rheum 40: 2055-2064, 1997.
13) 加畑多文, ほか：ステロイド投与家兎における骨内虚血の推移と骨壊死発生およびアポトーシス誘導．関節外科 23: 1298-1306, 2004
14) 松本昌泰, ほか：脳血管障害．臨床免疫 38: 353-360, 2002.
15) Kothapalli R, et al: Ischaemic injury to femoral head induces apoptotic and oncotic cell death. Pathology 39: 241-246, 2007.
16) Sato M, et al: Apoptosis and expression of stress protein(ORP150, HO1)during development of ischaemic osteonecrosis in the rat. J Bone Joint Surg Br 83: 751-759, 2001.
17) Sharp FR, et al: Multiple molecular penumbras after focal cerebral ischemia. J Cereb Blood Flow Metab 20: 1011-1032, 2000.
18) Yoshimura S, et al: Gene transfer of hepatocyte growth factor to subarachnoid space in cerebral hypoperfusion model. Hypertension 39: 1028-1034, 2002.
19) Hoehn B, et al: Overexpression of HSP72 after induction of experimental stroke protects neurons from ischemic damage. J Cereb Blood Flow Metab 21: 1303-1309, 2001.

V 実験的研究

4 ステロイド性大腿骨頭壊死症における脂肪組織の役割

はじめに

　ステロイド性大腿骨頭壊死症の病因として，脂肪塞栓説，骨頭内圧亢進による血管圧迫説，静脈還流障害説，血液凝固異常説などが考えられているが，その発生機序はいまだ解明されていない．これらが単独ないし複合して，大腿骨頭の阻血性壊死を引き起こしていることが推測される．また，大腿骨頭内には骨髄脂肪組織が存在するが，その役割については Gimble ら[1]が，①単に骨髄内のスペースを埋めるもの，②全身的な脂質代謝における働き，③エネルギー貯蔵機能，④造血や骨形成への関与などを提唱しているが，正確な役割については不明である．一方，骨壊死発生のメカニズムの一つとして，骨髄脂肪細胞肥大による骨頭内圧の上昇，微小脂肪塞栓などステロイド誘導性の脂質代謝異常の関与が考えられている．

　本稿では，ステロイドが間葉系幹細胞および脂肪細胞の分化に与える影響と，成熟脂肪細胞および脂肪組織の培養法について概説し，今後のステロイド性大腿骨頭壊死症に関連した脂肪研究の課題について述べる．

1 ステロイドが脂肪細胞分化に与える影響

　脂肪細胞は骨芽細胞，軟骨細胞，筋細胞などとともに間葉系幹細胞に由来し，前脂肪細胞を経て成熟脂肪細胞に分化する[2]．グルココルチコイドは間葉系幹細胞に作用し，PPARγ，C/EBPα などの転写因子を活性化して，間葉系幹細胞から脂肪細胞系への commitment，および成熟型への分化に関与する（図1）．さらにグルココルチコイドは，PPARγ と C/EBPα のプロモーター領域に結合する C/EBPβ，C/EBPδ のうち C/EBPδ を誘導することが知られている[3]．Pantoja らは[4]，3T3-L1 前脂肪細胞，C3H10T1/2 間葉系幹細胞，マウス骨髄由来間葉系幹細胞の3種類の細胞において，デキサメサゾンと IBMX（isobutylmethylxanthine）を経時的に投与する実験を行い，デキサメサゾンによる初期段階での C/EBPδ の発現が脂肪細胞分化に必須であること，また，前脂肪細胞に高発現し，未分化性の保持に関与する Pref-1（preadipocyte factor-1）の発現がデキサメサゾンにより抑制され，脂肪細胞分化を誘導することを報告した．Li らは[5]，マウス骨髄由来間葉系幹細胞 D1 にステロイドを添加すると aP2，PPARγ などの脂肪細胞分化遺伝子の発現上昇，Ⅰ型コラーゲン，Runx2，osteocalcin

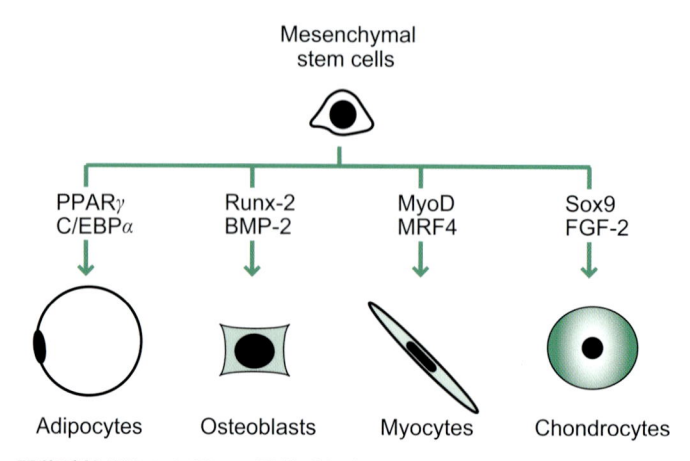

```
                    Mesenchymal
                    stem cells
                        ●

    PPARγ        Runx-2       MyoD         Sox9
    C/EBPα       BMP-2        MRF4         FGF-2
      ↓            ↓            ↓            ↓
  Adipocytes   Osteoblasts   Myocytes   Chondrocytes
```

■図1　間葉系幹細胞から種々の間葉系細胞への分化を制御する転写因子

BMP-2, bone morphogenic protein-2; C/EBP, CCAAT enhancer-binding protein; FGF-2, fibroblast growth factor-2; MRF4, muscle regulatory factor-4; MyoD, myogenic differentiation antigen; PPARγ, peroxisome proliferator-activated receptor γ

など骨形成遺伝子の発現低下により，脂肪細胞分化をきたすことを報告した．

　成熟脂肪細胞に関しては，殿筋内にメチルプレドニゾロンを注射した家兎壊死モデルを用いた研究において，Miyanishi ら[6]は，コントロール群に比し骨壊死群では脂肪細胞の径の増大，血流速度の低下，骨頭内圧の上昇が見られることを示した．ヒト骨髄脂肪細胞に関して，Kitajima ら[7]はヒト骨髄の器官培養を行い，パルス療法に相当する高濃度デキサメサゾンを投与するとコントロールに比し成熟脂肪細胞の径が増大することを走査電顕による3次元解析にて明らかにした（図2）．

　このようなステロイドによる間葉系幹細胞や前脂肪細胞の脂肪分化促進ならびに成熟脂肪細胞の肥大が周囲を骨に取り囲まれた骨頭内で起こり，さらに脂肪細胞の低比重により，内圧上昇，毛細血管の圧迫が荷重部に優位に起こることが，骨壊死発生に関与していることが示唆される．

2　脂肪細胞および脂肪組織の培養法

　大腿骨頭には，成熟脂肪細胞に富んだ骨髄脂肪組織が存在する．成熟脂肪細胞は，従来その浮遊性により培養皿に接着できず，長期培養が困難であった．杉原ら[8,9]は天井培養法[8]，ならびにコラーゲンゲル3次元培養法（3D培養）[9]を開発し，これらの手法により成熟脂肪細胞の観察，解析が可能となった．さらに著者ら[10,11]は，皮下ならびに骨髄脂肪組織の3D培養を行い，長期培養系を確立した．本培養系では，3週間以上にわたり脂肪組織の形態が保持され，組織片周囲に間葉系細胞が新生する．この系にステロイドを投与すると，これら間葉系細胞の脂肪細胞分化が誘導された（図3）．また，インスリン，デキサメサゾン，TNFαの投与にてアディポカインの発現に変化が見られ，脂肪組織としての機能も保持された．加えて，ラット皮下脂肪組織片

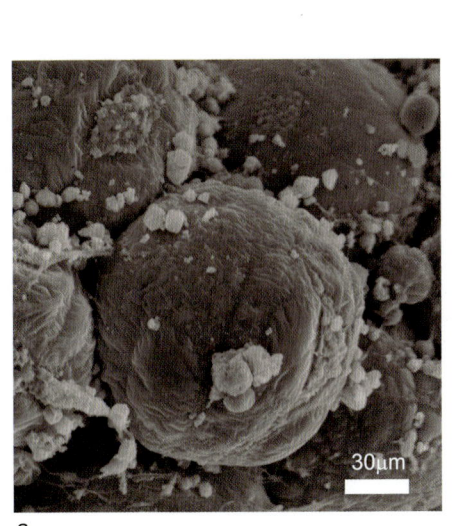

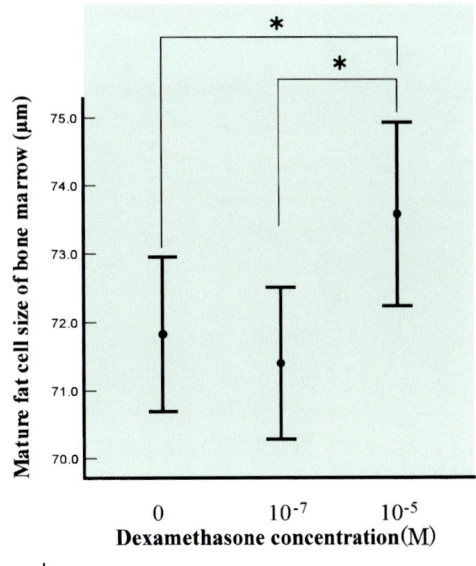

4 ステロイド性大腿骨頭壊死症における脂肪組織の役割　133

■図2　ステロイドによる脂肪細胞への影響
a. ヒト骨髄内成熟脂肪細胞の走査型電子顕微鏡像.
b. 3次元解析の結果. 高濃度（10^{-5} M）のデキサメサゾン投与にて成熟脂肪細胞の径が有意に増大しているのに対し，低濃度（10^{-7} M）投与群ではコントロールとの間に有意差を認めない.

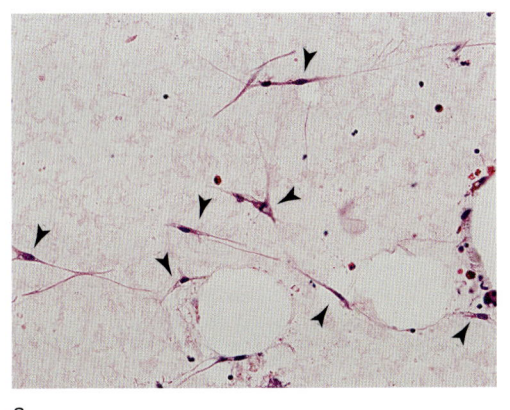

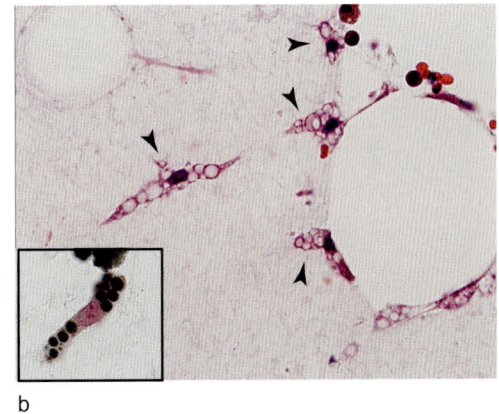

■図3　骨髄脂肪組織の3D培養1週後の組織像
a. 脂肪組織の辺縁に bone marrow stromal cell（BMSC）（矢頭）が新生している.（HE染色×200）
b. デキサメサゾン（10^{-5} M）を投与すると，BMSCが脂肪滴を有し，前脂肪細胞（矢頭）に分化している.（HE染色×400）挿入図は oil red O 染色.

の培養では，脂肪組織内の毛細血管が維持され，血管内皮細胞と脂肪細胞との関係も解析可能である（図4）[10]．このように本培養系では，各種薬剤の脂肪組織に対する直接の影響，脂肪組織に含まれる細胞群の細胞間相互作用，さらには細胞株を含む他の細胞との混合培養による相互作用などを解析することが可能であり，新たなツールとして期待されている．

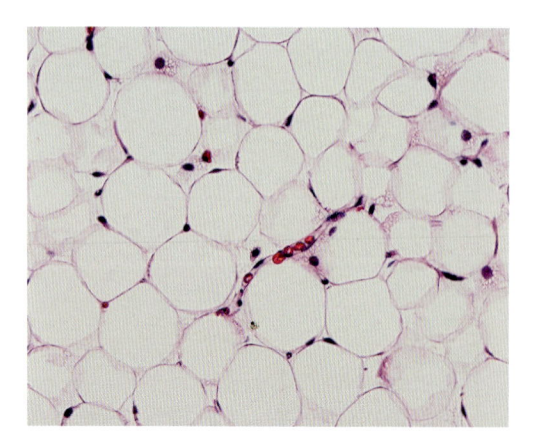

■図4 ラット皮下脂肪組織の3D培養の組織像
成熟脂肪細胞の中に毛細血管がみられる．(HE 染色×200)

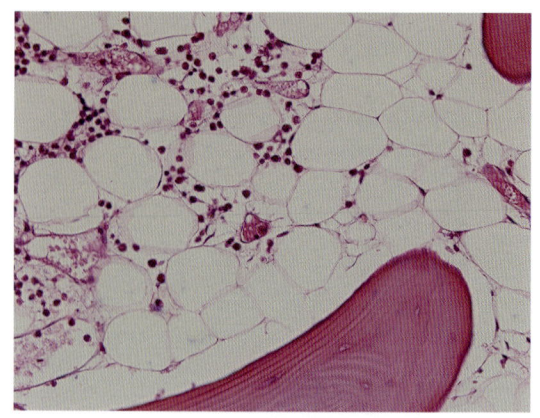

■図5 ヒト大腿骨頭内部の組織像
骨組織，脂肪組織，造血細胞，毛細血管などを含む複合組織である．(HE 染色×200)

3 ステロイド性大腿骨頭壊死症の病態解明に向けた脂肪細胞研究

　今後の研究の課題は，ステロイド誘導性の脂肪細胞分化促進，脂肪細胞肥大が，どのようなメカニズムで骨壊死の発生に関与するのかを解明することである．すなわち脂質代謝異常と骨壊死を結びつける研究が不可欠である．ステロイド投与により骨髄の脂肪組織の体積が増大し，内圧上昇をきたすことを示唆しており，その骨髄内圧上昇が毛細血管の狭窄，あるいは血管内流入により微小脂肪塞栓をきたし，骨壊死を引き起こしている可能性がある．また，脂肪細胞肥大の結果，lypolysis が誘導され骨頭内の遊離脂肪酸が増加し[12]，骨芽細胞の増殖・分化抑制を介して骨壊死に関連している可能性も考えられる[13]．

　さらに大腿骨頭の内部には，骨組織，脂肪組織，およびその供給源となる間葉系幹細胞，毛細血管，造血細胞が混在しており（図5），この heterogenous な細胞集団による細胞間相互作用が血行動態を変化させ骨壊死に至らしめている可能性があり，今後多面的な研究が必要である．

[文　献]

1) Gimble JM, et al: The function of adipocytes in the bone marrow stroma: an update. Bone 19: 421-428, 1996.
2) Schaffler A, et al: Concise review: adipose tissue-derived stromal cells--basic and clinical implications for novel cell-based therapies. Stem Cells 25: 818-827, 2007.
3) Farmer SR: Transcriptional control of adipocyte formation. Cell Metab 4: 263-273, 2006.
4) Pantoja C, et al: Glucocorticoid signaling defines a novel commitment state during adipogenesis in vitro. Mol Biol Cell 19: 4032-4041, 2008.
5) Li X, et al: Steroid effects on osteogenesis through mesenchymal cell gene expression. Osteoporos Int 16: 101-108, 2005.
6) Miyanishi K, et al: Bone marrow fat cell enlargement and a rise in intraosseous pressure in steroid-

treated rabbits with osteonecrosis. Bone 30: 185-190, 2002.
7) Kitajima M, et al: Effects of glucocorticoid on adipocyte size in human bone marrow. Med Mol Morphol 40: 150-156, 2007.
8) Sugihara H, et al: Primary cultures of unilocular fat cells: characteristics of growth in vitro and changes in differentiation properties. Differentiation 31: 42-49, 1986.
9) Sugihara H, et al: Unilocular fat cells in three-dimensional collagen gel matrix culture. J Lipid Res 29: 691-697, 1988.
10) Sonoda E, et al: A new organotypic culture of adipose tissue fragments maintains viable mature adipocytes for a long term, together with development of immature adipocytes and mesenchymal stem cell-like cells. Endocrinology 149: 4794-4798, 2008.
11) Uchihashi K, et al: Organotypic culture of human bone marrow adipose tissue. Pathol Int 60:259-267, 2010.
12) Xu C, et al: Direct effect of glucocorticoids on lipolysis in adipocytes. Mol Endocrinol 23: 1161-1170, 2009.
13) Maurin AC, et al: Role of polyunsaturated fatty acids in the inhibitory effect of human adipocytes on osteoblastic proliferation. Bone 31: 260-266, 2002.

V 実験的研究

5 血管内皮障害
―アポトーシスの観点から―

はじめに

　特発性大腿骨頭壊死症（ION）は，大腿骨頭の循環障害による骨梁および骨髄の阻血性壊死で，全身性エリテマトーデス（SLE）などの膠原病にしばしば併発する．発症要因には，膠原病や臓器移植後の治療に使用される合成糖質コルチコイド（ステロイド）大量療法との関連性が注目されている[1]．また，循環障害に伴う骨組織の阻血性壊死には，一酸化窒素による血管の攣縮，内皮細胞のアポトーシスによる血管障害などが病態形成に関与するとされるが不詳である[2]．本稿では，血管内皮細胞のアポトーシスのメカニズムを中心に著者らの研究成果を含めて概説する．

1 組織阻血と血管内皮障害

　ION に共通して認められる組織学的所見から，循環障害に伴う組織の阻血状態と，阻血によりもたらされる血管の再生あるいは新生の遅延と障害が関与し，その結果，血管障害，組織壊死が生じると考えられている（図1）[3-7]．ことに，大腿骨頭のような終動脈支配部位では，血管障害による組織阻血が大きな影響を与える可能性がある．

　著者らは，臍帯静脈由来内皮細胞（HUVEC）は，低酸素条件下では細胞増殖が停止し，ひいてはアポトーシスに陥ることを認めた．HUVEC は低酸素刺激により，細胞周期 G1 チェックポイントを制御する p21 の細胞内発現が増強し，Rb（retinoblasto-

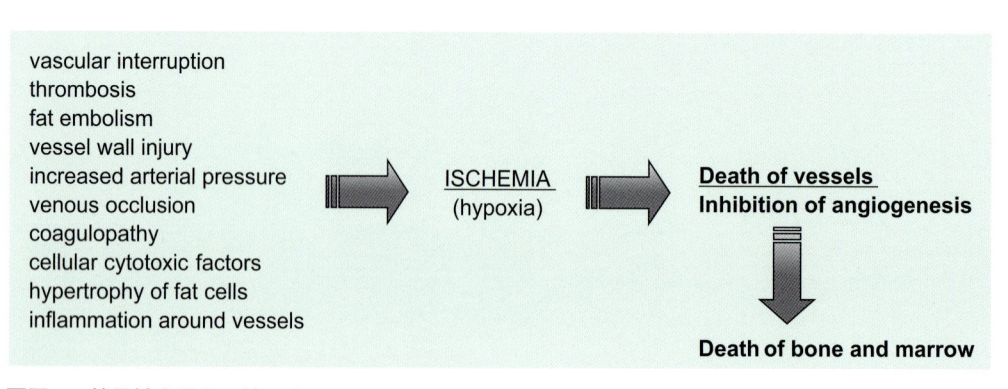

■図1　特発性大腿骨頭壊死症の発生メカニズム
多様な原因によりもたらされる組織阻血状態の結果，血管障害，組織壊死が生じる．

ma）蛋白を基質とした p21 によるサイクリン依存性キナーゼ（CDK)-4 と CDK-6 のキナーゼ活性が抑制され，annexin V^{high}/PI^{low} の早期アポトーシス細胞が増加した．すなわち，組織阻血状態，低酸素状態の標的細胞の一つとして血管内皮細胞が挙げられ，血管障害に重要な役割を担う可能性が示される[7]．

2 高濃度ステロイドによる血管内皮細胞のアポトーシス

　近年の疫学研究によりステロイドが ION の発症要因の約 6 割を占めることが明らかになり，SLE などの膠原病や臓器移植後の治療に使用されるステロイドの大量療法，ことにパルス療法との関連性が注目された[1,2]．著者らも，ステロイド性大腿骨頭壊死症を発生した全例にパルス療法の既往を認めた．糖質コルチコイドは，骨・骨髄内血管内圧を著明に増強することによって，大腿骨頭のような終動脈支配部位への血流を低下させて，組織阻血状態をもたらすとされる[2]．また，過剰な糖質コルチコイドは，骨，骨髄における血管，血管新生，血管外への輸送をいずれも抑制する[8]．しかし，糖質コルチコイドが血管障害を引き起こす機序は十分に解明されていない．

　そこで，著者らは，糖質コルチコイドが血管内皮細胞に直接的に及ぼす影響を検討した．ステロイド大量療法，すなわち，プレドニゾロン（PSL）換算で 60 mg の内服で到達可能な血中濃度に該当する PSL 1 μg/ml，メチル PSL（m-PSL）1 μg/ml，デキサメタゾン 10^{-10} M では，HUVEC の増殖に影響を与えなかった．しかし，ステロイドパルス療法で到達する血中濃度（PSL 100 μg/ml，m-PSL 100 μg/ml，デキサメタゾン 10^{-8} M）で HUVEC を 24 時間培養したところ，細胞増殖は抑制された．また，HUVEC に高濃度 m-PSL 100 μg/ml を添加すると，12 時間以内に p21 の細胞内発現が著明に増強し，PI 染色による G2/M 増殖期細胞の約 20％の減少，A 期アポトーシス細胞の 80％の増加，annexin V^{high}/PI^{low} の早期アポトーシス細胞の増加が認められた．さらに，Bax の細胞内発現および，caspase-3/7, 9 活性の増強が認められ，高濃度の糖質コルチコイドは，血管内皮細胞に増殖抑制とアポトーシスを誘導することが明らかになった（図 2）[7]．

　興味深いことに，内皮細胞を低酸素刺激下で培養すると，糖質コルチコイドによる細胞増殖抑制と annexin V^{high}/PI^{low} の早期アポトーシスがさらに増強された．これらの結果から，ステロイド性大腿骨頭壊死症で認められる血管障害には，組織阻血，ならびに，大量ステロイドによる血管内皮細胞の細胞増殖停止とアポトーシス誘導が関与することが示される[7,9]．

3 CNP による血管内皮細胞障害の制御

　ION の発生には組織阻血や過剰な糖質コルチコイドによる血管障害が関与するが，予防や治療はまったく未開発である．特に，ステロイド大量投与直後に発生すること

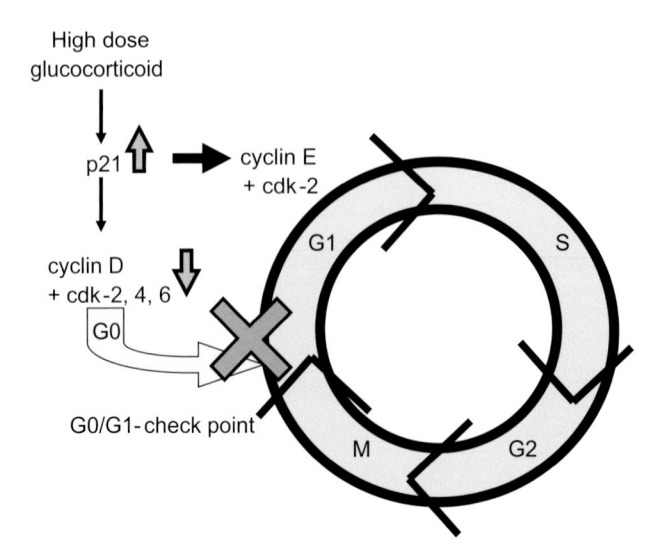

■図2　ステロイド性大腿骨頭壊死症の血管障害の機構
組織阻血下での大量ステロイドによる血管内皮細胞の細胞増殖停止が関与する．

を考慮すると，予防法の確立が期待されるが，従前の血液凝固系制御や高脂血症薬による臨床的効果はまだ明らかではない．

　著者らは，阻血状態における血管障害を抑制することが報告されているナトリウム利尿ペプチドファミリーに属するCNP（C-type natriuretic peptide）を用いて，高濃度の糖質コルチコイドにより惹起される血管内皮障害に対する制御効果を検討した．CNPは，脳，血管内皮細胞から分泌され，血管平滑筋細胞の増殖抑制と血管弛緩作用を有し，抗動脈硬化作用を期待されているペプチドである．また，近年，ウサギを用いた大動脈バルーン障害モデルにおいて，CNP遺伝子導入による阻血誘導血管内皮細胞の再生促進，大動脈結紮後血管再生モデルにおけるCNPによる血管再生促進などが報告され，CNPによる血管内皮再生作用も注目されている[10,11]．

　そこで，HUVECを用いてCNPの作用を検討した（図3）．CNP（100 pg/ml）は，高濃度の糖質コルチコイド（m-PSL 100 μg/ml）により惹起されたp21発現を低下させ，G0/G1 arrestから回復させた．また，CNPは，高濃度m-PSLにより誘導されたBax発現増強を抑制し，bcl-2発現を増強させ，caspase-3/7, 9の活性を低下させ，アポトーシスを抑制した．さらに，CNPは細胞内cGMP濃度を上昇させ，CNPによるHUVECの保護作用はcGMP阻害剤によって阻害された．以上から，高濃度の糖質コルチコイドによって惹起された血管内皮細胞のアポトーシスは，CNPを前投与しBax/Bcl-2の不均衡を是正することにより制御でき，抗アポトーシス作用がcGMP/PKGシグナルを介することが明らかになった．

　cGMP/PKG活性化作用を有し，既に保険収載されている血管拡張薬であるジピリダモールをCNPの代わりに添加すると，細胞内cGMP濃度に応じて，高濃度の糖質コ

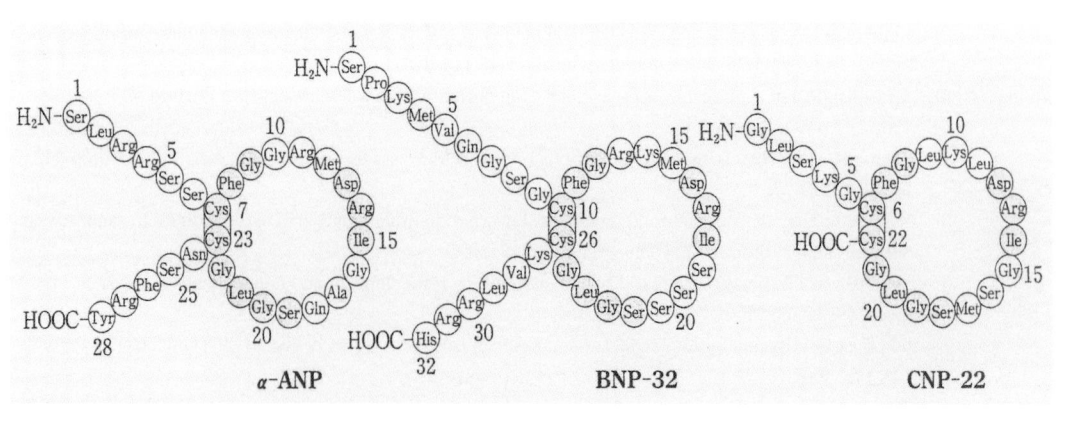

■図3　ナトリウム利尿ペプチドファミリーに属するヒトANP，BNP，CNPのアミノ酸配列

CNPは，①ANP，BNPに比し血管保護作用，抗動脈硬化作用が強いこと，②血管内皮細胞やマクロファージから産生され，局所ホルモンとして作用すること，③阻血状態における内皮細胞障害を抑制すること，などの特徴がある．

ルチコイドにより惹起された細胞増殖の低下を軽減し，caspase-3/7，9活性増強を介するアポトーシス誘導を抑制した．ジピリダモールの保護作用はcGMP阻害剤によって阻害された．

　以上から，高濃度ステロイドは内皮細胞のアポトーシスによる血管障害を介して骨壊死発生に関与するが，CNPは抗アポトーシス作用によりその血管内皮障害を制御できる可能性が示唆された．CNP遺伝子導入による血管再生の促進，ICAM-1，VCAM-1発現抑制，マクロファージ浸潤減少，NO産生亢進，なども報告されており，血管調節のみならず血管構築をも制御して抗炎症作用を介した血管障害の予防や治療に応用できる可能性が示唆される．一方，CNPの抗アポトーシス作用はcGMP/PKGシグナルを介することが明らかとなり，cGMP/PKG活性化薬が血管内皮障害を制御できる可能性が示唆された．CNPはいまだ臨床での使用は不可能であるが，ジピリダモールは既に保険収載されている血管拡張薬であり，骨壊死発生を予防できる可能性がある．

　ステロイド性大腿骨頭壊死症の発生過程において，高濃度の糖質コルチコイドによる血管内皮細胞のアポトーシスの結果生ずる血管障害が関与することが明らかになった．また，ナトリウム利尿ペプチドファミリーCNPは，大量ステロイドにより惹起された内皮細胞のアポトーシスを制御することが解明された．骨壊死発生の主因と推測されている血管内皮障害は，CNPやcGMP/PKG活性化薬によって克服できる可能性が示唆され，今後の臨床応用が期待される．

[文　献]
1)　Mankin HJ: Nontraumatic necrosis of bone (osteonecrosis). N Engl Med 326: 1473-1479, 1992.

2) Kerachian MA, et al: Glucocorticoids in osteonecrosis of the femoral head: a new understanding of the mechanisms of action. J Steroid Biochem Mol Biol 114: 121-128, 2009.
3) Jones Jr JP: Fat embolism, intravasculer coagulation and osteonecrosis. Clin Orthop 292: 294-308, 1993.
4) Hirano K, et al: Histopathologic alterations of retinacular vessels and osteonecrosis. Clin Orthop 342 : 192-204, 1997.
5) Yamamoto T, et al: Corticosteroid enhances the experimental induction of osteonecrosis in rabbits with Schwartzman reaction. Clin Orthop 31: 235-243, 1995.
6) Semenza GL: Expression of hypoxia-inducible factor 1; mechanism and consequences. Biochem Pharmacol 59: 47-53, 2000.
7) Iida T, et al : Hypoxia-inducible factor-1 α induces cell cycle arrest of endothelial cells. Genes Cells 7: 143-149, 2002.
8) Weinstein RS, et al: Endogenous glucocorticoids decrease skeletal angiogenesis, vascularity, hydration, and strength in aged mice. Aging Cell (in press).
9) Chen WL, et al: In-vitro effects of dexamethasone on cellular proliferation, apoptosis, and Na+-K+-ATPase activity of bovine corneal endothelial cells. Ocul Immunol Inflamm 14: 215-223, 2006.
10) Doi K, et al: C-type natriuretic peptide induces redifferentiation of vascular smooth muscle cells with accelerated reendothelialization. Arterioscler Thromb Vasc Biol 21: 930-936, 2001.
11) Ahluwalia A, et al: Endothelium-derived C-type natriuretic peptide: more than just a hyperpolarizing factor. Trends Pharmacol Sci 26: 162-167, 2005.

6 血管内皮障害
―nitric oxide の観点から―

Ⅴ 実験的研究

はじめに

　グルココルチコイド過剰による特発性大腿骨頭壊死症（ION）の病態は大腿骨頭の微小循環障害に起因する阻血性骨壊死と考えられている．本症では，大腿骨頭の栄養動脈に器質的変化がみられないことから，骨壊死は血管の収縮や拡張に基づく大腿骨頭への血流供給調節機能の破綻によることが考えられる．このような血管トーヌスの制御は主として血管内皮細胞が担っていることから，本稿ではグルココルチコイド過剰による血管内皮機能障害について，特に一酸化窒素（nitric oxide：NO）の観点から述べる．

1 血管作動性物質による血管内皮機能制御機構

　血管内皮細胞は血管作動性物質の分泌や放出により，抗炎症作用，血管透過性制御作用，抗血栓作用，中膜平滑筋細胞の収縮・弛緩制御作用，ならびに遊走・増殖抑制作用などを発揮している[1]．血管作動性物質の中でも NO は血管内皮機能，特に中膜平滑筋細胞の収縮や弛緩の制御に最も重要であり，グアニル酸シクラーゼの活性化，サイクリック GMP の生成，プロテインキナーゼ G の活性化により，カルシウムイオンの細胞内流入を抑制し，中膜平滑筋細胞を弛緩させる（図1）．

　NO は L-arginine を基質としてカルモジュリン存在下で NO 合成酵素（NOS）により生成される．血管内皮細胞には Ca^{2+} 依存性である構成型 NOS（eNOS）と Ca^{2+} 非依存性の誘導型 NOS（iNOS）が存在している．血管トーヌス制御に主に関与しているのは eNOS であり，シェアストレスあるいはアセチルコリンやブラジキニンの刺激により，tetrahydrobiopterin（BH4）を補酵素として NO を産生する．eNOS にはリン酸化による活性調節機構もあり，phosphoinositide 3-kinase（PI3K）および Akt の活性化は，eNOS の Ser1177 をリン酸化することで NO 産生を高める．

　eNOS の発現は eNOS 遺伝子の転写活性調節と転写後調節の二つの制御を受け，シェアストレスは eNOS 遺伝子プロモーター活性の亢進と mRNA の安定性の増大により eNOS 発現を亢進する[2]．また，近年，Zn フィンガー型転写因子である Kruppel-like factor 2（KLF2）が eNOS プロモーターの -652～-644 に結合し転写活性を亢進することが見いだされ，その転写活性調節に最も重要であることが報告された[2]．

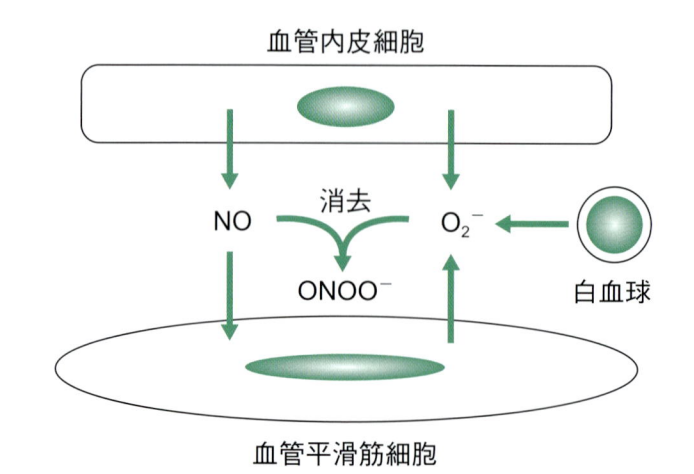

■図1　血管内皮細胞による血管平滑筋細胞の制御機構

血管内皮細胞は一酸化窒素(NO)を産生し放出することで血管平滑筋細胞の収縮や弛緩を制御している．血管内皮細胞，平滑筋細胞および白血球から産生される superoxide (O_2^-) は NO を消去し，peroxynitrite(ONOO⁻)を生成する．

一方，血管内皮細胞，好中球，単球・マクロファージなどの白血球，平滑筋細胞で産生される活性酸素である superoxide (O_2^-) は NO を消去し，その生物学的利用度 (NO bioavailability) を低下させ，その結果生成される peroxynitrite (ONOO⁻) も血管内皮細胞を障害する．superoxide の産生源としては，NADPH oxodase, Xanthine oxidase, ミトコンドリア電子伝達系があり，BH4 欠乏時には eNOS からも産生される．糖尿病，高血圧，高コレステロール血症，喫煙などの動脈硬化危険因子は，eNOS の発現や活性化を抑制し，活性酸素の産生を増加させることで，NO と活性酸素の産生のアンバランスによって NO bioavailability を低下させ，血管内皮機能を障害する[1]．

2 グルココルチコイドによる血管内皮機能障害

グルココルチコイド過剰による高血圧の主病態は塩分貯留ではなく，末梢血管抵抗増大と考えられている[3]．われわれは自己免疫疾患患者において，前腕の一過性阻血（5分間）の解放後に生じる内皮依存性末梢血流増加反応（反応性充血）を容積脈波により評価した．この結果，グルココルチコイド投与後（平均28日後）では反応性充血が著しく低下しており（図2），一方，NO 供与薬であるニトログリセン舌下による内皮非依存性血流増加反応には変化がなかった．さらにこの反応性充血低下の程度の独立した規定因子は，グルココルチコイド総投与量と投与期間であり，総コレステロールや血糖値の変化とは相関がなかった[4]．これらは，血管内皮機能低下が血管内皮細胞へのグルココルチコイドの直接作用によることを示している．

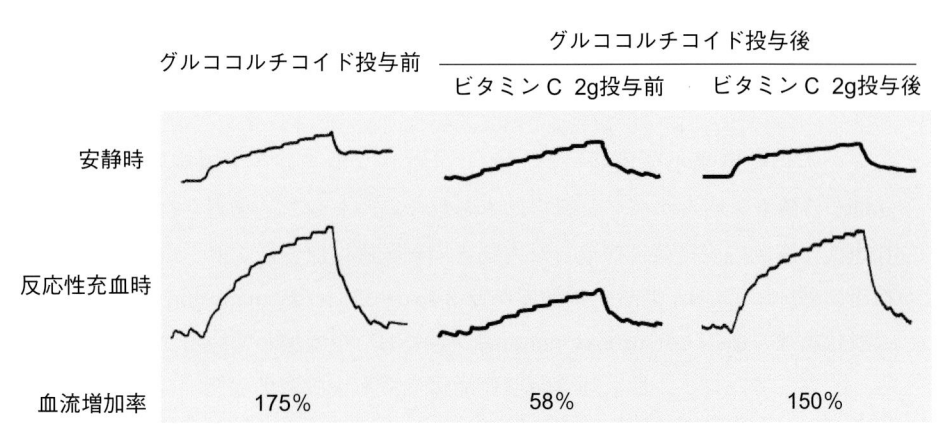

■図2 グルココルチコイド投与による反応性充血時血流増加反応の低下とビタミンCによる改善

症例は20歳，男性で，多発性硬化症によりプレドニゾロンを計4,450mg内服している．グルココルチコイド治療により反応性充血時の血流増加反応は著しく低下したが，抗酸化薬であるビタミンC 2gの服用により改善している．

3 グルココルチコイドによる血管内皮機能障害の機序

　Wallerathら[5]はラット，マウスおよび培養内皮細胞を用いた検討により，グルココルチコイド過剰は，eNOS mRNAの不安定性の増大とeNOS遺伝子プロモーター活性の低下により，eNOSの発現を抑制することを報告した．著者らの検討でもデキサメサゾンはマウス大動脈やヒト臍帯静脈血管内皮細胞（HUVEC）のeNOS発現と活性化を抑制した．また，グルココルチコイドによるカリクレイン・キニン系の活性低下やブラジキニン生成低下によるNO産生低下も報告されている．

　一方，Suzukiら[6]はspontaneously hypertensive ratの細小動脈血管内皮細胞では活性酸素産生が亢進しており，この亢進はグルココルチコイド受容体拮抗薬の投与や副腎摘出により減弱することを報告した．また，Zhangら[7]はデキサメサゾン慢性投与ラットでは血圧上昇と酸化ストレスマーカーであるF_2-isoprostaneの血漿濃度が上昇し，superoxide scavengerであるtempolの投与により高血圧の発症が抑制されることを見いだしている．著者ら[4]は，前述のグルココルチコイド治療患者において，強力な抗酸化作用を有するビタミンCの大量投与が，反応性充血低下を劇的に改善することを報告した（図2）．さらに，免疫組織化学を用いて，グルココルチコイド過剰症の骨格筋内小動脈内皮細胞でnitortyrosineの増加も見いだしている．nitortyrosineはsuperoxideとNOの反応物であるperoxynitriteがtyrosine残基をニトロ化する結果生成されるもので，活性酸素によるNO消去のバイオマーカーである．著者ら[4]はHUVECにおいても，デキサメタゾンが活性酸素とnitortyrosineの生成を増加させ，NO産生を低下させることを明らかにした．すなわち，グルココルチコイドによる血管内皮機能障害には，eNOS発現低下と活性酸素によるNO消去の両者が関与していると考えられる．

4 ステロイド性大腿骨頭壊死症の発生における グルココルチコイド誘発性血管内皮機能障害の意義

　人の大腿骨頭微小循環系において，グルココルチコイド過剰による NO bioavailability の低下を明らかにした報告はみられない．しかし，著者らはステロイド性大腿骨頭壊死症例の手術時に採取した大腿骨内細動脈（血管径 150〜300 μm）の内膜・中膜層において，DNA 過酸化指標である 8-hydroxy-deoxyguanosine（8-OHdG）と脂質過酸化指標である 4-hydrooxy-nonenal（4-HNE）が増加していることを見いだしている．一方，アルコール性大腿骨頭壊死症例や変形性股関節症例では，これらの染色性は認められなかった．また，全身性エリテマトーデス患者における大腿骨頭の阻血は，ステロイド投与開始後 3〜6 ヵ月以内の早期に生じることが報告されており[8]，これは前述のグルココルチコイドによる血管内皮機能低下の出現時期と一致している．以上の成績はグルココルチコイド過剰が大腿骨頭細動脈において活性酸素産生の亢進による NO bioavailability の低下を引き起こす可能性を示唆するものである（図 3）．

　このような病態仮説より，血管内皮機能はステロイド性大腿骨頭壊死症の予防標的である可能性が考えられる．たとえば，スタチンはコレステロール合成を抑制するとともに，その合成経路の中間産物であるイソプレノイド中間体の形成を抑制することで，多面的効果を発揮する[9]．これらのうち，Rho の活性化抑制による eNOS mRNA の安定化や KLF2 の発現亢進による eNOS 遺伝子プロモーター活性の亢進，PI3-Akt

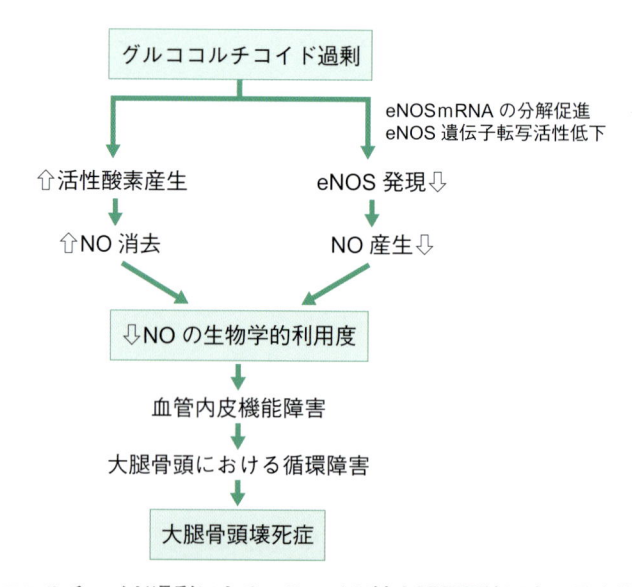

■図 3　グルココルチコイド過剰によるステロイド性大腿骨頭壊死症の発症機序仮説

グルココルチコイド過剰は内皮型一酸化窒素合成酵素（eNOS）の mRNA の分解促進ならびに eNOS 遺伝子転写活性低下により eNOS 発現を低下させ，さらに，活性酸素の産生亢進によって NO の生物学的利用度の低下を惹起する．この結果，血管内皮機能障害による循環障害によって大腿骨頭壊死症が発症する可能性がある．

活性化による eNOS 活性化は，グルココルチコイド過剰による NO 産生抑制機構に合致しており，改善効果が期待できる．また，スタチンは rac-1 のイソプレニル化阻害により NADPH オキシダーゼによる活性酸素産生を抑制することが知られており[9]，著者ら[10,11]はピタバスタチンが酸化ストレス抑制を介して，アンジオテンシン II 負荷 eNOS ノックアウトマウスの心腎障害を改善することを報告した．グルココルチコイド過剰動物モデルにおける検討では，ピタバスタチンがデキサメサゾンによる大動脈組織での活性酸素の産生亢進と eNOS 発現および NO 産生の減少を改善するとともに，血圧上昇を防止し，大腿動脈の血流依存性血管拡張反応低下を改善することを見いだしている．また，HUVEC における検討でも，eNOS mRNA 分解の抑制，eNOS 遺伝子転写活性の亢進ならびに活性酸素産生の抑制を介して，デキサメサゾンによる NO 産生低下を改善していた．さらに，最近，ステロイド誘発性骨壊死ウサギモデルにおいて，ピタバスタチンが骨壊死発生を抑制したことが報告されている[12]．人における検討でも，retrospective study ではあるが，スタチンが本症を予防する可能性が報告されている[13]．スタチンによるステロイド性大腿骨頭壊死症予防効果については，今後，大規模な臨床研究による実証が必要である．

　グルココルチコイド過剰は eNOS 発現と活性化抑制による NO 産生の抑制，ならびに活性酸素産生増加による NO 消去亢進を介して NO bioavailability を低下させ，血管内皮機能障害を引き起こす．グルココルチコイド誘発性血管内皮機能障害は，大腿骨頭での循環不全を惹起しうるという点で，ステロイド性大腿骨頭壊死症の主要病態である可能性があり，予防における重要な標的と考えられる．

[文　献]

1) Weber RMF, et al: Atherosclerosis and the two faces of endothelial nitric oxide synthase. Circulation 97: 108-112, 1998.
2) Searles CD: Transcriptional and posttranscriptional regulation of endothelial nitric oxide synthase expression. Am J Physiol Cell Physiol 291: C803–C816, 2006.
3) Whitworth JA: Studies on the mechanisms of glucocorticoid hypertension in humans. Blood Pressure 3: 24-32, 1994.
4) Iuchi T, et al: Glucocorticoid excess induces superoxide production in vascular endothelial cells and elicits vascular endothelial dysfunction. Circ Res 92: 81-87, 2003.
5) Wallerath T, et al: Down-regulation of the expression of endothelial NO synthase is likely to contribute to glucocorticoid-mediated hypertension. Pro Nat Aca Sci USA 96: 13357-13362, 1999.
6) Suzuki H, et al: In vivo evidence for microvascular oxidative stress in spontaneously hypertensive rats. Hydroethidine microfluorography. Hypertension 25: 1083-1089, 1995.
7) Zhang Y, et al: The antioxidant tempol prevents and partially reserves dexamethasone-induced hypertension in the rat. Am J Hypertens 17: 260-265, 2004.
8) Nagasawa K, et al: Imaging study on the mode of development and changes in avascular necrosis of the femoral head in systemic lupus erythematosus: long term observations. Br J Rheumatol 33: 343-347, 1994.
9) Wolfrum S: Endothelium-Dependent Effects of Statins. Arterioscler Thromb Vasc Biol 23: 729-736,

2003.
10) Yagi S, et al: Pitavastatin, an HMG-CoA Reductase Inhibitor, Exerts eNOS-Independent Protective Actions Against Angiotensin II Induced Cardiovascular Remodeling and Renal Insufficiency. Circ Res 102: 68-76, 2008.
11) Yagi Y, et al: eNOS-independent Protective Action of Statin Against Angiotensin II-induced Atrial Remodeling via Reduced Oxidant Injury. Hypertension 55: 918-923, 2010.
12) Nishida K, et al: Pitavastatin may reduce risk of steroid-induced osteonecrosis in rabbits. A preliminary histological study. Clin Orthop Relat Res 466: 1054–1058, 2008.
13) Pritchett JW: Statin therapy decreases the risk of osteonecrosis in patients receiving steroids. Clin Orthop Relat Res 386: 173-178, 2001.

Ⅴ 実験的研究

7 ピタバスタチンによるステロイド性骨壊死発生予防
―動物モデルでの検討―

はじめに

　ステロイド性大腿骨頭壊死症は，SLE，ネフローゼ症候群，腎移植後などの基礎疾患への治療としてステロイド大量投与を受けた患者のうち，約3〜40％に発生することが報告されている[1,2]．ひとたび圧潰が生じると，ほとんどの患者は手術を余儀なくされる[2,3]．ステロイド性大腿骨頭壊死症の発生を予防することは，本疾患に対する理想的治療戦略の一つといえる．

　これまでの動物およびヒトにおける研究により，骨壊死の病因としていくつかの因子が提唱されている．ヒトにおける研究では，骨頭栄養血管における血栓もしくは脂肪塞栓による血行の途絶により，血管閉塞をきたしているという報告がされている[4,5]．家兎の骨壊死モデルにおける研究では，血栓性の凝固障害と高脂血症が骨壊死の発生に関連していると報告されている[6,7]．最近の臨床的および基礎的研究では，抗高脂血症薬による骨壊死予防効果の評価が行われている[8,9]．

　3ヒドロキシメチル3グルタリルCoA（HMG-CoA）還元酵素阻害薬（スタチン）は，肝内でHMG-CoAのメバロネートへの変換をブロックすることでコレステロールの生合成を阻害する[10]．スタチンは，高脂血症治療薬としてだけではなく，冠動脈疾患の予防薬としても広く使用されている[11]．ピタバスタチンは，新しく開発された第三世代スタチンで，強力かつ作用時間の長い脂質合成阻害薬であり，肝における low density lipoprotein（LDL）レセプターの増強および，very low density lipoprotein（VLDL）の分泌を抑制することで，トータルコレステロール（TC）および中性脂肪（TG）を低下させる作用を有している．ピタバスタチンは他のスタチンと比べ，より強力な脂質低下作用を有している[12]．

　著者らは，このピタバスタチンが家兎ステロイド性骨壊死発生を減少させうるか，そしてステロイド性骨壊死に付随して生ずる高脂血症を改善しうるかについて検討を行った．

1 ステロイド性骨壊死動物モデル

　本研究ではステロイド性骨壊死の家兎動物モデルを用いた[7]．すべての家兎は九州大学アニマルセンターにて飼育され，すべての実験は日本倫理委員会の第105条，お

および九州大学動物実験ガイドラインに従って行われた．

1）動物

65羽の成熟（骨端線の閉じているもの）雄日本白色家兎（28～32週齢）を使用した．これらを，ステロイド投与のみを行った群（コントロール群：CTR群　n＝30）と，ステロイド投与に加えピタバスタチン投与をした群（ピタバスタチン投与群：PS群　n＝35）の二群に分け，それぞれの組織学的，血清学的変化について検討を行った．

2）方法

20 mg/kgのメチルプレドニゾロン（MPSL）を，右殿筋内へ1回筋注投与を行った（0週）．CTR群は，MPSL以外の薬剤投与は行わず，MPSL投与後2週にて犠牲死とした．PS群は，MPSL投与2週前より2週後までの4週間，0.7 mg/kg/dayのピタバスタチンを毎日静脈内投与し，その後犠牲死とした．

3）骨壊死の病理組織学的検索

骨壊死の組織学的診断は，過去に報告されている論文に基づき，ステロイド投与後2週で行った[8,13]．骨壊死の有無についての組織学的評価は，両側の大腿骨と上腕骨の近位三分の一および遠位端顆部の計8ヵ所で行い，骨髄細胞の破砕片の集積，周囲の骨髄細胞壊死を伴う骨梁の核の空洞化もしくは，骨梁内骨細胞の核の濃縮像を呈するものを骨壊死と診断した[6,7]．8部位中1ヵ所にでも壊死領域が認められれば，その家兎には骨壊死が発生したと診断した．

4）骨髄脂肪細胞径の測定

骨壊死の有無を組織学的に評価すると同時に，骨髄脂肪細胞の大きさについても形態学的評価を行った．切片の電子画像をイメージプロセッサーへ送信することが可能であるカメラを用いて，ビデオモニター上に脂肪細胞を表示し，マウスパッドトレーシングインストルメントを用いて骨髄脂肪細胞径を測定した[14]．非壊死領域から無作為に4視野（1視野＝$4\times10^{-8}m^2$）を選択し，その視野内の100個の脂肪細胞の長径を測定し，その平均を脂肪細胞径とした．

5）血液学的検索

血液サンプルについては，耳動脈より空腹時動脈血を採取した．MPSLを投与する直前（0週）およびMPSL投与後1週，2週の早朝に採血を行った．ピタバスタチンの脂質低下作用を評価するために，TC，LDLコレステロール，high density lipoprotein（HDL）コレステロール，VLDLおよびTGを測定した．

6）統計学的解析

データは，平均値±標準誤差で表記した．脂肪細胞径の大きさに関する統計学的評価は，シェフ法のポストホックテストを用いた分散分析法にて行った．また血清学的データについては，反復測定分散分析法を用いて評価を行った．統計学的分析はStatView j-0.5software programを用いて行った．

2 ピタバスタチン投与による骨壊死発生予防効果

1）骨壊死発生頻度

PS群における骨壊死の発生率は，CTR群に比して有意に低下しており（p＝0.008），CTR群で30羽中21羽（70％）であったのに対し，PS群では35羽中13羽（37％）であった．

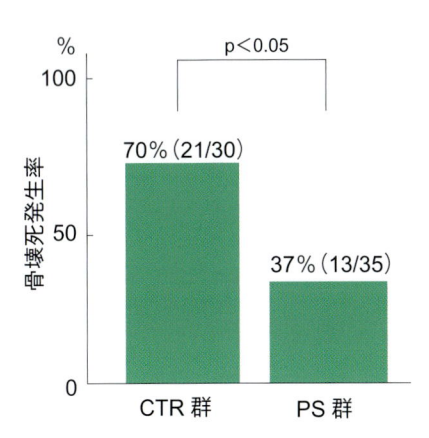

■図1　ピタバスタチン投与（PS）群とコントロール（CTR）群での骨壊死発生率
ピタバスタチン投与群での骨壊死発生率（37％）は，コントロール群（70％）に比して，有意に低下していた．（p＝0.008）

2）骨壊死の病理組織像

肉眼的に骨幹端部および骨幹部において黄色の領域が認められ，同部では，組織学的に骨髄細胞の破砕片の集積，および核の空洞化を伴う骨梁が認められた（図2）．これらの所見は，骨壊死陽性であったすべての家兎で等しく認められた．

3）骨髄脂肪細胞径

骨髄脂肪細胞径は，PS群（56.6±10μm）がCTR群（60±4μm）に比して有意に縮小していた．（p＝0.002）またCTR群において，骨壊死を認めた家兎群（61.2±2.7μm）では，骨壊死を認めない家兎群（56.5±2.5μm）に比して有意な脂肪細胞径の増大を認めた．（p＝0.0001）

4）血液学的所見

TCについては，PS群はCTR群に比して，実験期間中を通して有意に（p＝0.001）低下していた（図3A）．LDLコレステロール値もPS群はCTR群に比して有意に（p＜0.0001）低下していた（図3B）．LDLコレステロール：HDLコレステロール比に関しては，ステロイド投与直前の0週においては，CTR群がPS群に比して有意に（p＝0.0002）低かったにもかかわらず，実験期間中の平均値は，PS群はCTR群に比して有意に（p＜0.0001）低下していた．しかし，VLDLやTGについては，両群間に有意差は認められなかった．

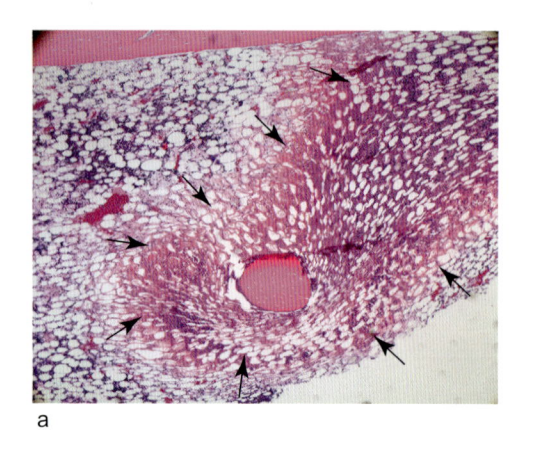

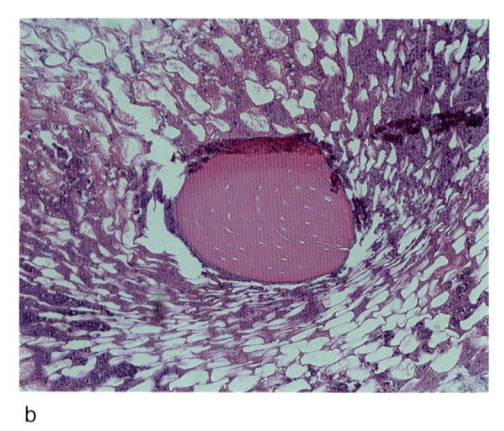

■図2　骨壊死組織像
a. ステロイド投与後2週．健常領域に比べ，好酸性に染色されている骨壊死領域（矢印）を認める．(HE 染色×40)
b. 高倍率所見．骨髄細胞の破砕片の集積と空洞化を伴う骨梁を認める．(HE 染色×100)

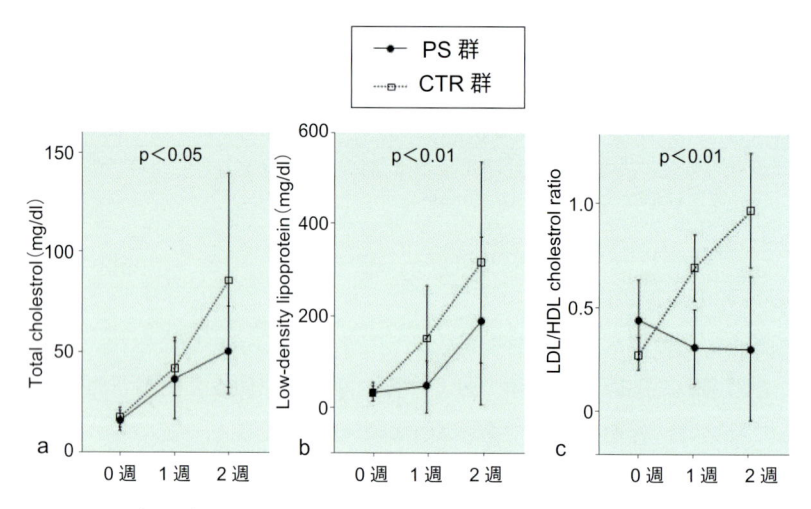

■図3　コントロール（CTR）群とピタバスタチン投与（PS）群におけるトータルコレステロール（TC），LDL コレステロール，LDL コレステロール：HDL コレステロール比
a. TC は，ピタバスタチン群がコントロール群に比して全期間を通じて有意に低下していた．（p＝0.001）
b. LDL コレステロールは，ピタバスタチン投与群がコントロール群に比して常に有意に低下していた．（p＜0.0001）
c. LDL コレステロール：HDL コレステロール比の期間中の平均は，ピタバスタチン投与群がコントロール群に比して有意に低下していた．（p＜0.0001）

3　スタチンの多面的作用とステロイド性骨壊死

　今回の実験結果により，ピタバスタチンは家兎におけるステロイド性骨壊死発生のリスクを減少させる可能性が示唆された．
　スタチンは，脂質低下作用とは独立した，動脈硬化の進行やプラークの不安定性な

どに対する有益な作用をもつことが報告されている[15]．これらのスタチンの多面的作用は，血管内皮機能の改善，抗血栓作用，プラーク安定化，抗炎症作用，抗酸化作用などを含んでいる[16]．さらに，最近の研究では，スタチンは脂質生成を抑制するだけでなく，骨形成を促進すると報告されている[17]．これらのさまざまなスタチンの作用が，本実験においてピタバスタチンがステロイド性骨壊死発生を予防したことに重要な役割を担っていると考えられた．

著者らが，多くのスタチンの中からピタバスタチンを選択した主な理由は二つある．一つは，ピタバスタチンが，プラバスタチン，シンバスタチン，アトルバスタチンといった他の新しいスタチン製剤よりも，より強力なLDLコレステロール低下作用をもつからである[12]．もう一つの理由は，ピタバスタチンがシトクロームP450（CYP）による代謝をほとんど受けず，CYP3A4アイソザイムをほとんど含まないCYP2C9を通して主に代謝されているからである．他の新しいスタチンである，シンバスタチン，ロバスタチン，アトルバスタチン，セリバスタチンは，CYP3A4を通して代謝される[18]．よってそれらの薬剤を使用すると，同じくCYP3A4を通して代謝されるステロイドとの間で薬理的相互作用が生じる可能性があり，ピタバスタチンを使用することでその危険性を軽減できると考えた．

デキサメサゾンは骨髄間質細胞の脂肪細胞への分化を促進すると同時に，タイプⅠコラーゲンとオステオカルシンmRNAの発現を代償として，骨髄内での脂肪集積を促進すると報告されている[19]．このメカニズムにより，ステロイド投与により生じる骨髄内脂肪細胞の肥大化と増殖が起こっている可能性がある．さらに，高いLDLコレステロール：HDLコレステロール比は，脂質が中枢から末梢へ輸送されていることを反映する指標であり，家兎におけるステロイド性骨壊死の危険因子の一つとされている[20]．今回ピタバスタチン投与群においてLDLコレステロール：HDLコレステロール比の減少を認め，さらに骨髄脂肪細胞径の縮小も認められた．骨髄脂肪細胞内での脂肪沈着を減少させ脂肪細胞の肥大化を抑制したことも，ピタバスタチンによる骨壊死予防効果の一因になっていると考えられた．

最近の家兎の動物実験の研究において，ワルファリンとプロブコールの併用投与によるステロイド性骨壊死の予防の可能性が報告されている[8]．さらに，Ichisekiら[13]は，ステロイド性骨壊死発生において，酸化ストレスが重要な役割を担っていると報告している．これらの報告より，ステロイド性骨壊死の病因には，高脂血症，凝固系異常，そして酸化ストレスなどを含む多面的要素があると考えられる．近年，スタチンは，血管内皮の保全維持作用，阻血再還流による血管内皮障害の減少作用，また炎症や凝固系のカスケードを抑制する作用なども有することが報告されている[16]．それゆえ，LDLコレステロール低下作用だけではなく，これらの多面的な作用もピタバスタチンによる骨壊死発生予防に大きく関与したのではないかと考えている．

本研究により，第三世代のHMG-CoA還元酵素阻害薬であるピタバスタチンは，家

兎におけるステロイド性骨壊死を予防する可能性があることが示唆された．

[文　献]

1) Abeles M, et al: Aseptic necrosis of bone in systemic lupus erythematosus. Relationship to corticosteroid therapy. Arch Intern Med 138: 750-754, 1978.
2) Koo KH, et al: Quantifying the extent of osteonecrosis of the femoral head. A new method using MRI. J Bone Joint Surg Br 77: 875-880, 1995.
3) Ohzono K, et al: Natural history of nontraumatic avascular necrosis of the femoral head. J Bone Joint Surg Br 73: 68-72, 1991.
4) Fisher DE: The role of fat embolism in the etiology of corticosteroid-induced avascular necrosis: clinical and experimental results. Clin Orthop Relat Res 130: 68-80, 1978.
5) Wang GJ, et al: Fat-cell changes as a mechanism of avascular necrosis of the femoral head in cortisone-treated rabbits. J Bone Joint Surg Am 59: 729-735, 1977.
6) Yamamoto T, et al: Corticosteroid enhances the experimental induction of osteonecrosis in rabbits with Shwartzman reaction. Clin Orthop Relat Res 316: 235-243, 1995.
7) Yamamoto T, et al: Effects of pulse methylprednisolone on bone and marrow tissues: corticosteroid-induced osteonecrosis in rabbits. Arthritis Rheum 40: 2055-2064, 1997.
8) Motomura G, et al: Combined effects of an anticoagulant and a lipid-lowering agent on the prevention of steroid-induced osteonecrosis in rabbits. Arthritis Rheum 50: 3387-3391, 2004.
9) Wang GJ, et al: The pathogenesis and prevention of steroid-induced osteonecrosis. Clin Orthop Relat Res 370: 295-310, 2000.
10) Goldstein JL, et al: Regulation of the mevalonate pathway. Nature 343: 425-430, 1990.
11) Shepherd J, et al: Prevention of coronary heart disease with pravastatin in men with hypercholesterolemia. West of Scotland Coronary Prevention Study Group. N Engl J Med 333: 1301-1307, 1995.
12) Hayashi T, et al: A new HMG-CoA reductase inhibitor, pitavastatin remarkably retards the progression of high cholesterol induced atherosclerosis in rabbits. Atherosclerosis 176: 255-263, 2004.
13) Ichiseki T, et al: Oxidative stress and vascular permeability in steroid-induced osteonecrosis model. J Orthop Sci 9: 509-515, 2004.
14) Miyanishi K, et al: Bone marrow fat cell enlargement and a rise in intraosseous pressure in steroid-treated rabbits with osteonecrosis. Bone 30: 185-190, 2002.
15) Liao JK: Isoprenoids as mediators of the biological effects of statins. J Clin Invest 110: 285-288, 2002.
16) Sowers J: Effects of statins on the vasculature: implications for aggressive lipid management in the cardiovascular metabolic syndrome. Am J Cardiol 91: 14-22, 2003.
17) Li X, et al: Lovastatin inhibits adipogenic and stimulates osteogenic differentiation by suppressing PPARgamma2 and increasing Cbfa1/Runx2 expression in bone marrow mesenchymal cell cultures. Bone 33: 652-659, 2003.
18) Mukhtar RY, et al: Pitavastatin. Int J Clin Pract 59: 239-252, 2005.
19) Cui Q, et al: Steroid-induced adipogenesis in a pluripotential cell line from bone marrow. J Bone Joint Surg Am 79: 1054-1063, 1997.
20) Miyanishi K, et al: A high low-density lipoprotein cholesterol to high-density lipoprotein cholesterol ratio as a potential risk factor for corticosteroid-induced osteonecrosis in rabbits. Rheumatology (Oxford) 40: 196-201, 2001.

V 実験的研究

8 骨内DNA酸化障害の骨壊死への関与とグルタチオンによる予防効果

はじめに

特発性大腿骨頭壊死症（ION）は青壮年期成人に好発し発症後早期に進行することが多いため，股関節が破壊され歩行障害を引き起こすことで"quality of life"が著しく障害される疾患である．また，治療に関しては手術療法を要することが多く，厚生労働省難治性疾患克服研究事業に指定されている．本疾患の誘因はステロイド，アルコール，狭義の特発性が挙げられる．そのうち，ステロイド性大腿骨頭壊死症は約50％を占めている[1]．

近年，ステロイド性大腿骨頭壊死症の発生機序を明らかにするためにさまざまな検討が行われている．これまでに多くの優れた検討が報告されており，脂肪塞栓説，コンパートメント説，血管障害，脂質代謝異常，凝固線溶系異常などの諸説[2-5]が提唱されてきた．最終的には骨内の阻血性の変化が原因という意見は一致しているが，詳細な病態はいまだに不明であり効果的な予防法は確立されていない．近年これらの諸説に加え，著者らは骨壊死発生と酸化ストレスの関与について検討してきた．現在までに，本疾患の動物モデルとして一般的に使用されているステロイド投与家兎モデルにて酸化ストレスの発生を確認し，抗酸化剤による有意な骨壊死発生率の抑制について示した[6,7]．さらに，ラットにおいて酸化誘発剤投与のみで骨壊死が発生することを確認した[8]．本稿ではステロイド投与による骨内の酸化障害および抗酸化剤であるグルタチオンによる骨壊死発生予防の可能性について概説する．

1 生体内酸化ストレス

まず著者らの研究の基盤となっている酸化ストレスについて簡単に述べる．酸化ストレスとは一般に生体内において生成される活性酸素群の酸化障害力と，生体がもつ抗酸化能力の差として定義される．有酸素呼吸を行う生物では酸素を還元することでエネルギーを産生しており，その過程で活性酸素群が生成される．一方で細胞はこれらの活性酸素群に対する抗酸化分子群を有しており，これらが総合的に生体内の酸化還元状態を平衡に保っている．しかし，何らかの原因で酸化状態に傾くと活性酸素群や活性窒素群が増加し，還元型グルタチオン（GSH）をはじめとする抗酸化酵素などが低下するという状態に陥る．その結果，血管内皮障害や組織障害，細胞死などが惹

起され,癌,高血圧症,動脈硬化症,脳梗塞,心筋梗塞など種々の疾患の発症,進展に大きく関与しているとされている[9-12].現在,酸化ストレスを評価するためにいくつかの酸化ストレスマーカーが開発されており,8-hydroxy-2-deoxyguanosine(8-OHdG)や酸化LDL受容体(lectinlike oxidized low-density lipoprotein receptor-1, LOX-1)などがよく知られている.

著者らは,このようにさまざまな病態に関連性を持ち,多分野にわたって研究が行われている生体内酸化ストレスがステロイド性大腿骨頭壊死症の発生と何らかの関係があると考えた.

2 ステロイド投与後の生体内酸化ストレスと骨内での酸化障害

日本白色家兎を使用し,酢酸メチルプレドニゾロン(MPSL)を投与した家兎骨壊死モデルで検討を行った.本モデルはステロイド投与後14日で70〜90%の再現性の確認されている非常に優れたモデルであり,Yamamotoら[13,14]によって開発された.著者らも,病理組織学的に検討したところステロイド投与後5日までに骨壊死を発生した個体はなく,14日で約70%に骨壊死を認めた(図1).また,耳動脈から採血し血中のGSHおよび過酸化脂質(LPO)の変動を調査し,酸化ストレスの発生について検討した.GSHはステロイド投与後3日ですでに有意な減少を示し,遅れて3〜5日でLPOの上昇を認めた.骨壊死発生機序の解明には骨壊死が生じる前段階での骨内での観察が重要との考えから,ステロイド投与後1日,3日,5日に,酸化の状態を確認するために8-OHdGを指標として免疫組織化学的検討を行った.その結果,ステロイド投与後5日までにはすでに骨内がDNA酸化障害に陥っていることが示された(図1).すなわち,ステロイド投与後からすでに5日以内で骨壊死につながる異常の

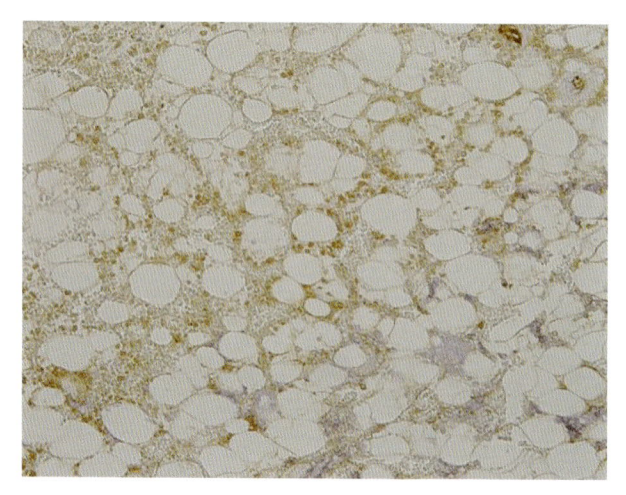

■**図1 ステロイド単独投与群5日目の8-OHdGによる免疫染色**(×100)
8-OHdG陽性細胞の集積が認められ,骨内での酸化障害が存在している.

出現していることが示された．

3 酸化誘発剤による骨壊死発生

　次に酸化ストレスが実際に骨壊死を引き起こすことを証明できれば，予防法への道が開けると考えた．そこで，Wister 系ラットに酸化ストレス誘発剤 Buthionine Sulfoximine（BSO）500 mg/kg，1000 mg/kg を 14 日間連日皮下投与もしくは単回腹腔内投与したところ，いずれも投与後 7 日以降で約 30〜40％に病理組織学的に骨壊死が誘発された（図 2）．また，家兎においても BSO 500 mg/kg の連日静脈投与でステロイド投与モデルと同部位に約 30％と発生率は低いながらも骨壊死が生じていることを確認した．

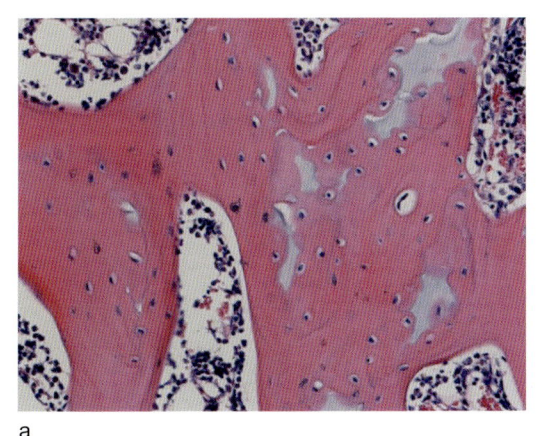

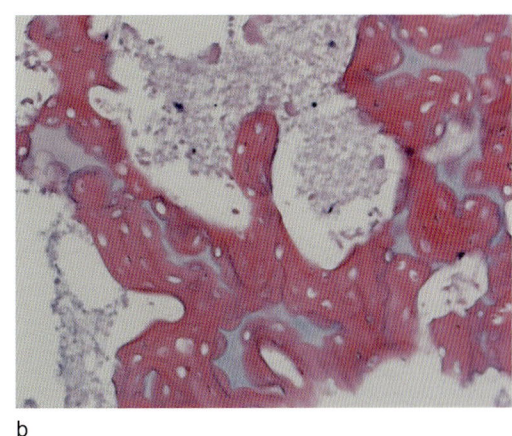

■図2　ラット骨頭における組織（HE 染色×200）
a．正常な組織．
b．酸化誘発剤投与の組織．骨細胞の empty lacunae を広範囲に認める．

　BSO は酸化ストレス誘発剤であり，特に生体内における GSH の合成を阻害させ酸化ストレスを誘発する薬剤である[15]．本実験から，生体内の GSH 阻害による酸化ストレスの発生が骨壊死発生の重要な原因の一つであることが確認できた．また，これまでラットに対してステロイドを投与しても再現性良く骨壊死を誘発することはできず，ラットでの骨壊死実験は敬遠されていた．本実験でのラットにおける酸化ストレス誘発骨壊死は，遺伝子学的検索に有利であることやヒトにおける好発部位である大腿骨頭に骨壊死が発生したことから，今後のステロイド性骨壊死の発生機序解明および予防法の確立において非常に重要なモデルになると考えている．

4 抗酸化剤投与による骨壊死抑制効果

骨壊死と酸化ストレスとの関係に着眼することで，生体内の GSH 低下もしくは阻害が骨壊死発生に関与していることを確認できたことから，GSH 投与による骨壊死発生抑制実験を行った．家兎に対し MPSL を 4 mg/kg 投与した骨壊死モデル（M4 群），MPSL を 20 mg/kg 投与した骨壊死モデル（M20 群）を作製した．また，それぞれの群に対し抗酸化酵素の一つである GSH 5 mg/kg を，ステロイド投与同日より 5 日間連日静脈投与した群（G4 群，G20 群）を作製した．抗酸化剤による骨壊死予防効果を病理組織学的に骨壊死の発生率の差で評価した．骨壊死発生率は M4 群で 70％，M20 群で 90％であったのに対し，GSH を投与した G4 群では 0％，G20 群では 30％であり，M4 群と G4 群間および M20 群と G20 群間に有意差を認めた（$P<0.05$）（図 3）．つまり GSH を投与することで有意に骨壊死の発生が抑制された．本検討から生体内の GSH を維持することで，ステロイド投与による酸化ストレスの発生を抑制できれば，骨壊死発生率の有意な低下につながることが考えられた．一方で，M20 群での骨壊死発生率が M4 群と比較して増加していたことや，G20 群においては完全に予防しきれず骨壊死発生率が 30％だったことから，ステロイド投与量の増加に伴い骨壊死の予防は困難になると考えられた．今後臨床的な応用を考慮した場合は，ステロイド投与量に応じて抗酸化剤の投与量および投与期間を決定する必要性があると考えている．

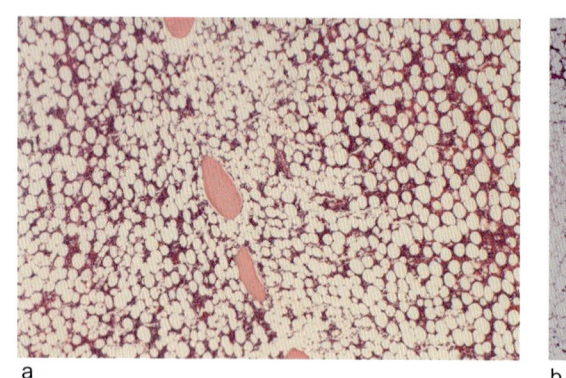

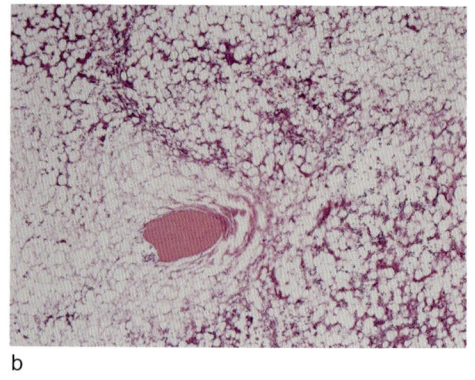

■図3 抗酸化剤による骨壊死の抑制（HE 染色×40）
a. ステロイド単独投与群．骨細胞の empty lacunae，その周囲の造血細胞や脂肪細胞の壊死を認める．
b. ステロイド投与と同時に還元型グルタチオンを投与した群．正常な組織像であり，骨壊死所見は認めない．

5 今後の展望

ステロイドは優れた薬効を示すため幅広い分野で活用されている．したがって，ステロイド投与に伴う骨壊死という深刻な病態を引き起こさないようにすることは非常に重要な課題である．

これまで当科で行ってきた実験の結果から，ステロイド投与後早期の骨内酸化ストレス発生，還元型グルタチオン阻害による酸化ストレス誘発に伴う骨壊死発生，および抗酸化剤である GSH の投与による骨壊死発生抑制を示してきた．これらから多因子関与が指摘されているステロイド性骨壊死発生の主要要因の一つが酸化ストレスであることが推察できる．また，アルコールによる障害にも酸化ストレスは考えられるため，アルコール誘発の骨壊死との共通点としても捉えることができると考えている．

現在，臨床学的にステロイド性大腿骨頭壊死症に対する有効な予防方法はなく，手術療法による治療が一般的である．しかしながら，これまでの検討から，生体内の GSH を保持することおよび生体内酸化ストレスの過剰な発生を抑制することによって骨壊死発生の予防につながる可能性が示された．今後臨床学的にステロイド投与時に，GSH をはじめとする抗酸化剤を併用して投与することで，これまで困難とされてきた骨壊死の発生を予防する道が開けるのではないかと考えている．酸化ストレスは種々の疾患への関与が指摘されているものの，いまだに black box の部分も多く，酸化ストレスから骨壊死にいたる機序も明らかにされていない．

著者らが検討してきた酸化ストレス，還元型グルタチオンを中心に述べてきたが，本疾患で忘れてはならないことは多因子要因が関与していることであり，骨だけではなく全身の病態として捉えることが重要である．

今後さらなる多方面からの研究を行い骨壊死の発生と酸化ストレスの関連を検討していくことで，ステロイド性大腿骨頭壊死症の病態および発生機序がより詳しく解明され，その発生予防が可能となる日が来ることを期待する．

[文献]

1) 福島若葉, 他：特発性大腿骨頭壊死症の全国疫学調査―最終結果―．厚生労働科学研究費補助金 難治性疾患克服研究事業 特発性大腿骨頭壊死症の予防と治療の標準化を目的とした総合研究 平成 18 年度 総括・分担報告書, pp1-6, 2007.
2) Jones J: Fat embolism and osteonecrosis. Orthop Clin North Am 16: 595-633, 1985.
3) Wang GJ, et al: Fat-cell changes as a mechanism of avascular necrosis of the femoral head in cortisone-treated rabbits. J Bone Joint Surg Am 59: 729-735, 1977.
4) Irisa T, et al: Osteonecrosis induced by a single administration of low-dose lipopolysaccharide in rabbits. Bone 28: 641-649, 2001.
5) Jones JP Jr: Intravascular coagulation and osteonecrosis. Clin Orthop Relat Res 277: 41-53, 1992.
6) Ichiseki T, et al: Oxidative stress and vascular permeability in steroid-induced osteonecrosis model. J Orthop Sci 9: 509-515, 2004.
7) Ichiseki T, et al: DNA oxidation injury in bone early after steroid administration is involved in the patho-

genesis of steroid-induced osteonecrosis. Rheumatology (Oxford) 44: 456-460, 2005.
8) Ichiseki T, et al: Oxidative stress by glutathione depletion induces osteonecrosis in rats. Rheumatology (Oxford) 45: 287-290, 2006.
9) Uzel N, et al: Erythrocyte lipid peroxidation and glutathione peroxidase activities in patients with diabetes mellitus. Horm Metabol Res 19: 89-90, 1987.
10) Song F, et al: Oxidative stress, antioxidant status and DNA damage in patients with impaired glucose regulation and newly diagnosis Type2 diabetes. Clin Sci (Lond) 112: 599-606, 2007.
11) Dhalla NS, et al: Role of oxidative stress in cardiovascular diseases. J Hypertens 18: 655-673, 2000.
12) Kataoka H, et al: Expression of lectinlike oxidized low-density lipoprotein receptor-1 in human atherosclerotic lesions. Circulation 99: 3110-3117, 1999.
13) Yamamoto T, et al: Effects of pulse methylprednisolone on bone and marrow tissues: corticosteroid-induced osteonecrosis in rabbits. Arthritis Rheum 40: 2055-2064, 1997.
14) Motomura G, et al: Dose effects of corticosteroids on the development of osteonecrosis in rabbits. : J Rheumatol 35: 2395-23959, 2008.
15) Hayashi T, et al: HMG CoA reductase reduce ischemic brain injury of Wister rats though decreasing oxidative stress on neurons. Brain Res 1037: 52-58, 2005.

V 実験的研究

9 ビタミンEのステロイド性骨壊死抑制効果

はじめに

ステロイド性骨壊死家兎モデルが1997年に開発されてから，ステロイド性骨壊死の病因・病態解析および予防法に関する多数の研究が行われた[1]．まず，ワルファリンとプロブコールの単独投与および併用によるステロイド性骨壊死予防効果が動物実験で示された[2]．この報告から過凝固状態や脂質代謝異常を抑制することが予防方法として重要であることが判明した．さらに各種スタチンによる骨壊死予防効果が実験的に次々に示された[3,4]．スタチンは脂質代謝異常を抑制する以外に多面的効果があることが知られており，その中にも予防につながるものが含まれていると考えられる．2005年にステロイド投与後早期に骨内に酸化ストレスが生じ，つづいて骨壊死が発生することが報告された[5]．病因論として酸化ストレス説が注目されるようになった．その後，強力な抗酸化物質であるビタミンEの中で最も抗酸化力が強いα-トコフェロールのステロイド性骨壊死抑制効果が検証され，その有効性が示された[6]．

本稿では，ビタミンEの生体内抗酸化機序とビタミンEによるステロイド性骨壊死の予防法の開発について概説する．

1 ビタミンEの生体内抗酸化機序[7,8]

生体膜やリポタンパクは酸化を受けやすい多価不飽和脂肪酸を豊富に含んでいる．これらの成分である脂質の酸化変性や酸化反応で生じる脂肪酸ラジカルによる障害は生体膜やリポタンパクの機能を低下させる．ビタミンEは生体膜表面付近にOH基の抗酸化バリヤーを張り巡らし，膜外から侵入してくるラジカルや膜内で生成される脂質ペルオキシラジカルを捕捉して連鎖反応を停止させ，脂質抗酸化作用を発現する．この作用によって生体膜やリポタンパクの機能低下が抑制される．これがビタミンEの生体内抗酸化機序の概要である．また，ラジカルを捕捉したビタミンEは，フェノキシラジカルあるいはトコフェロールカチオンに酸化され膜表面に現れるようになり，ビタミンCなどによって還元され再生される．この機序によってビタミンEは生体膜内にわずかしか含まれないにもかかわらず，脂質過酸化を効率よく抑制する．阻血性疾患，動脈硬化，および悪性腫瘍といった疾患に活性酸素の関与が示唆されている．ビタミンEは活性酸素を不活化することによって，これらの疾患を予防する抗酸化薬

2 ビタミンEによるステロイド性骨壊死の予防法の開発[6]

　ステロイド性骨壊死モデルは，成熟雄日本白色家兎（28週齢以上）に酢酸メチルプレドニゾロン（MPSL）を殿筋に投与するモデルを用いた．家兎を2群に割り付け，コントロール群（25羽）は通常の飼料で飼育した群とし，ビタミンE群（25羽）はα-トコフェロールを600 mg/kgで通常の飼料にビタミンE強化飼料を添加して飼育した群とした．2群に割り付けて飼育を開始してから2週間後にMPSLを投与した．MPSL投与から4週後に評価を行った．実験途中に死亡した9羽の家兎を除外して検討した．

1) 骨壊死抑制効果

　コントロール群は20羽中14羽（70.0％）に骨壊死が発生した．一方，ビタミンE群では21羽中5羽（23.8％）に骨壊死が発生した（図1, 2）．ビタミンE強化飼料によって骨壊死が有意に抑制された（P＝0.004, 表1）．ステロイド性骨壊死症は股関節，膝関節および肩関節などに多発することが知られている．大腿骨を近位部と遠位部にわけて，同一個体内における発生部位数（多発性）を比較した．骨壊死が生じた家兎の1羽当たりの骨壊死数は両群で差はなかった（表1）．ビタミンEを投与することによって，それぞれの個体の骨壊死発生の閾値をあげることができるが，条件がその個体の閾値を越えるとビタミンE投与を行っていても同じように骨壊死が多発する可能性があると考えられる．

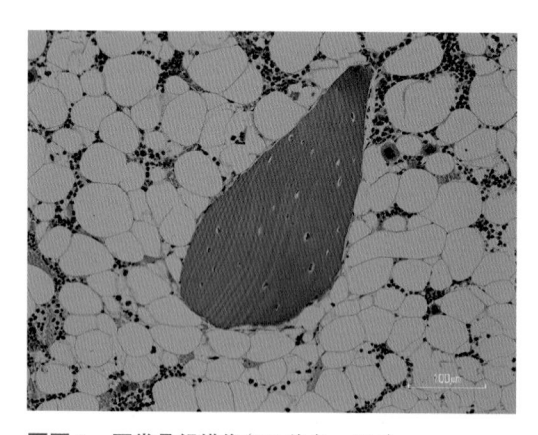

■図1　正常骨組織像（HE染色×200）

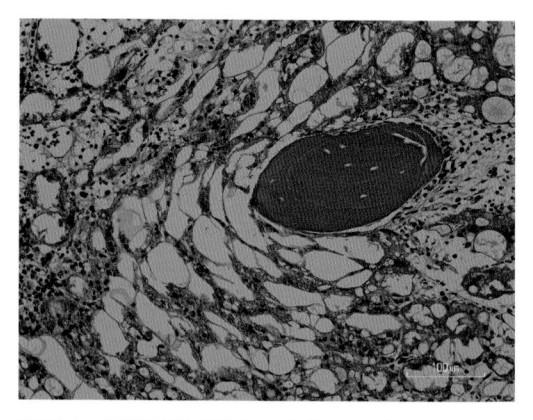

■図2　骨壊死組織像（HE染色×200）
empty lacunae，核濃縮を呈した骨細胞および骨梁周囲の造血細胞および脂肪細胞の壊死が認められる．

■表1　ビタミンEの骨壊死抑制効果

	コントロール群	ビタミンE群	p値#
家兎数	20	21	
骨壊死発生個体数	14	5	
骨壊死発生部位数	1.57±0.65	1.80±0.45	0.5
脂肪細胞径(μm)	54±7.0	56±3.7	0.3
平均脂肪細胞面積比(%)	57±6.6	57±6.8	0.9
MDA陽性血管数	3.9±2.3	1.4±0.96	<0.001
α-トコフェロール摂取量(mg/kg/day)	0.02±0.01	20.3±5.9	<0.001

\# Student's t test

2) 脂質代謝への影響

　組織学的評価において脂肪細胞径および脂肪細胞面積比は2群間に差がなかった．生化学的評価において総コレステロール（total cholesterol：T-chol）とトリグリセリド（triglycerides：TG）はMPSL投与後に高値になったが，どちらも群間比較では差はなかった（図3-a, b）．つまり，MPSLを投与すると脂質代謝異常を生じたが，ビタミンEは脂質代謝異常を改善しなかったという結果である．ビタミンEがステロイド性骨壊死を抑制する機序には，従来から報告されている脂質代謝異常を改善すること以外にも別の機序の存在することが示唆された[2]．

3) 脂質過酸化への影響

　脂質過酸化を評価するため，大腿骨にanti malondialdehyde monoclonal antibody（MDA）による免疫染色を行った[10]．酸化ストレスによる血管障害の指標となるMDA陽性血管数がビタミンE群では減少していた（表1）．生化学的評価においてチオバルビツール酸反応陽性物質（thiobarbituric acid-reactive substances: TBARS）はMPSL投与後にコントロール群のみ高値であった（図3-c）．つまり，ビタミンEは脂質過酸化による血管障害と脂質過酸化を抑制していた．これらがステロイド性骨壊死の抑制機序として重要であることがうかがわれる．

4) ビタミンEのステロイド性骨壊死抑制機序

　α-トコフェロールの生化学的，生物学的な研究は数多く，その抗酸化作用，膜安定化作用，微小循環賦活作用などが報告されている[11,12]．α-トコフェロールがステロイド性骨壊死を抑制する機序は完全に解明されてはいないが，脂質過酸化による血管障害を抑制することを介して二次的に抗血小板機能を保つとともに凝固・線溶系の破綻を緩和したことが壊死発生を抑制した可能性がある．

5) ビタミンEによる予防法開発の展望

　ヒトへの臨床試験を行うためには，薬剤自体の安全性とその投与量による安全性が確保されていることが重要である．α-トコフェロールの摂取量はビタミンE群において20.3 mg/kg/dayであった（表1）．この投与量はヒトに換算すると約1200 mg/dayであり，ビタミンEの無毒性量の1600 mg/day以下で安全性は高い[13]．ビタミンE

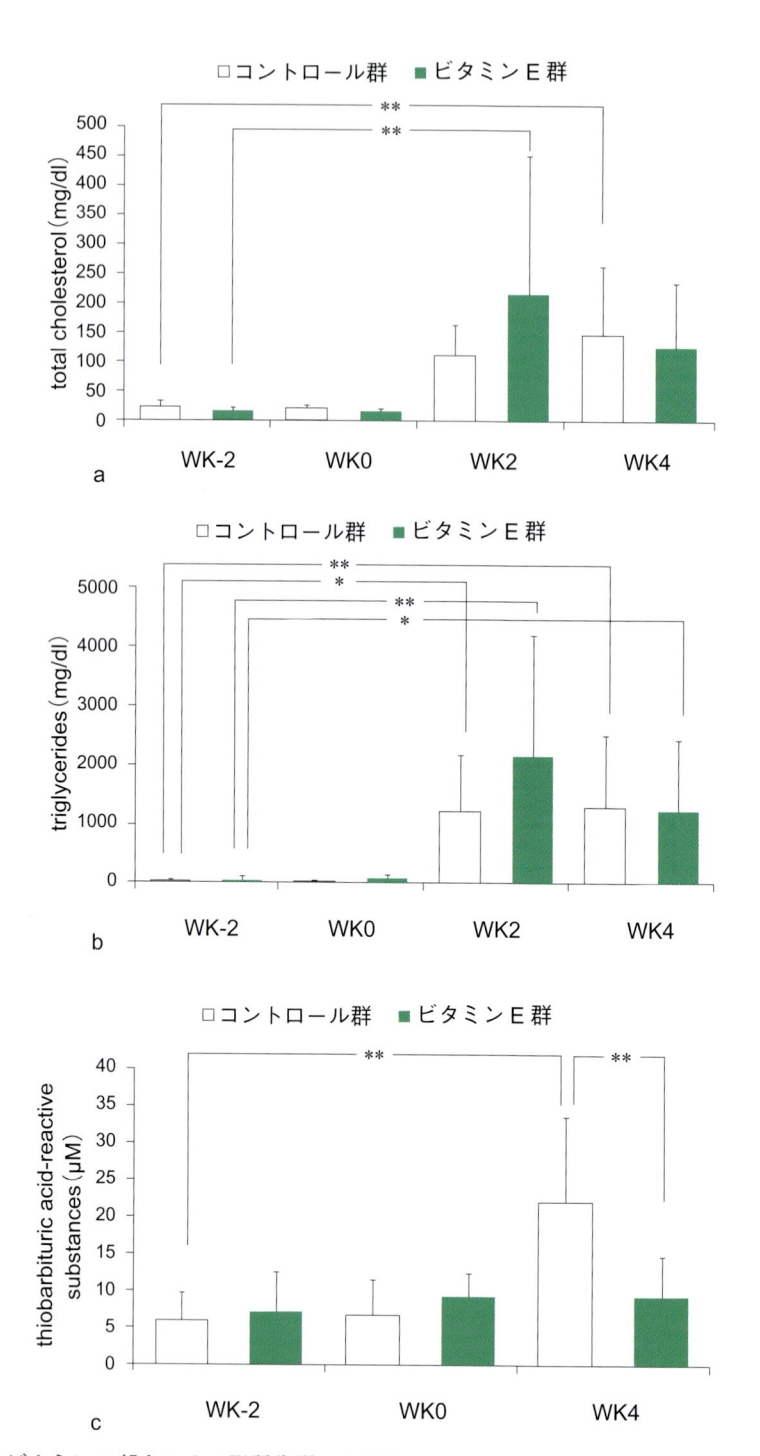

■図3 ビタミンE投与による脂質代謝への影響

a. 総コレステロール．b. トリグリセリド．c. チオバルビツール酸反応陽性物質．ビタミンE投与開始時(WK-2)，MPSL投与直前(WK0)，投与後2週(WK2)，4週(WK4)の測定値．
*$p<0.05$，**$p<0.01$ Tukey-Kramer method.

はすでに臨床で広く使用されている薬剤であること，この実験における投与量は安全な用量であることから，ステロイド性大腿骨頭壊死症の予防に関するヒトへの臨床試験に応用しやすい．しかしながら，臨床試験を行ううえでいくつかの課題があり，追加実験が必要である．ステロイドを投与するどれぐらい前からビタミンEを摂取させればよいのか，ステロイド性骨壊死を予防するために最も適切な用量はどれくらいであるのかを明らかにする必要がある．

[文　献]

1) Yamamoto T, et al: Effects of pulse methylprednisolone on bone and marrow tissues: corticosteroid-induced osteonecrosis in rabbits. Arthritis Rheum 40: 2055-2064, 1997.
2) Motomura G, et al: Combined effects of an anticoagulant and a lipid-lowering agent on the prevention of steroid-induced osteonecrosis in rabbits. Arthritis Rheum 50: 3387-3391, 2004.
3) Nishida K, et al: Pitavastatin may reduce risk of steroid-induced osteonecrosis in rabbits: a preliminary histological study. Clin Orthop Relat Res 466: 1054-1058, 2008.
4) Iwakiri K, et al: Effect of simvastatin on steroid-induced osteonecrosis evidenced by the serum lipid level and hepatic cytochrome P4503A in a rabbit model. J Orthop Sci 13: 463-468, 2008.
5) Ichiseki T, et al: DNA oxidation injury in bone early after steroid administration is involved in the pathogenesis of steroid-induced osteonecrosis. Rheumatology (Oxford) 44: 456-460, 2005.
6) Kuribayashi M, et al: Vitamin E prevents steroid-induced osteonecrosis in rabbits. Acta Orthop 81: 206-212, 2010.
7) 福澤健治：健康・栄養とビタミンE　最近の研究の進歩．医学と薬学 40：53-68, 1998.
8) 福澤健治：〔ビタミンの基礎と臨床〕ビタミンEの基礎．Modern Physician 27：1262-1264, 2007.
9) 山本卓明ら：ステロイド性骨壊死動物モデル．Clin Calcium 17：879-886, 2007.
10) Yamada S, et al: Immunochemical detection of a lipofuscin-like fluorophore derived from malondialdehyde and lysine. J Lipid Res 42: 1187-1196, 2001.
11) Burton GW, et al: First proof that vitamin E is major lipid-soluble, chain-breaking antioxidant in human blood plasma. Lancet 2: 327, 1982.
12) Tasinato A, et al: d-alpha-tocopherol inhibition of vascular smooth muscle cell proliferation occurs at physiological concentrations, correlates with protein kinase C inhibition, and is independent of its antioxidant properties. Proc Natl Acad Sci U S A 92: 12190-12194, 1995.
13) Kappus H, et al: Tolerance and safety of vitamin E: a toxicological position report. Free Radic Biol Med 13: 55-74, 1992.

V 実験的研究

10 電磁場のステロイド性骨壊死予防効果

はじめに

　わが国では特発性大腿骨頭壊死症（ION）の約半数がステロイド投与後に発生している．ステロイド性骨壊死の動物モデルにおいて，電磁場刺激が骨壊死の発生率を低下させることが確認された[1]．無侵襲な電磁場刺激はステロイド性大腿骨頭壊死症を予防する可能性のある方法として期待されている．本稿では電磁場刺激のステロイド性骨壊死の予防効果について概説する．

1 電磁場刺激の働き

　現在骨折の治療に広く用いられている電気・電磁場刺激の理論が世界で初めて報告されたのは1953年にわが国の保田ら[2]によってである．メカニカルストレスにより骨内に電位を生じる骨の圧電気現象や，骨に刺入した電極周辺に多量の仮骨を生じる電気仮骨が保田ら[2]により報告されると，欧米でも骨折治療に電気や電磁場刺激を用いる研究が盛んに行われた（図1）．電気・電磁場刺激を与える方法として，対象に電

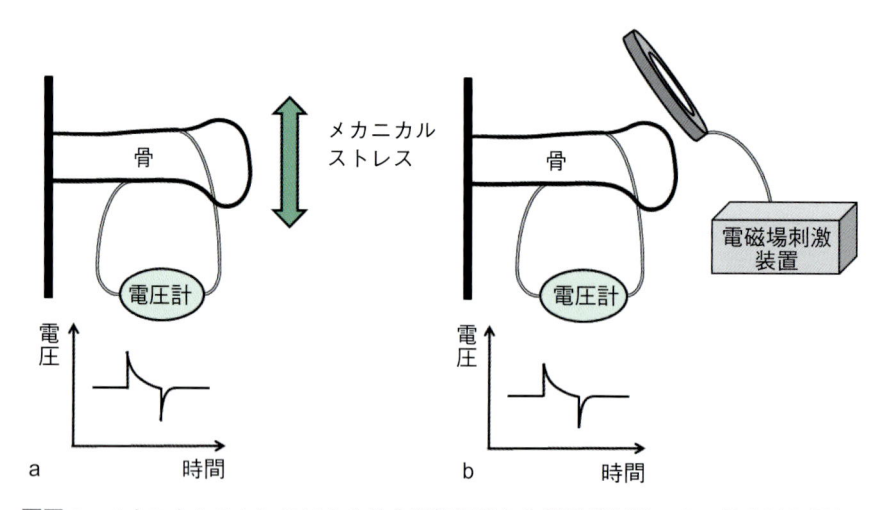

■図1　メカニカルストレスによる骨の圧電気現象と電磁場刺激による骨内誘発電位
a．保田ら[2]（1953）による「骨の圧電気現象」．メカニカルストレスにより骨内に電位が生じる．
b．Bassettら[3]（1974）による報告．電磁場刺激によって骨内に電位が生じている．

極を直接刺入して直流あるいは交流電流を流す電気刺激法，対象を挟むように皮膚に電極を貼付して電圧をかける容量刺激法，そして電流を流したコイルを対象の周囲に設置する電磁場刺激法がある．保田ら[2]は骨に電極を刺入する電気刺激法によって電気的仮骨を確認したが，非侵襲的な電磁場刺激法でも骨新生を促進することが1974年に動物実験[3]で，1981年には人体で確認された[4]．その後の臨床使用においても明らかな有害事象は生じず，電磁場刺激は骨折の安全な治療法として広く用いられている．

基礎研究からは，電気・電磁場刺激が細胞膜電位を変化させ[5]，細胞内DNA合成や細胞増殖を促進させること[6]，insulin-like growth factor[7]，transforming growth factor[8]，bone morphogenetic proteins[9]といった成長因子の発現を増強することが見い出されている．また，電磁場刺激には皮膚潰瘍[10]や神経損傷[11]など骨折以外の組織損傷に対しても治癒促進効果があることが報告された．IONの予防と治療に有望と思われる電磁場刺激の局所の血流への影響について，in vitroでfibroblast growth factor-2やangiopoietin-2などの血管新生因子の発現を促進することが示されている．in vivoでも血管増生を2倍以上にすること[12]，血管拡張作用を持つこと，骨内の血管新生因子発現を増強することも報告されている（図2）．

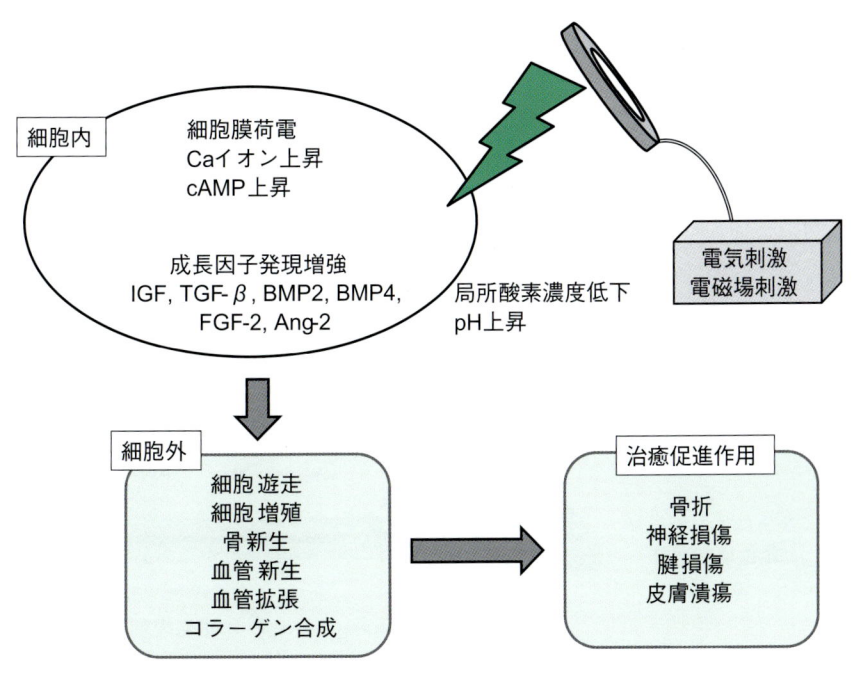

■図2　電気・電磁場刺激による組織損傷治癒促進作用
電気刺激や電磁場刺激により様々な成長因子の発現が亢進し，組織損傷の治癒が促進される．

2 特発性大腿骨頭壊死症と電磁場刺激

電気・電磁場刺激が ION 発症後の圧潰進行抑制に対して効果をもつことについては以前から報告がある. Steinberg ら[15] は ION 患者に対して decompression と骨移植を行う際に電極を大腿骨頚部に留置して電気刺激を与え,大腿骨頭の圧潰進行を抑制できたと報告した.その後,いくつか臨床研究によって無侵襲な電磁場刺激のみでも大腿骨頭の圧潰進行を遅らせる効果があることが確認されている.

3 電磁場刺激によるステロイド性骨壊死予防効果

ステロイド性骨壊死の圧潰進行に対する抑制効果については多くの報告があるが,発生を予防する方法として電磁場刺激を用いた報告はなかった.著者らは血管拡張作用や血管新生作用をもつ電磁場刺激が骨壊死抑制効果をもつのではないかと考え,電磁場刺激のステロイド性骨壊死に対する予防効果を検証した.

ヒトの骨壊死と組織学的な特徴が類似し,動物モデルとして広く使用されているステロイド投与家兎[16] 80 羽を対象とした.40 羽をステロイド単独投与群とし,残りの 40 羽はステロイド投与・電磁場刺激群として電磁場刺激を 1 週間加えた後にステロイドを投与し,その後も電磁場刺激を 4 週間継続した(図3).

電磁場刺激には骨折の治療用に臨床利用されている EBI Bone Healing System®(Biomet Osteobiologics, Parsippany, NJ)を用いた.これはコイルに囲まれた領域に最大 25G の電磁場を 15 Hz で発生させる装置である.家兎の両大腿に電磁場刺激が与えられるようにコイルを設置して,骨折治療における投与条件に準じて 1 日 10 時間電磁場刺激を加えた.

骨壊死の判定はステロイド投与から 4 週後に組織学的に行った.

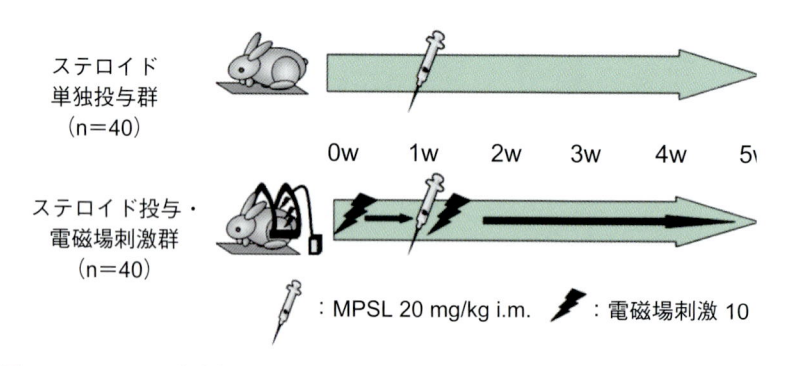

■図3 ステロイド単独投与群とステロイド投与・電磁場刺激群
ステロイド単独投与群(40羽):1 週間飼育した後にメチルプレドニゾロン(methylprednisolone:MPSL)を筋注し,4 週間飼育する.
ステロイド投与・電磁場刺激群(40羽):電磁場刺激を 1 日 10 時間家兎の両殿部に加えた後,MPSL を殿筋内に 1 回筋注した.MPSL 投与後も 1 日 10 時間の電磁場刺激を 4 週間継続する.

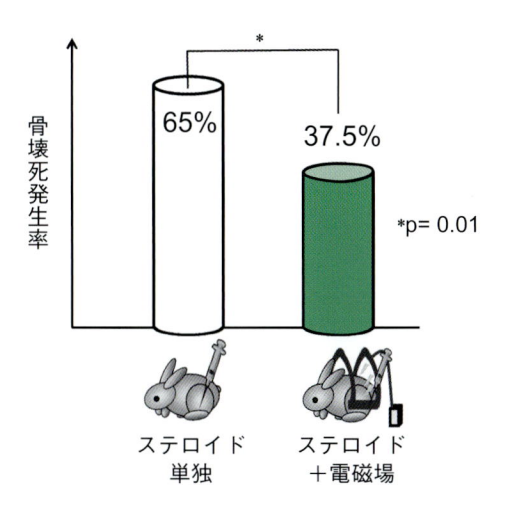

■図4　電磁場によるステロイド性骨壊死予防効果
電磁場刺激はステロイド投与後の骨壊死発生率を有意に低下させる.

1) 骨壊死抑制効果

　ステロイド単独投与群40羽中26羽（65％），ステロイド投与・電磁場刺激群の40羽中15羽（37.5％）に骨壊死を認めた．両群の骨壊死発生率に有意差を認め，電磁場刺激によってステロイド性骨壊死の発生率が低下することが確認された（図4）．

2) ステロイド性骨壊死の重症度への影響

　骨壊死発生家兎1羽あたりの骨壊死発生数，部位ごとの骨壊死発生数，骨壊死の大腿骨における面積占有率には有意差がなかったため，電磁場刺激は骨壊死の重症度の軽減には関与しない可能性がある（表1）．また，ステロイド単独投与群およびステロイド投与・電磁場刺激群ともに添加骨形成を認めず，電磁場刺激が骨壊死の修復を促進させるような働きは確認されなかった．

3) ステロイド性骨壊死の抑制機序

　ステロイド投与後に骨壊死は阻血により生じると考えられている．阻血を生じる機序はいまだ解明されていないが，高脂血症，脂肪塞栓，骨髄内脂肪細胞の増殖増大，凝固異常，酸化ストレス，血管内皮機能障害などが報告されており，特に近年ではステロイド投与後の血管内皮機能障害と骨壊死発生の関連が注目されている[17]．

■表1　骨壊死の発生数と広さ

	骨壊死発生数 (羽)	骨壊死発生部位(%) 大腿骨近位	大腿骨遠位	骨壊死占有率(%)
control群（n=26/40）	1.1±0.3	58	54	2.8±1.9 ⎤
電磁場刺激群（n=15/40）	1.2±0.4	67	53	2.7±1.8 ⎦ n.s

大腿骨の近位1/3と遠位1/3での骨壊死発生数で両群間に有意差を認めず，骨壊死の大腿骨近位1/3における面積でも両群間に有意差を認めない.

一方，電磁場刺激は血管内皮細胞に作用する血管新生因子を含めて様々な成長因子の発現亢進作用をもち，血管内皮細胞の管腔形成促進作用や in vivo での血管新生促進作用も確認されている[11]．また，電磁場刺激は投与直後から細動脈を拡張させることが確認されている[13]．これらの作用によりステロイド投与後の阻血を抑制して骨壊死率を低下させている可能性が考えられる．

4 電磁場刺激の展望

電磁場刺激は骨壊死の発生率を低下させたが，骨壊死の修復反応促進や重症度を下げる作用は確認できなかった．本研究で報告で用いた電磁場刺激の条件は骨折治療に用いる条件に準じている．骨壊死抑制により適切な電磁場刺激の投与条件を見い出せれば，骨壊死発生予防にさらなる期待ができる．

電磁場刺激は効果が局所的であり全身状態への影響がない方法である．したがって，多彩な基礎疾患をもつステロイド使用患者に基礎疾患の治療と並行して用いることができ，また，現在研究が進められている他の予防法と組み合わせて用いることも可能である．電磁場刺激はステロイド性大腿骨頭壊死症の予防法として可能性があると考える．

[文 献]

1) Ishida M, et al: Electromagnetic fields: a novel prophylaxis for steroid-induced osteonecrosis. Clin Orthop Relat Res 466: 1068-1073, 2008.
2) 保田岩夫, 他：骨折治療に関する基礎的諸問題. 京都医学雑誌 4: 395-406, 1953.
3) Bassett CAL, et al: Augmentation of bone repair by inductively coupled electromagnetic fields. Science 184: 575-577, 1974.
4) Bassett CA, et al: Treatment of ununited tibial diaphyseal fractures with pulsing electromagnetic fields. J Bone Joint Surg 63A: 511-523, 1981.
5) Brighton CT, et al: Signal transduction in electrically stimulated bone cells. J Bone Joint Surg 83A: 1514-1523, 2001.
6) Liboff AR, et al: Time-varying magnetic fields: effect on DNA synthesis. Science 223: 818-20, 1984.
7) Fitzsimmons RJ, et al: Low-amplitude, low-frequency electric field-stimulated bone cell proliferation may in part be mediated by increased IGF-II release. J cell Physiol 150: 84-89, 1992.
8) Zhuang H, et al: Electrical stimulation induces the level of TGF-beta1 mRNA in osteoblastic cells by a mechanism involving calcium/calmodulin pathway. Biochem Biophys Res Commun 237: 225-229, 1997.
9) Bodamyali T, et al: Pulsed electromagnetic fields simultaneously induce osteogenesis and upregulate transcription of bone morphogenetic proteins 2 and 4 in rat osteoblasts in vitro. Biochem Biophys Res Commun 250: 458-461, 1998.
10) Stiller M, et al: A portable pulsed electromagnetic field (PEMF) device to enhance healing of recalcitrant venous ulcers: a double-blind, placebo-controlled clinical trial. Br J Dermatol 127: 147-154, 1992.
11) Ito H, et al: Effect of weak, pulsing electromagnetic fields on neural regeneration in the rat. Clin Orthop Relat Res 181: 283-290, 1983.
12) Tepper OM, et al: Electromagnetic fields increase in vitro and in vivo angiogenesis through endothelial release of FGF-2. FASEB J 18: 1231-1233, 2004.

13) Smith T, et al: Microcirculatory effects of pulsed electromagnetic fields. J Orthop Res 22: 80-84, 2004.
14) Hopper RA, et al: Osteoblasts stimulated with pulsed electromagnetic fields increase HUVEC proliferation via a VEGF-A independent mechanism. Bioelectromagnetics 30: 189-97, 2009.
15) Steinberg ME, et al: Osteonecrosis of the femoral head. Results of core decompression and grafting with and without electrical stimulation. Clin Orthop Relat Res 249: 199-208, 1989.
16) Yamamoto T, et al: Effects of pulse methylprednisolone on bone and marrow tissues: corticosteroid-induced osteonecrosis in rabbits. Arthritis Rheum 40: 2055-2064, 1997.
17) Seguin C, et al: Non-traumatic necrosis of bone (osteonecrosis) is associated with endothelial cell activation but not thrombophilia. Rheumatology (Oxford) 47: 1151-1155, 2008.

VI

治療

VI 治療

1 基本的な治療方針

1 治療方針の決め方および保存療法

　特発性大腿骨頭壊死症（ION）は，阻血により骨壊死が大腿骨頭に発生するが，圧潰を生じるまでは，無症状である[1,2]．無症状のIONは，ステロイド投与を必要とするSLEなどの膠原病や臓器移植などの患者をMRIでスクリーニングするか，片側性の症状のあるIONの診断時のMRIで反対側もとらえることで診断されることがほとんどである[1-3]．無症状のStage 2までのIONでも，その後の予後は壊死部の荷重部に対する局在，すなわち病型と壊死部の大きさによってある程度予測可能である．この予後予測を参考にして，単なる経過観察か，予後不良タイプでは積極的な治療あるいは圧潰予防が考慮されるべきである．しかしながら，IONの自然経過は個人差が大きく，予後不良と予測されても発生から発症まで10年以上を要する症例もあることから，侵襲度の大きな手術療法は無症状例に対して通常では行われない．保存療法のなかで，徹底的な免荷は臨床的な有効性の証拠はなく，症状のない時期に免荷をいつまで続けると意味があるのかも説明できないことからあまり実用的ではない．一方，経過観察と疼痛時の動作軽減や鎮痛薬での対処で，自然修復する症例もある[4]．ビスフォスフォネート製剤投与が圧潰を防止あるいは圧潰時期を遅延させるという報告があり[5]，ステロイド投与患者では骨粗鬆症進行防止の効果も兼ねて試みてもよい方法である．また，積極的な治療の対象でなくてもType BやCなどは，圧潰が始まれば早期に治療できるように6ヵ月から1年程度の間隔での経過観察が望ましい．圧潰が生じれ

■表1　病期および病型に基づいた治療指針

	Type A	Type B	Type C1	Type C2
Stage 1	1	1	1	1
Stage 2	1	1	1	1
Stage 3A	2, 3	2, 3	2, 3(5, 6)	2, 3, 5, 6
Stage 3B	2, 3(5, 6)	2, 3(5, 6)	2, 3(5, 6)	2, 3, 5, 6
Stage 4	6	6	6	6

1：定期的な経過観察（保存療法）　2：骨移植術　3：大腿骨内反骨切り術
4：大腿骨頭回転骨切り術　5：人工骨頭　6：人工股関節全置換術
注）（　）は，年齢，他の手術の適応外，患者背景などにより考慮される．

ば，特に若年者に対しては変形が進まないうちに関節温存手術を行うことを積極的に考慮すべきである．ただし，適応外の例に対して若年だからといって挑戦的に手術を行えば，再手術も複雑となるので注意を要する．また，関節温存手術は免荷など後療法で，人工関節手術よりも長時間を要することから患者の社会復帰の要求度や年齢を考慮して治療法を選択する（表1）．

2　関節温存手術

1) core decompression

core decompression は ION に対する骨頭温存治療の中で，欧米および韓国で最も多く行われている手法である．骨髄内圧上昇説に基づき，大腿骨頭に骨孔をあけることで骨髄圧が低下し，除痛とともに血流改善が見込まれると報告されている．単に骨孔のみを作製するものと，そこに海綿骨を移植する方法があるが，両者について成績の違いがなく，同様の治療法としてまとめて扱われることが多い．メタアナリシスでは，Stage 1 に対する有効性を認める報告もあるが[6]，Stage 1 に対しても自然経過を変えないという報告もある[7,8]．比較的侵襲の少ない治療法であるが，治療法として積極的に推奨できるものではない．ただし，診断的手法としては有用であり，さらに再生医療の手法を合わせた治療効果の改善を今後期待したい[9]．

2) 血管柄付き骨移植術

血管柄付き骨移植では，腸骨移植の報告は少なく[10]，腓骨移植の成績は圧潰前の症例では良好であると報告されている[11,12]．しかしながら，手術手技の複雑さ，腓骨採取に伴う合併症，臨床スコアの改善度，臨床的成功率からすると，限られた施設での治療法となっている．

3) 大腿骨内反骨切り術

Stage 3A-3B までの Type B や Type C1（一部）では，大腿骨外側部に残存する健常部を荷重部に移動させる内反骨切り術が適応となる場合がある．臼蓋形成不全を合併するような場合は，寛骨臼回転骨切り術も理論的には妥当であるが，手術の侵襲度や手技の単純さから，大腿骨側での内反が一般的には選択される．脚短縮が起こるが，転子間弯曲内反骨切り術であれば，脚短縮が最小限にとどめられる[13]．

4) 大腿骨頭回転骨切り術

Type C1 と C2（一部）では，壊死部が骨頭前方に限局し，後方健常部が骨頭の関節面の 1/3 以上あれば，前方回転により術後股関節正面像で荷重部の 34％ 以上の健常部が再建できることが多いので[14]，大腿骨頭前方回転骨切り術の適応が考慮されるべきである．一方，壊死部が骨頭中央から後方に位置する場合は，後方回転骨切り術が適応となることがある．後方回転では，壊死部を寛骨臼の後方に移動するため関節の安定性をより獲得できること，前方回転と異なり股関節屈曲位で壊死部が荷重部に移動しないこと，大腿骨頭の栄養血管は後方回転のほうが前方回転より緊張がかかりにく

く，回転角度も90度以上可能であることなどが優れている[15]．本手術は，術前病期により術後の関節症性変化の進行程度が左右されるので，術後関節症性変化を最小限にするために，特に前方回転では圧潰後早期であるStage 3Aまでに手術を行うことが望ましい．

3 人工骨頭置換術・人工股関節全置換術

IONに対する人工股関節全置換術（THA）は，Stage 4で関節症性変化が進行した場合にはよい適応である．まだ，関節症性変化が乏しいが，Stage 3Bなどで圧潰による骨頭変形が著明であり，他の骨切り術や骨移植術などにより適合性のよい関節再建が難しい場合には人工骨頭置換術やTHAが適応となる．Stage 3Aにおいても一般的には60歳以上の高齢者や，壊死範囲が広範な場合，人工骨頭置換術またはTHAが適応となる場合がある．人工骨頭置換術とTHAでは，出血量，手術時間，手技の容易さ，脱臼のしにくさなどで人工骨頭置換術が優れているが，寛骨臼側の関節軟骨と摺動するため鼠径部痛やcentral migrationの問題がある．バイポーラ型人工骨頭の導入により単純人工骨頭よりは，これらの問題は改善したものの[16]，バイポーラ型はインピンジする構造なのでポリエチレン摩耗や骨溶解の問題がより顕著に表れやすい[17]．若年者に対してはTHAが優れているという報告もある[18]．ION患者は，一般的に若年で活動性高く，人工関節にとって脱臼，摩耗，破損などによる再手術を繰り返すリスクもあるが，金属対金属摺動表面置換[19]をはじめ耐摩耗性および安定性の改善した材料やデザインも開発されているので，それらの長期成績や利点欠点に留意して手術法を選択するべきである．

[文献]

1) Kubo T, et al: Initial MRI findings of non-traumatic osteonecrosis of the femoral head in renal allograft recipients. Magn Reson Imaging, 15: 1017-1023, 1997.
2) Sugano N, et al: Prognostication of osteonecrosis of the femoral head in patients with systemic lupus erythematosus by magnetic resonance imaging. Clin Orthop Relat Res 305: 190-199, 1994.
3) Sugano N, et al: Contralateral hip in patients with unilateral nontraumatic osteonecrosis of the femoral head. Clin Orthop Relat Res 334: 85-90, 1997.
4) Takao M, et al: Repair in osteonecrosis of the femoral head: MR imaging features at long-term follow-up. Clin Rheumatol.
5) Nishii T, et al: Does alendronate prevent collapse in osteonecrosis of the femoral head? Clin Orthop Relat Res 443: 273-279, 2006.
6) Castro FP Jr, et al: Core decompression and conservative treatment for avascular necrosis of the femoral head: a meta-analysis. Am J Orthop 29: 187-194, 2000.
7) Koo KH, et al: Preventing collapse in early osteonecrosis of the femoral head. A randomised clinical trial of core decompression. J Bone Joint Surg Br 77: 870-874, 1995.
8) 菅野伸彦, 他：Core Biopsy and Decompression. 骨・関節・靱帯 18: 1099-1104, 2005.
9) Yamasaki T, et al: Bone-marrow-derived mononuclear cells with a porous hydroxyapatite scaffold for the treatment of osteonecrosis of the femoral head: a preliminary study. J Bone Joint Surg Br 92: 337-

341, 2010.
10) Hasegawa Y, et al: Pedicle bone grafting versus transtrochanteric rotational osteotomy for avascular necrosis of the femoral head. J Bone Joint Surg Br 85: 191-198, 2003.
11) Berend KR, et al: Free vascularized fibular grafting for the treatment of postcollapse osteonecrosis of the femoral head. J Bone Joint Surg Am 85-A: 987-993, 2003.
12) Yoo MC, et al: Long-term followup of vascularized fibular grafting for femoral head necrosis. Clin Orthop Relat Res 466: 1133-1140, 2008.
13) Sakano S, et al: Curved intertrochanteric varus osteotomy for osteonecrosis of the femoral head. J Bone Joint Surg Br 86: 359-365, 2004.
14) Miyanishi K, et al: Prediction of the outcome of transtrochanteric rotational osteotomy for osteonecrosis of the femoral head. J Bone Joint Surg Br 82: 512-516, 2000.
15) Atsumi T, et al: Modified Sugioka's osteotomy: more than 130 degrees posterior rotation for osteonecrosis of the femoral head with large lesion. Clin Orthop Relat Res 334: 98-107, 1997.
16) Takaoka K, et al: Bipolar prosthetic replacement for the treatment of avascular necrosis of the femoral head. Clin Orthop Relat Res 277: 121-127, 1992.
17) Nishii T, et al: Bipolar cup design may lead to osteolysis around the uncemented femoral component. Clin Orthop Relat Res 316: 112-120, 1995.
18) Lee SB, et al: Comparison between bipolar hemiarthroplasty and THA for osteonecrosis of the femoral head. Clin Orthop Relat Res 424: 161-165, 2004.
19) Nishii T, et al: Five-year results of metal-on-metal resurfacing arthroplasty in Asian patients. J Arthroplasty 22: 176-183, 2007.

Ⅵ 治　療

2 大腿骨頭前方回転骨切り術

はじめに

　特発性大腿骨頭壊死症（ION）は青壮年期に好発するため，手術療法を考慮する場合はできる限り関節温存を目指すべきである．本症治療の原則は，①圧潰の進展防止による壊死部の修復治癒の促進，②圧潰により亜脱臼位となった骨頭を求心位に戻し関節安定を得ること，である．この二つの原則を同時に満たす術式として，杉岡により開発されたのが，大腿骨頭回転骨切り術[1]である．1978年の英文報告以来，既に30年が経つ．本術式が極めて有効な関節温存術であることは既に多くの報告が実証している．

　杉岡は『本手術は熟練した股関節外科医が行うべきである』と技術的な難易度という観点も含めて推奨している．本手術を成功させるポイントは，「術前」：的確な適応，「術中」：正確かつ慎重な手術手技，「術後」：適切な後療法，の三つと考えられる．本稿では，その手技を中心に本手術を成功させるために必要なポイントを含めて概説する．

1 大腿骨頭前方回転骨切り術の適応

　単純X線の股関節正面像とラウエンシュタイン像（屈曲90度外転45度）を用いて，壊死範囲を把握する．壊死範囲の同定にあたっては，帯状硬化像，MRIのband像を参考にする（図1）．これらが不明な場合は，造影MRIを行い壊死範囲を同定する（図2）．壊死部が前方に位置する場合は，後方に残っている健常部を荷重部に移動させる前方回転，壊死部が中央から後方に位置する場合は，前方の健常部を荷重部に移動させる後方回転を選択する（図3）．前方回転と後方回転では内反を得るための骨切り線が異なるため，術前に十分に検討を行う．前方回転は90度まで，後方回転では140度程度までの回転が可能である．いずれの場合も，寛骨臼荷重部に対する術後健常部占拠率が34％以上（図4）確保できるように作図し，内反角度を決定する[2]．

2 手術手技

　最も重要なことは，手術中を通じて，大腿方形筋下層にある骨頭栄養血管を温存す

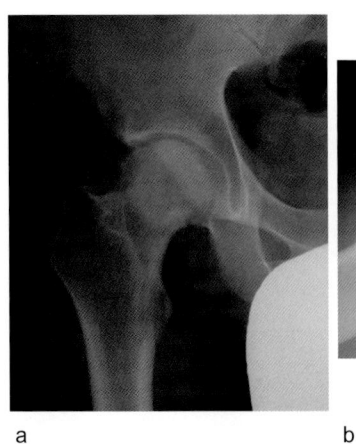

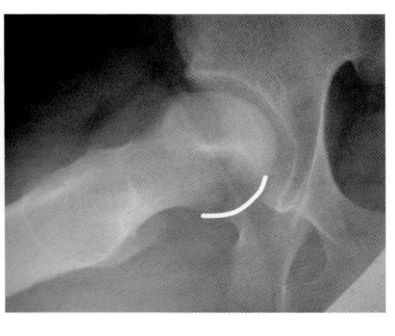

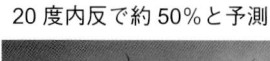

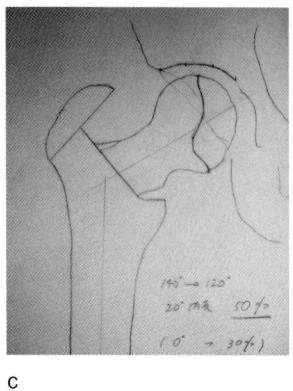

■図1 大腿骨頭前方回転骨切り術の適応の決定
a. 正面像では，Stage 3B，Type C2 である．
b. 側面像にて後方(白線)に健常部が残存している．
c. これをもとに作図を行う．作図では，約20度の内反で術後健常部占拠率が50％になっている．

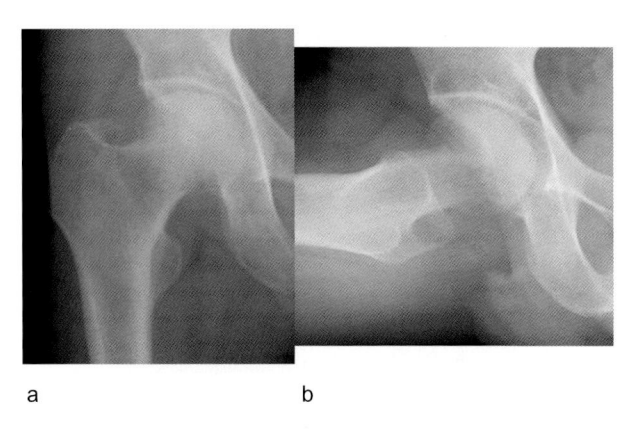

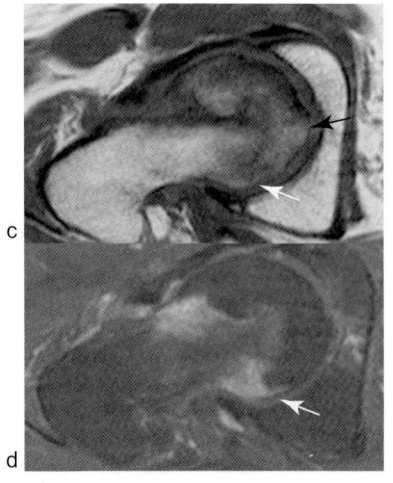

■図2 大腿骨頭回転骨切り術の適応に難渋する例
a. 正面像では，Stage 3A Type C2 である．
b. 側面像で帯状硬化像がはっきり同定できず，壊死範囲が不明である．
c. T1強調 MR 像では，黒矢印で示す部分が境界部と思われるが，後方にも白矢印で示すように，バンド像を認める．境界部が後方であれば回転骨切り術の適応はない．
d. 造影 MRI を行ったところ，壊死境界部は矢印で示した部分であり，本症例は大腿骨頭回転骨切り術の適応外であることが分かった．

ることである．そのために必要な操作として次の点を注意している．小転子中枢側の十分な露出（図5），外閉鎖筋の完全な切離（図6），関節包の輪状切開，術前予測に沿った正確な骨切り，回転不足のときの処置などである．

前方回転　　　　　　　　　　　　　後方回転

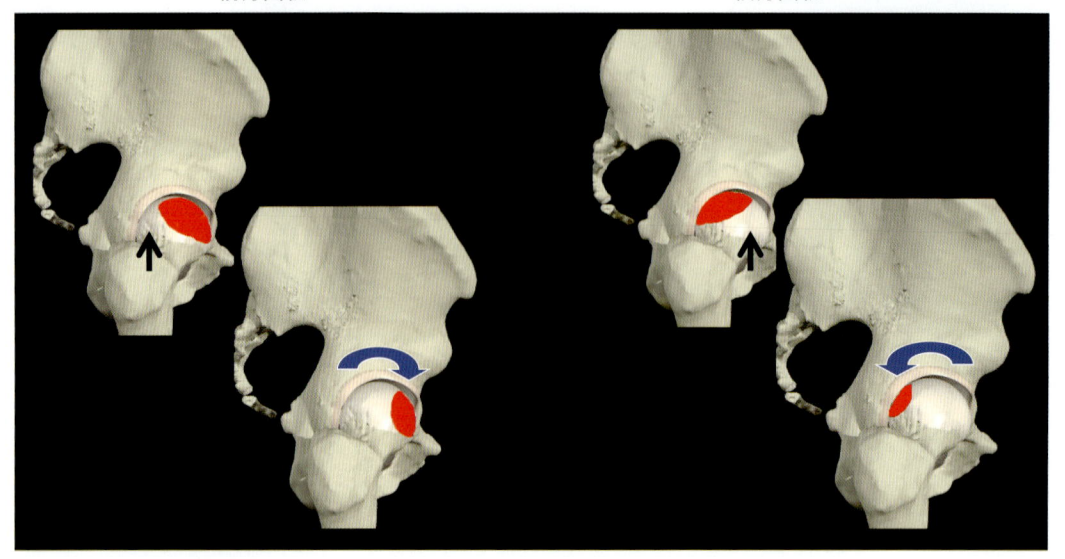

■図3　大腿骨頭回転骨切り術の回転方向
壊死部が前方に位置する場合は，後方に残っている健常部を荷重部に移動させる前方回転，壊死部が中央から後方に位置する場合は，前方の健常部を荷重部に移動させる後方回転を選択する．

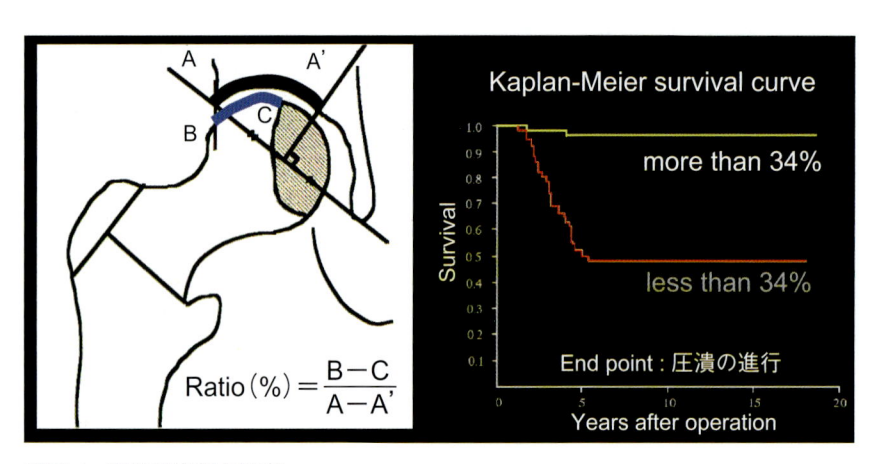

$$\text{Ratio}(\%) = \frac{B-C}{A-A'}$$

■図4　術後健常部占拠率
術後健常部占拠率の算出法である．術後の健常部占拠率(Ratio)が34％以上得られることが必要である．

1) 手術体位

　完全側臥位で行う．内旋が必要なときはMayo架台に足背部をのせ，外旋が必要な際は清潔な大シーツを膝内側に使用する．

2) 皮切および展開

　上前腸骨棘より大転子遠位を通り小転子の高さに終わる弓状切開，または大転子を中心とした外側縦切開を用いる．大腿筋膜も皮切と同様に切開し，大臀筋を筋走行に沿って展開する．

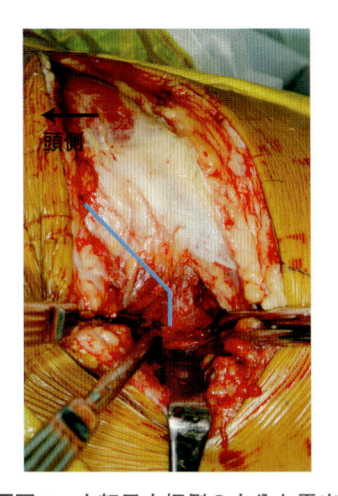

■図5 小転子中枢側の十分な露出
小転子の中枢側を十分に露出する．これは，第2の骨切り時に十分な視野を得て栄養血管の損傷を防ぐために必須である．

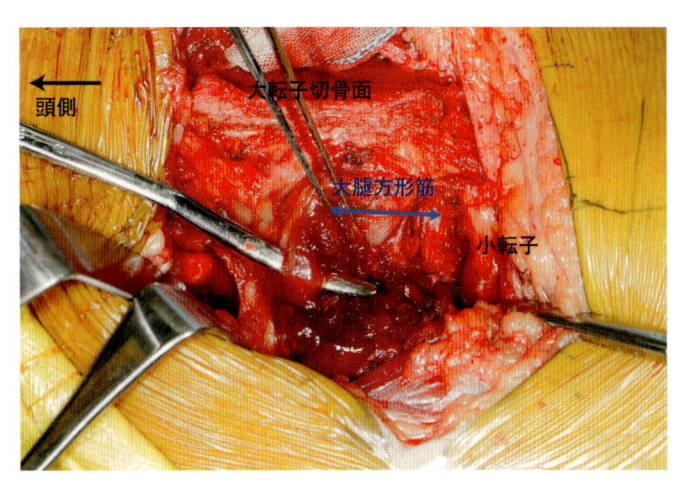

■図6 外閉鎖筋の切離
脂肪組織と関節包後下方の間にある固有の筋膜をもつ外閉鎖筋を切離する．筋鉤で脂肪組織を遠位に軽く押さえるようにしながら，エレバトリウムですくい上げて完全に切離する．

3) 小転子の露出（図5）

　患肢を伸展内旋位とし，転子間稜を指でたどりながら小転子を触知し，これを覆っている大腿方形筋の末梢部を筋走行に沿って縦切開し，骨膜下に小転子を露出する．特に小転子の中枢側を十分に露出する．これは，第2の骨切り時に十分な視野を得て栄養血管の損傷を防ぐために必須である．

4) 短外旋筋群の切離

　短外旋筋上を走行する血管は結紮切離し，短外旋筋群（梨状筋，双子筋，内閉鎖筋）を転子間稜から1〜1.5cm離してメスで切離し，後方関節包を展開する．さらに，小殿筋と関節包との間を剥離しておく．

5) 前方関節包の展開

　中殿筋と大腿筋膜張筋の間を剥離し，関節包前方を展開し，後方から剥離しておいた部分につなげる．さらに，患肢を外旋屈曲位として大腿直筋と関節包の間を剥離する．

6) 大転子の骨切り

　小殿筋と関節包の間に後方からエレバトリウムを挿入し，これを目標とし，無名結節直下で外側広筋をつけたまま，前方にスライドさせるように骨切りを行う．

7) 外閉鎖筋の切離（図6）

　脂肪組織と関節包後下方の間にある固有の筋膜をもつ外閉鎖筋を切離する．筋鉤で脂肪組織を遠位に軽く押さえるようにしながら，エレバトリウムですくい上げて完全に切離する．後方の脂肪組織の近位から指を挿入し，大腿直筋との間で剥離しておいた部位より挿入したエレバトリウムの先を触知し，関節包を全周性に剥離する．

8) K-wire の刺入

2本のK-wire（2.0 mm）を頸軸に垂直となるように刺入し，X線で確認する．

9) 関節包の全周輪状切開

関節唇を触知し，これよりやや末梢で輪状切開を開始する．内旋位で，後下方から関節包鉗子を関節包をつかみながら挿入し，これに沿って切開を進める．鉗子の先端まで切開を進めたら，その鉗子をはずさずゆっくり下肢を外旋位とし，その先端へ向けて前方より切開を進める．

10) 大腿骨頭の観察

関節軟骨表面のしわ形成や不整などを観察し，壊死領域を確認する．不明な場合は，22G 注射針を軟骨面より刺入して出血の有無を確認する．回転方向と必要な回転角度を最終確認する．

11) 骨切り線の決定と骨切り

K-wireを刺入後撮影したX線と術前の作図をあわせて，意図した内反を得るために必要な骨切り線を決定する．第1の骨切り線は，栄養血管の損傷を防ぐため転子間稜から1 cm以上離す．大転子直上の骨切りラインも2本のK-wireのなす角度を参考にして決定する．この際，末梢骨片に十分な厚みと大転子接合部の面積が十分に確保できることを考慮する．さらに，第1と第2の骨切りのなす角は鈍角となるようにする．

12) 中枢骨片の回転

中枢骨片に後方からスタインマンピンを刺入する．これと平行に末梢骨片にもK-wire（2.0 mm）を刺入する（回転角度の指標）．

骨切り部を開大し，両骨片にまたがって付着している外側広筋，腸腰筋を主に前方から切離する．十分に回転できない場合は，関節包の切り残し，残存した外閉鎖筋，中枢骨片へ付着する腸腰筋腱を処理し，関節包が回転に従って襟巻き状に締まるような場合は関節包の縦切開を追加する．

これらの操作中，前方回転の場合は栄養血管を含む脂肪組織が頸部上方に移動していることを念頭におき，常にこれを損傷しないよう注意する．また，後方回転の場合は脂肪組織が後下方に移動するため，骨片間で挟まれないよう注意する．最も重要なのは，術中を通じての骨頭栄養血管の保護であり，さらに回転により血行障害をきたす場合もあるので，術中は中枢骨片からの出血を確認しながら回転角度を調節する．

13) 骨片の固定

軽度屈曲，内転して大腿骨軸に沿って末梢骨片を押し上げるようにすると骨切り面が密着しやすい．隙間がないことを前方後方の両方から確認し，さらに骨切り面の内下方が密着していること（密着しないと外反位になり健常部占拠率が低下してしまう）に注意する．

14) 大転子の固定

大転子は ϕ1 mm 程度の軟鋼線で固定している．

15）閉創

ドレーンを留置し，各層の縫合をして手術を終了する．

3 適切な後療法

　本手術は，回転により既存の骨梁構造が劇的に変わるため，通常の大腿骨頚部骨折術後と同様の早期荷重は避けるべきである．部分荷重は内固定材料にもよるが，通常は5週程度から始め，全荷重は術後半年程度からとしている．以下が標準的な術後療法である．

(1) 栄養血管の緊張を軽減するため前方回転では屈曲30度程度を3週間は保ち，逆に後方回転では伸展位とする．前方回転時は外旋傾向が出現しやすいため腓骨神経麻痺に注意する．
(2) 術後3日間で車椅子移乗を許可．
(3) 術後5週より，1/3荷重，以後一週ごとに1/2荷重，2/3荷重とする．
(4) 以後徐々に荷重を増やし，12週以降に骨癒合の状況に応じて1本杖歩行とするが，術後6ヵ月間は杖を使用する．
(5) 抜釘は骨梁の再構築が完了するまで行わず，約2年を目安としている．

4 術後合併症とその対策

1) 大腿骨頭栄養血管の損傷

　術後5週で骨シンチグラムを行う．この際，大腿骨頭がcoldであった場合は，術中あるいは術後に栄養血管が損傷された可能性が高い．その場合，切骨面の骨癒合は得られるが，術後6〜12ヵ月で大腿骨頭が圧潰し，人工股関節全置換術にならざるを得ない場合が多い．

　これまでに，わずかではあるが大腿方形筋欠損例が報告されており，その際には血行動態に破格が存在する場合もあるので術前にMRIを用いてチェックしておく．

2) 内反の進行

　術後は週に一度の割合でX線で確認し，内反角度の増強の有無をチェックする．万一，増強が認められる場合は，荷重時期を遅らせる．

3) 感染症

　ステロイドを使用している場合が多く，関節内にまで及ぶ感染症が起こった場合は治療に極めて難渋する．特に，骨壊死部には経静脈投与の抗生物質は到達しにくく，同部が感染のfocusになる場合もある．切除関節形成術，人工股関節全置換術にならざるを得ない場合もあり，予防が重要である．

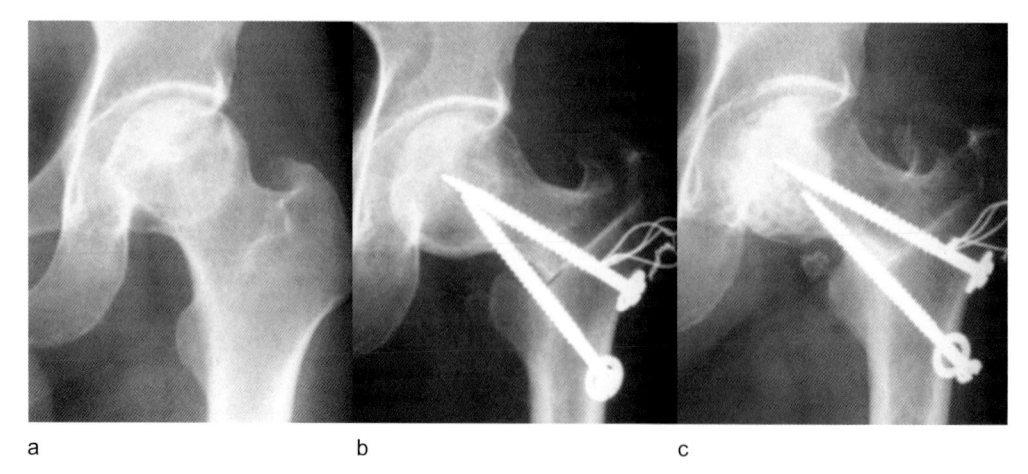

■図7 大腿骨頭前方回転骨切り術

47歳,男性(Stage 3A, Type C2),ステロイド性大腿骨頭壊死症.
a. 術前. b. 90度前方回転に20度内反を加えた骨切り術を行っている.
c. 術後19年で関節症の進行はなく,壊死部も骨硬化像を呈しながら治癒してきている.

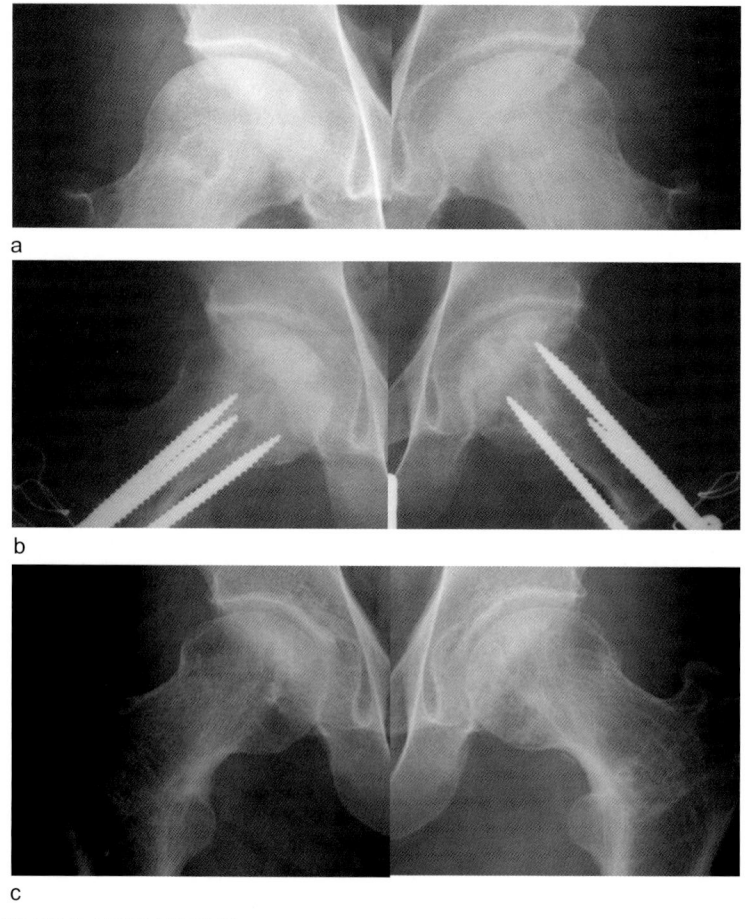

■図8 大腿骨頭前方回転骨切り術

25歳,男性,ステロイド性大腿骨頭壊死症.
a. 術前は両側ともにStage 3A. b. 90度の前方回転骨切り術を行っている.
c. 術後31年で関節症の進行はなく,壊死部も治癒している.JOA scoreは両側ともに98点である.

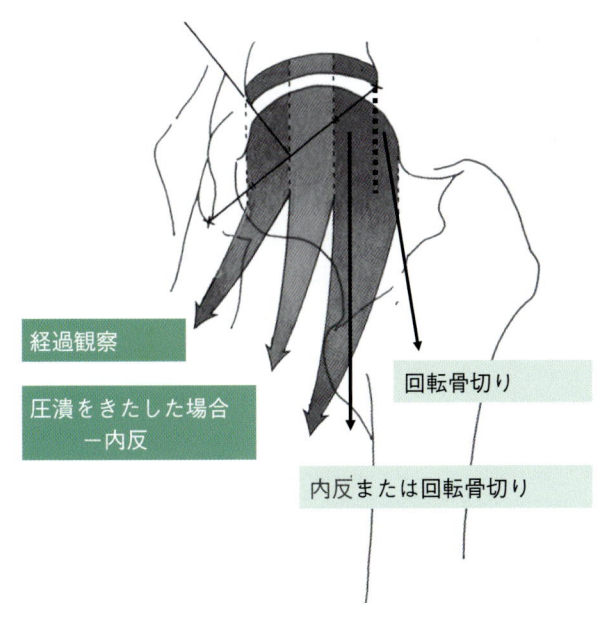

■図9　関節温存術の適応
原則として，最大外転位にて荷重部に対して健常部が34%程度得られるもの(Type B，Type C1)に対しては，大腿骨転子間弯曲内反骨切り術を，それ以外の症例では，大腿骨頭前方回転・後方回転骨切り術を行っている．

5　術後成績

　1972年から1996年まで，当科にて同一術者により行われた131股関節（93症例）を調査した．男性69例，女性24例，年齢は18〜65歳（平均39歳），術前病期はStage 3A：60股関節，Stage 3B：44，Stage 4：27であった．術後観察期間は，平均14年（10〜23年）であった．THAへの移行をエンドポイントとした場合の生存率は，85.2%であった．さらに術後10年で圧潰の進行を認めなかった症例は108関節であり，そのなかで関節症性変化の進行によりTHAに移行した症例は，Stage 3Aで51例中1例（2%），Stage 3Bで36例中4例（11%），Stage 4で21例中3例（14%）と，病期が進行するに従いTHAへと移行する頻度が高くなっていた[3]（図7，8）．

　著者らは，IONに対する手術療法として，術後健常部占拠率が34%以上得られる症例に対しては関節温存術を行っているが，その適応の原則を図9に示す．最大外転位にて健常部が34%程度得られるものに対しては，大腿骨転子間弯曲内反骨切り術を，それ以外の症例では，大腿骨頭の前方回転や後方回転の骨切り術を行っている．
　大腿骨頭回転骨切り術における回転方向は，原則的に健常部の存在する位置により決定される．壊死部が前方に位置する場合は，後方の健常部を荷重部に移動させる前方回転，壊死部が中央から後方に位置する場合は，前方の健常部を荷重部に移動させる後方回転を選択する．

ほとんどの症例では，骨壊死は前上方に位置しているので，前方回転の適応となることが多い．ただし，前方回転骨切り術の場合は，術後は壊死部が前方への回転により関節前方に位置することとなり，圧潰部変形による前後方向への不安定性は改善されにくいこと，さらに股関節屈曲により壊死部が臼蓋加重部へと戻っていく方向になるため，関節症性変化が進行しやすいと推測される．したがって，前方回転骨切り術は，圧潰をきたした場合はできるだけ早期に行うことが望ましい[4]．

[文献]
1) Sugioka Y: Transtrochanteric anterior rotational osteotomy of the femoral head in the treatment of osteonecrosis affecting the hip. A new osteotomy operation. Clin Orthop 130: 191-201, 1978.
2) Miyanishi K, et al: Prediction of the outcome of transtrochanteric rotational osteotomy for osteonecrosis based on the postoperative intact ratio. J Bone Joint Surg Br 82B: 512-516, 2000.
3) Hosokawa A, et al: Transtrochanteric rotational osteotomy for idiopathic and steroid-induced osteonecrosis of the femoral head: Indications and long-term follow-up. In Osteonecrosis: Etiology, diagnosis, and treatment. (Urbaniak JR and Jones JP eds), American Academy of Orthopaedic Surgeons, Illinois, pp309-314, 1997.
4) Sugioka Y, et al: Transtrochanteric posterior rotational osteotomy for osteonecrosis. Clin Orthop Relat Res 466: 1104-1109, 2008.

VI 治　療

3 大腿骨頭後方回転骨切り術

はじめに

　特発性大腿骨頭壊死症（ION）はステロイド大量投与，アルコール多飲に関連して発症することが多い．本症は若年発症が少なくなく関節温存が望まれるものの，壊死領域が広ければ圧潰が進行し早期に関節荒廃に至り人工骨頭置換術や人工股関節全置換術を余儀なくされる．具体的には厚生労働省 ION 調査研究班病型分類[1]の広範囲壊死である Type C であり，特に C2 は寛骨臼荷重部に生存領域がなく荷重を支える支柱となるべき骨がないため早期に圧潰が進行する．杉岡により開発された大腿骨頭回転骨切り術[2]は，残存した生存領域を寛骨臼荷重部に移動させる優れた術式である．本症では壊死領域が前方に生存領域が後方に位置することが多いことから前方回転骨切り術が知られている．これに対し，後方回転骨切り術[3-11]は前後左右に壊死範囲が広くかつ既に明らかな圧潰が生じた症例にも，骨頭前下方に位置する生存領域を荷重部に移動することにより荷重を支持し，良好なリモデリングを期待できる骨切り術である．

1　大腿骨頭後方回転骨切り術の特徴

1）後方回転による血行変化

　後方回転後は骨頭栄養血管（posterior column artery）は内方に移動してたわむため緊張が生ぜず，骨頭の血行は保たれる．そのため，前方生存領域の範囲が狭い症例に後方回転を高度に行っても，血行が障害されにくい優位点を有する[3,12-14]（図1）．

2）後方回転後の壊死領域ならびに生存領域と臼蓋との位置関係

　後方回転後には壊死領域は後方に位置すると考えられがちであるが，高度後方回転を行うと壊死領域は内側に移動する[9-11]．その時球形の生存領域は，骨頭中枢外側から前方外側にかけて位置する．そのため，日常生活動作のほぼすべての動作となる屈曲位において，骨頭前方のより良好な生存領域が寛骨臼荷重部に移動して荷重を受ける．そのため常に求心位が得られ，骨頭は寛骨臼内で安定した状態になり広範囲圧潰例にも有効である[6,9-11]（図1）．

　この2つの優位点をもとに術後リモデリングが生じ[5-7,9-11,15]後方・前方 1/3 以下の骨頭生存領域が残存するのみの若年者広範囲壊死例の関節を救うことができる．すな

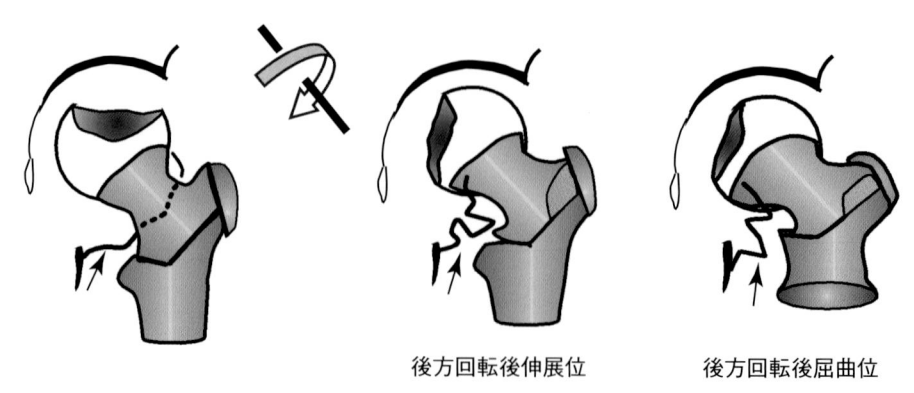

■図1　大腿骨頭後方回転骨切り術における栄養血管，生存領域，壊死領域の位置
栄養血管（矢印）は内側に移動し伸展せずたわむ．圧潰壊死領域は骨頭内側に移動し，股関節屈曲位において骨頭前方の生存領域が常に寛骨臼内に位置する．

わち，広範囲圧潰例を後方回転により Stage を戻し Type を改善することが可能となる．

2　適応と術前検査

　良好な術後経過を得るにあたって，術前に把握しなければならない重要なポイントは，術後寛骨臼荷重部に対して必要十分な生存領域を得ること，内反を加えることにより求心位を獲得することである．回転骨切り術という名称から回転のみを考えがちであるが，内反位による求心位獲得の重要性を理解する必要がある．そのためには次に述べる適切な術前検査を行う必要がある．

1）壊死領域に関する適応

　骨頭の前方から前下方に生存領域が残存していることが適応の基本的条件となる．骨頭前下方の生存領域の検索は，X線屈曲位撮影法[6,7,16,17]と大腿骨頭放射状 MRI で行う．予定後方回転角度の生存領域を決定し，内反を加えた時，寛骨臼荷重部に対する術後健常領域が 1/3 以上得られる場合に適応となる．後方回転角度の限界は，150度としている．後方回転は，関節包の完全切離など軟部組織の処理[9]を丁寧に行えば180度可能であるが，荷重部に移動する骨梁が著しく乏しいこと，回転後の posterior column vessels の著しい屈曲蛇行による血行障害[18]が生じること，により高頻度に再圧潰が生じる[6,9]．

2）病期に関する適応

　病期に関しては，圧潰が著しい場合や，関節裂隙の狭小化がみらる場合，関節温存術は困難であり適応外と一般的には考えられているが，圧潰が著しくても球形の回復は可能である．関節裂隙狭小化例でも術後に改変[6,9,15]が生じれば関節は長期にわたって温存されるので，MRI によってのみ診断される Stage 1 を除く Stage 2，3A，3B，4，のすべての病期が適応となりうる[6,9,10]．

3 術前画像検査

　術前壊死範囲の検索が適応決定に重要である．そのためには画像検査を駆使して詳細な生存・壊死領域の境界を知る必要がある．そのため，X 線による股関節屈曲位撮影法と大腿骨頭放射状 MRI を用いて（図2）[17,18]，術前からより正確な情報が得られるようになった．回転後に得られる荷重部生存領域を把握し，必要な回転角度，方向，さらに加える内反角度を術前に決定する[17]．

1）単純 X 線撮影

　生存領域が骨頭の前方から前下方に位置していることが適応の絶対条件となるため，大腿骨頭前方を描出する単純 X 線撮影方法が必要となる．90 度前後の後方回転を想定した場合には，杉岡による骨頭の正確な側面像（股関節を 90 度屈曲し 45 度外転，内外旋中間位にする）[2] が基本となる．しかし，実際には多くの症例で高度後方回転を必要とする．そのためには，大腿骨頭前下方を描出できる股関節屈曲位正面像撮影法を行う[5-7,16,17]．仰臥位で股関節を 45 度に外転（内外旋中間位）したまま種々の角度に屈曲することで，後方回転後の大腿骨頭の正面像を描出する．X 線像の入射方向を，末梢側にあおることにより十分な可動領域を有する症例では 150 度程度の後方回転までが描出可能である．圧潰部と分界部（壊死領域と生存領域の境界）は必ずしも一致しないので，特に分界部の帯状硬化像が不明瞭な場合には，注意を要する．

2）大腿骨頭放射状 MRI

　頚部に対する水平断の撮像方向を想定する回転角度に合わせて，放射状に撮像する方法を開発した．この撮像方法は想定した後方回転角度における術後の前額断中央 slice を描出できる（図2）[17,18]．現在，90 度と 135 度後方回転に相当する slice を中心に撮像している．

　注意点は T1 強調画像では低信号域が生存領域まで広がり生存領域の判定ができない場合のあることである．特に bone marrow edema（骨髄浮腫）が生じている場合には判定が困難である．T2 脂肪抑制画像を必ず撮像して壊死領域と生存領域を判定する．bone marrow edema の生じた部位は高信号域となり壊死領域が判定しやすい[9]．

3）術前プランニング

　骨頭の正確な X 線側面像（杉岡）や股関節屈曲位正面像撮影にて得られた画像が回転後の正面像となる．この画像における生存領域を大腿骨頭放射状 MRI も参考にして決定する．屈曲位正面像の頚部軸と通常の正面像の頚部軸を比較し，寛骨臼荷重部に健常域が 1/3 以上位置するように内反角度を決める．高度後方回転では自然内反が回転により生じるが，この点を考慮して内反角度を決める．大転子前外側は calcar に移動するが，この部の処理で脚長の補正が行えるので，この点も作図をするさい考慮する[8]．

188 | VI 治療

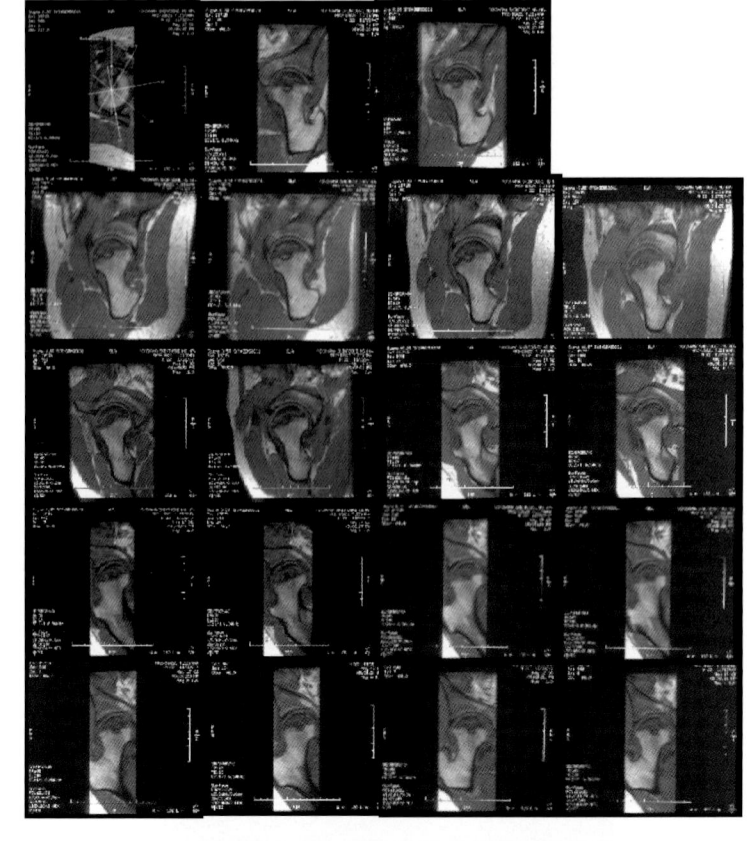

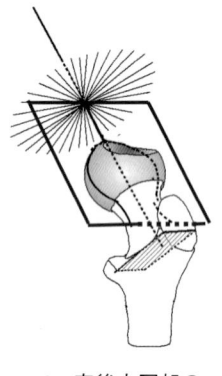

90度後方回転の
術前MR撮像方向

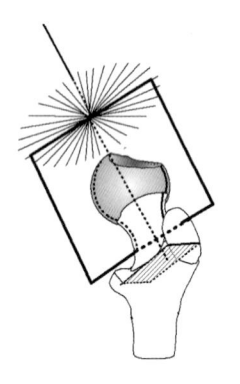

130度高度後方回転の
術前MR撮像方向

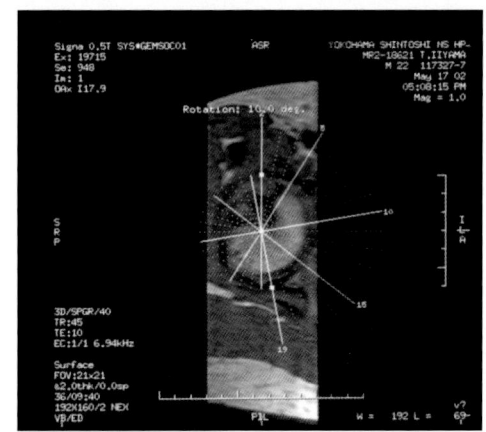

■図2　大腿骨頭放射状MRIの術前撮像スライス方向
頚部軸と基準骨切り面との関係（前外側からみたシェーマ）(Hip Joint 29, 2003より一部引用)

4　術後生存領域の局在，再圧潰の防止，リモデリング

　回転骨切り術後に荷重部に移動した骨梁は，過去に解剖学的にも荷重を受けていない部位であり脆弱性を有する．その後に生じるさまざまなリモデリングにより，初め

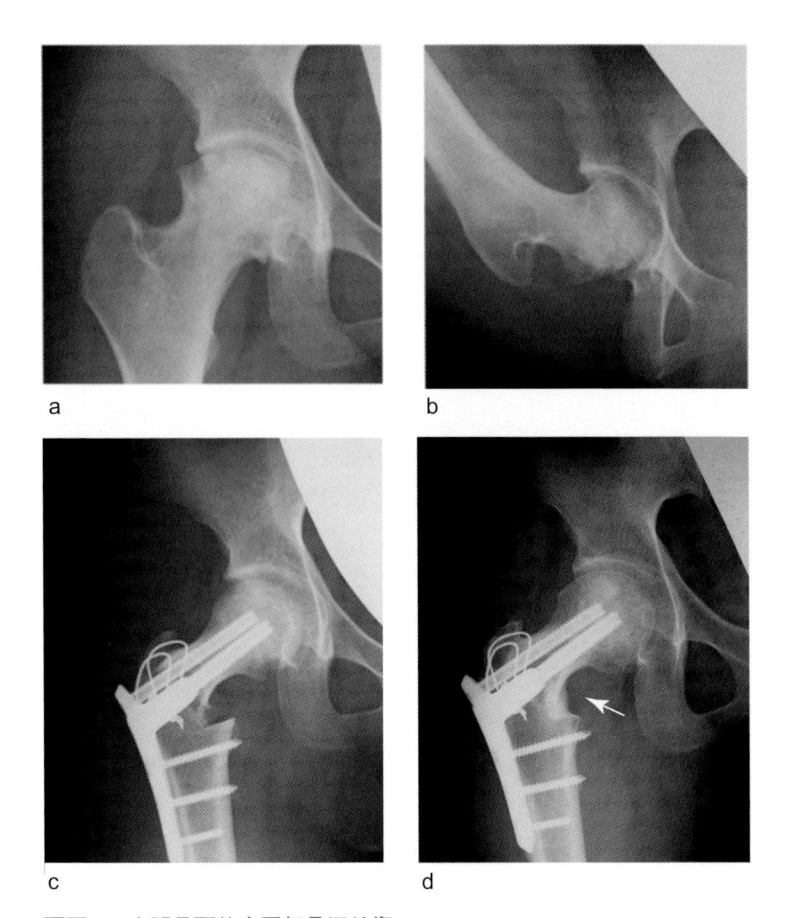

■図3 大腿骨頭後方回転骨切り術
18歳,女性.ステロイド性大腿骨頭壊死症.
a. 術前X線正面像.荷重部全域が圧潰壊死域のType C2であり関節裂隙の狭小化が生じている.
b. 屈曲位X線正面像において,骨頭前下方外側に良好な生存域が位置することが示される.
c. 高度後方回転骨切り術後2ヵ月.骨頭は球形を回復し荷重部には広範囲な生存領域が移動している.
d. 術後1年.calcarのリモデリングが良好に生じ(矢印),骨頭内側に移動した壊死域の球形化もみられ,寛骨臼荷重部硬化帯も再構築されつつある.

て日常生活動作に耐えうる強い股関節となる.以下に術後の特徴的なリモデリングについて述べる.

1) 頚部内側ならびに骨頭荷重部骨梁のリモデリング

高度後方回転後には,大転子前内側が頚部内側に移動する.この部は術直後は骨梁に乏しい部であるが,徐々に骨肥厚が生じ術後2年でcalcarが完成する[3].骨頭荷重部骨梁は,部分荷重を行うことで荷重に耐えうる骨梁へ変化する.

2) 圧潰骨頭の再球形化

高度後方回転後には壊死領域と圧潰領域は内側から後内側に移動するため,術後X線正面像では,この部は骨頭内側に位置するように観察される(図3).圧潰した骨頭

の修復による再球形化はX線正面像で観察される．この再球形化は術後3年以内に高率にみられ[10,11]，同時に軟骨下壊死骨梁骨折の消失が観察される[11]．これらの所見は圧潰壊死領域に対する修復を示すものである．後方回転骨切り術では，屈曲動作の多い日常生活動作において，壊死領域がさらに後方に移動するためより非荷重域となる[10]．また，骨頭は中枢外側から前方外側に位置する生存領域により常に臼蓋内で安定して動くために旺盛なリモデリングが生じる．

3）Stage 4のリモデリング

関節裂隙の狭小化が明らかな病期（Stage 4）のIONに対しては，関節温存は不可能と思われるが，後方回転骨切り術後には対象年齢が低ければ術後リモデリングが生じるため，適応が十分にある．Stage 4の寛骨臼のリモデリングの特徴は，術後早期の寛骨臼荷重部骨硬化帯の萎縮とその後の再構築である．著者らのStage 4（18関節）の後方回転骨切り術後の寛骨臼リモデリングの検討では，術後6ヵ月で100％に寛骨臼荷重部骨硬化帯の広範囲な萎縮が生じ，術後1年にて44％に関節裂隙の拡大と同時に寛骨臼荷重部骨硬化帯の再構築がみられた（図3）．寛骨臼荷重部硬化帯の再構築は術後2年で全例に観察された[9,15]．

以上若年者のIONに対する大腿骨頭後方回転骨切り術の効果などについて述べたが，適確な適応と手術を行えば圧潰が進行した症例に対しても有効な手術療法である．

［文献］

1) Sugano N, et al: The 2001 revised criteria for diagnosis, classification, and staging of idiopathic osteonecrosis of the femoral head. J Orthop Sci 7:801-805, 2002.
2) Sugioka Y: Transtrochanteric rotational osteotomy of the femoral head osteonecrosis, Perthes' disease, slipped capital femoral epiphysis and osteoarthritis of the hip. indication and results. Clin Orthop 184, 1984.
3) Atsumi T, et al: Modified Sugioka's osteotomy ; more than130 degree posterior rotation for osteonecrosis of the femoral head with large lesion. Clin Orthop 334: 98-107, 1997.
4) Atsumi T, et al: Posterior rotational osteotomy for the treatment of femoral head osteonecrosis. Arch Orthop Trauma Surg 119: 388-393, 1999.
5) 渥美　敬ほか：大腿骨頭壊死症に対する後方回転骨切り術―適応と成績に対する考察．別冊整形外科 35: 133-138, 1999.
6) 渥美　敬：大腿骨頭壊死症に対する大腿骨頭回転骨切り術の適応・術式・成績．Hip Joint 28: 8-16, 2002.
7) 渥美　敬：大腿骨頭後方回転骨切り術．NEWMOOK整形外科13 股関節外科 金原出版 pp167-174, 2003.
8) 渥美　敬：大腿骨頭後方回転骨切り術．大腿骨頭壊死症　診断と関節温存手術（編集；渥美敬，監修；杉岡洋一）．メヂカルビュー pp103-117, 2003.
9) 渥美　敬ほか：大腿骨頭回転骨切り術による進行期大腿骨頭壊死症に対する関節温存の限界．Hip Joint 27: 41-47, 2005.
10) Atsumi T, et al: Posterior rotational osteotomy for nontraumatic osteonecrosis with extensive collapsed lesions in young patients. J Bone Joint Surg Am 88 3: 42-47, 2006.
11) Atsumi T, et al: Re-Spherical Contour with Medial Collapsed Femoral Head Necrosis after High Degree

Posterior Rotational Osteotomy in Young Patients with Extensive Necrosis. Orthopaedic Clinics of North America 40: 267-274, 2009.
12) Atsumi T, et al: Superselective angiography in osteonecrosis of the femoral head. In Urbaniak JR, et al (ed.): Osteonecrosis; Etiology, Diagnosis, and Treatment. American Academy of Orthopaedic Surgeons. pp247-252, 1997.
13) 渥美　敬：大腿骨頭壊死症の治療における選択的動脈造影の意義. 日整会誌 72: 407-417, 1998.
14) 渥美　敬ほか：大腿骨頭回転骨切り術における大腿骨頭の血行. 大腿骨頭壊死症　診断と関節温存手術（編集；渥美敬, 監修；杉岡洋一）. メヂカルビュー pp56-62, 2003.
15) 渥美　敬ほか：大腿骨頭壊死に対する回転骨切り後のリモデリング. 大腿骨頭壊死症　診断と関節温存手術（編集；渥美敬, 監修；杉岡洋一）. メヂカルビュー pp118-121, 2003.
16) 渥美　敬ほか：大腿骨頭壊死に対する大腿骨頭回転骨切り術の術前X線撮影法の検討—術後正面像の描出について—. Hip Joint 22: 316-319, 1996.
17) 渥美　敬：大腿骨頭回転骨切り術の適応および術前検査. 大腿骨頭壊死症　診断と関節温存手術（編集；渥美敬, 監修；杉岡洋一）. メヂカルビュー pp41-55, 2003.
18) 渥美　敬ほか：大腿骨頭放射状MRI—大腿骨頭壊死症に対する回転骨切り術の適応決定の補助診断—. Hip Joint 29: 254-258, 2003.
16) Atsumi T, et al: Proximal femoral osteotomies. In Steinberg M(ed): Osteonecrosis of the hip. Techniques in Orthopaedics 23: 54-64, 2008.

VI 治療

4 大腿骨転子間弯曲内反骨切り術

はじめに

西尾ら[1,2]は転子部を弯曲して骨切りする術式を大腿骨転子間弯曲内反骨切り術（curved intertrochanteric varus osteotomy：CVO）として報告した．初期の報告は変形性股関節症に対する治療であった．その後に特発性大腿骨頭壊死部（ION）に対しても有用な手術方法であると報告されてきた[3,4]．CVOの特長は，楔状内反骨切り術に比べ脚短縮，大転子高位，大転子外方化は最小限に抑えられ，骨切り部の接触面積も大きく骨癒合に有利である[5]．著者ら[6,7]は，1992年から大腿骨頭外側に健常領域があり，さらに最大外転位で寛骨臼荷重部に対して1/3の荷重部健常領域が得られる症例に対して，CVOを行ってきた．また，骨頭前方または後方に荷重部健常領域がある場合は大腿骨頭回転骨切り術[8]を，さらに壊死範囲が大きな場合は，人工股関節全置換術（THA）を行ってきた．

本稿では，手術方法を紹介するとともに，5年以上経過した臨床成績を基に，CVOは圧潰の進行を予防できるか，さらにTHAによる再手術を回避できるかについて述べる．

1 大腿骨転子間弯曲内圧潰反骨切り術の適応

絶対的適応は，股関節正面X線像の最大外転位で，荷重部健常領域が1/3以上になることが必須である（図1，図2）．病期は圧潰がないStage 2または圧潰が少ないStage 3Aまでがよい．圧潰が進行したStage 3Bには圧潰した部分を整復して骨移植するbone impaction grafting（BIG）を併用している（図3）．なお，外傷性大腿骨頭壊死症に対する適応も同様である．最大外転位でも荷重部健常領域が1/3以上（Type BまたはA）にならない例は，短期間に圧潰を起こす可能性がある．内転拘縮とならないために，内反角度は35度までとする．

壊死範囲が広いType C2は30度内反してType Bになる場合は，相対適応がある．前方または後方に1/3以上荷重部健常領域がある場合は大腿骨頭回転骨切り術を選択する．

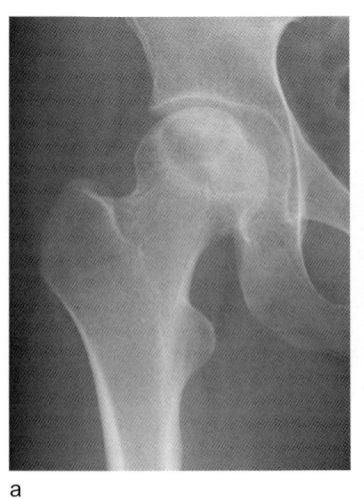

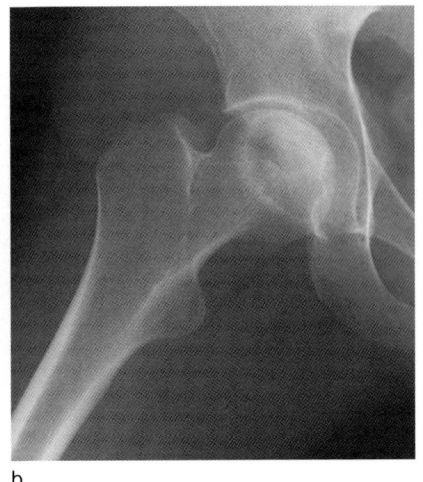

■図1　大腿骨転子間弯曲内反骨切り術の適応
a. Type C1, Stage 2
b. 最大外転位で荷重部健常領域が外側 1/3 以上になっている．

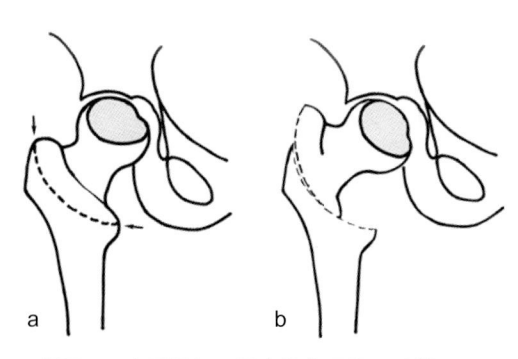

■図2　大腿骨転子間弯曲内反骨切り術
a. 小転子部より 5 mm 近位部で骨切りをすることで，脚短縮を少なくできる．
b. 骨切り術後 30 度内反している．脚短縮は最小限である．

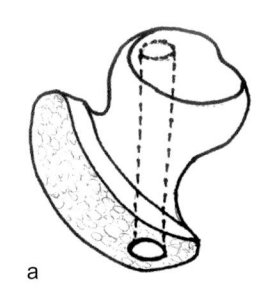

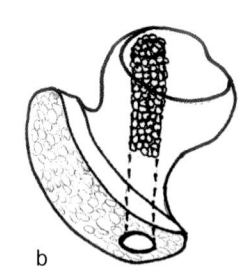

■図3　壊死部郭清と bone impaction grafting (BIG)
a. 壊死部に向けて，直径 1 cm のトンネルを作製する．
b. 専用のインパクターを用いて，壊死部に自家腸骨を bone impaction grafting する．

2　手術手技

1) 小転子と大転子の剥離

　皮膚切開は，大転子直上から大腿骨に沿って，約 20 cm とする．大腿筋膜張筋も縦切開する．骨切り部の小転子を骨膜下に剥離する．大転子の頂部の中小殿筋と腸骨の間をラスパトリウムで剥離する．これで CVO 骨切りの近位部の大転子内側と遠位部の小転子を観察できる．

2) 骨切りガイドの固定

　正確で定量的な骨切りをするために，スライディング式の骨切りガイドを使用する

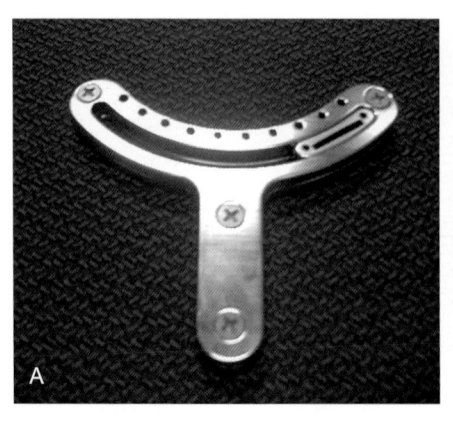

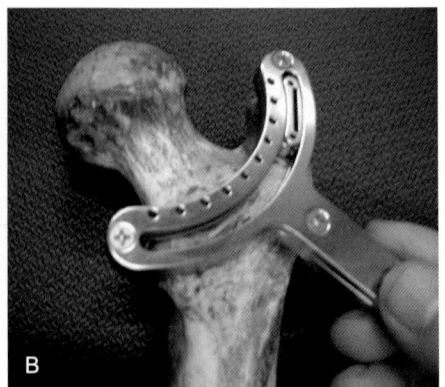

■図4　骨切りガイド(メイラ社製)
A：骨切りガイド
B：骨切りガイドの設定位置

(図4)．骨切りガイドの固定位置は，小転子の中央から5mm頭側と大転子先端を通過するように設置する．直径1.5mmのK-wireを小転子の中央から5mm頭側に固定する．これによって原法の小転子の中央部での骨切りと比べて，より脚短縮を少なくできる．骨切りガイドのロータをこの中に入れる．次いで大転子頂点を骨切りする部位で骨切りガイドを固定する．X線透視で骨切りガイドが作図どおりの位置にあることを確認する．

3) 骨切りの実際

まず両刃のボーンソーで，大腿骨の前方まで骨切りする．次いで片刃のボーンソーに換えて，小転子と大転子側を丸くなるように骨切りする．骨折の危険性があるので，助手は骨切り中には下肢を動かさないように注意する．

4) 骨切りの完了

骨切りガイドをずらして，切り残した小転子と大転子の部位を，注意深く骨切りする．骨切りが完了すると，大転子の骨切り部をすべて観察できる．小殿筋を完全に解離するとさらによく観察が可能となる．

5) 骨切り部からのトンネル作製と自家骨移植の併用

2004年7月から自家骨移植の併用を行っている．骨切り部から直径1cmのトンネルを壊死部外側に向けて作製する．骨頭皮質骨の5mmまでとする．骨頭を穿孔しないように注意する．壊死部を郭清して，腸骨から採骨した自家骨をインパクターで強固にbone impaction graftingする(図3)．

6) 内反の矯正

術者は，中枢骨片の下端に二双鈎をかけて牽引し保持する．助手は，患肢を内外旋中間位で最大外転した後に患肢を牽引しながら内転する．この操作で，容易に骨片が内反する．目的とした内反がえられない場合は，同様の操作を作図で目的とした角度まで繰り返す．

7）骨切り部の固定

K-wireで仮固定して，透視で内反角度を確認する．115度compression hip screw（メイラ社製）で固定する．ラグスクリューとチューブプレートで確実に固定する．

8）後療法

慎重な後療法が必要である．手術後は，翌日から10 kgの部分荷重歩行とし，4週で20 kg荷重とする．全荷重は8週で許可する．

3 臨床評価

臨床評価は1992年から2005年5月までにCVOを行い，5年以上経過観察したION患者を対象とした．手術適応は股関節正面像の最大外転位で，荷重部健常領域が1/3以上（Type BまたはType A）となる症例とした．対象数は64例67関節で両側例は3例であった．平均年齢は39.2歳（18〜66歳），男性37例39関節，女性27例28関節であった．ステロイド性29関節，アルコール性26関節，ステロイド＋アルコール3関節，狭義の特発性9関節であった．罹患関節は右28関節，左39関節であった．病型はType B：5関節，Type C1：51関節，C2：11関節であった．病期はStage 2：25関節，Stage 3A：29関節，Stage 3B：10関節，Stage 4：3関節であった．術後経過平均8.3年（5〜18年）であった．

臨床評価項目はJOA hip score，合併症，THAへの移行の有無を調査した．X線学的評価は，内反角度，術前と術後の単純X線正面像における荷重部健常領域の割合，術後の下肢短縮量（大転子上方化量），大転子外方化量，圧潰の進行の有無を調査した．荷重部健常領域の割合はSugiokaの方法に従い，涙痕下端と寛骨臼縁を結んだ線の垂直二等分線が寛骨臼と交差する点から寛骨臼縁までを荷重部として計算した．大転子上方化量は涙痕間線から大転子上端までの距離を，大転子外方化量は涙痕から大転子外側端までの距離を計算した（図5）．

4 成績

JOA hip scoreは術前平均74.6点が，術後5年で90.7点，最終時89.4点に改善した．内反角度平均27.1度であった．脚短縮は平均11.0 mm，大転子外方化3.9 mmであった．荷重部健常領域は術前平均14.4％が術後45.8％に改善した（図6）．手術の合併症は，骨折が1関節，大腿骨の骨切り部癒合遅延が5関節でみられた．骨折例には保存療法を行ったが脚長差は40 mmとなった．術後12年に腎不全で死亡したが，壊死は治癒した．癒合不全例では2関節で内反角度がともに5度進行した．病期が術前より進行したのは11関節であった．Stage 2の1関節がStage 3Aに，Stage 3Aの6関節がStage 3Bに，Stage 3Aの2関節がStage 4に，Stage 3Bの2関節がStage 4に進行した．THAで再手術を行ったのは4関節であった．1関節は関節症の進行のた

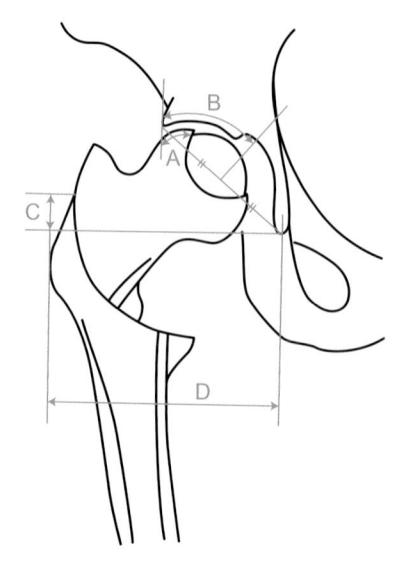

■図5 X線計測項目
A/B＝健常部健常領域（Sugioka による intact ratio）
C＝大転子上方化量（涙痕から水直距離：術後－術前 mm）
D＝大転子外方化量（涙痕から水平距離：術後－術前 mm）

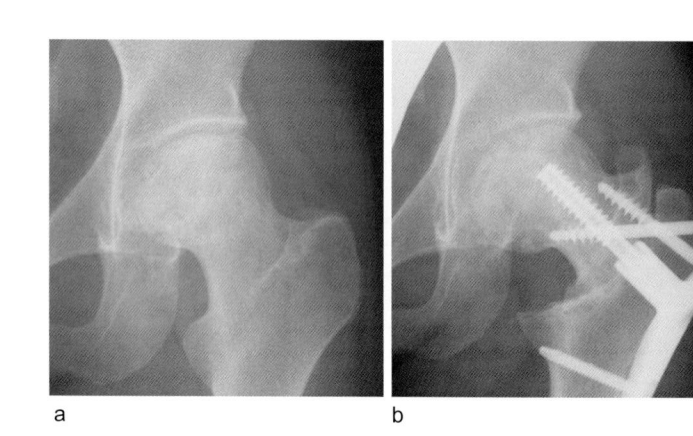

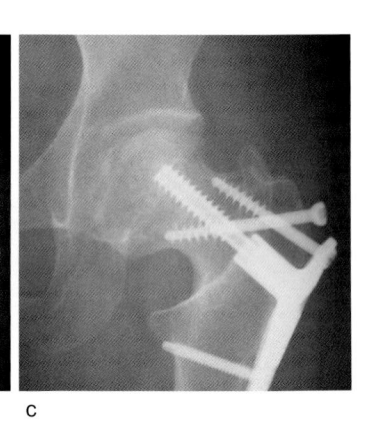

■図6 大腿骨転子間弯曲内反骨切り術＋ bone impaction grafting（BIG）
a. 33歳，女性．ステロイド性大腿骨頭壊死症，Stage 3B，Type C1．
b. BIG によって圧潰を整復して26°の CVO を行う．
c. 術前 JOA hip score 80点が術後3年で95点に改善し，再圧潰は認められない．

めに15年目に行った．残りの3関節は2年以内に圧潰したために THA を行った．Kaplan-Meier 法による生存率は THA を end point とすると術後10年で95.5%（95%CI：90.3〜100），最終63.7%（95%CI：11.5〜100）であった．圧潰進行を end point とすると術後10年で80.1%（95%CI：68.7.0〜91.5），最終80.1%（95%CI：68.7.0〜91.5）であった．術後に骨頭健常領域が30%以上であれば有意に THA による再手術の割合は低かった（P＝0.02）．病型，病因，年齢，性別には有意差がなかった．

5 考察

　CVOによって骨頭圧潰の進行予防が可能であった．圧潰進行をend pointとすると10年で圧潰進行を生じなかったのは80％で，THAになったのは10年で5％以下であった．術後成績を良くしている因子は，荷重部健常領域が30％以上外側に得られることであった．CVOは手術技能の習得にやや時間がかかる術式である．しかし，さらに高度の技術を要する大腿骨頭回転骨切り術と比べて，習得は容易である．また，手術時間も短く，手術侵襲が小さいので考慮されて良い方法と考える．ただし，早期荷重をやりすぎると骨切り部の癒合遅延のために内反増強のみられることがある．全荷重の時期は，3ヵ月以上としたほうが安全である．

　壊死範囲が大きいType C2の場合は30度内反骨切りしても荷重部健常領域は35％とならないことが多い．したがってType C2はCVOの適応としないほうが良い．さらに内反骨切り術は，脚短縮を生ずる欠点がある．内反角度が大きければ荷重部健常領域は拡大するが，それに伴い脚短縮も増加することが問題である．Ikemuraら[4]は大腿骨転子間弯曲内反骨切り術の脚長差について報告している．CVOの平均内反角度31度で，その脚短縮は平均12 mmであった．著者ら[6]の，小転子の先端を中心に骨切りする手術方法では脚短縮は平均内反角度25度で，平均13 mmであった．著者らは1例で骨折して内反が増強し，40 mmの脚短縮を生じた症例を経験したが，脚長差のために患者の満足度に問題があった．そこで2004年から脚短縮をより少なくするために小転子の先端から近位部5 mmから骨切りする手術方法を行っている．この方法では，内反角度が平均27度でも約11 mmの短縮であった．

　骨移植についての報告はRijnenら[9]がcore decompressionの後に同種骨をbone impaction graftingして経過が良好であったと報告している．著者らは，単独で骨移植を行うことは，成績良好でないと考えている．CVOにより骨頭健常領域を拡大し，自家骨による圧潰の整復および骨頭健常領域の拡大を目的として行っている．この方法で，より大きな壊死領域を持つ症例の治療が可能であると考える．ただし，長期成績は不明であるため，今後の長期の経過観察が必要である．

　CVOは最大外転位で外側1/3に健常領域がえられる症例では良好な術後成績が期待できる．積極的に考慮されるべき手術法である．

[文　献]
1) 西尾篤人, 他：大腿骨転子部骨切り術の一つの工夫. 整・災害 20: 77-82, 1971.
2) Sugioka Y, et al: Transtrochantericcurved varus osteotomy in the treatment of dysplastic hip. The Hip. Procs eighth open scientific meeting of the hip society: 227-244, 1980.
3) 山本卓明, 他：特発性大腿骨頭壊死症に対する転子間弯曲内反骨切り術の術後成績. Hip joint, 30: 418-420, 2004.
4) Ikemura S, et al: Leg-lemgth discrepancy after transtrochanteric curved varus osteotomy for osteonecrosis of the femoral head. J Bone Joint Surg Br 89-B: 725-729, 2007.

5) Ito H, et al: Osteonecrosis of the femoral head: Simple varus intertrochanteric osteotomy. J Bone Joint Surg Br 81-B: 969-974, 1999.
6) Sakano S, et al: Curved intertrochanteric varus osteotomy for osteonecrosis of the femoral head. J Bone Joint Surg Br 86-B: 359-365, 2004.
7) 長谷川幸治：大腿骨転子間弯曲内反骨切り術. 股関節の骨切り術 OS Now メディカルビュー社：88-97, 2010.
8) Hasegawa Y, et al: Pedicla bone grafting versus transtrochanteric rotational osteotomy for avascular necrosis of the femoral head. J Bone Joint Surg(Br) 85-B: 191-198, 2003.
9) Rijnen WHC, et al: Treatment of femoral head osteonecrosis using bone imapction grafting. Clin Orthop Relat Res 417: 74-83, 2003.

VI 治療

5 人工骨頭置換術・人工股関節全置換術

1 特発性大腿骨頭壊死症に対する人工骨頭，人工関節の変遷

　特発性大腿骨頭壊死症（ION）に対して，大腿骨頭の圧潰が顕著で疼痛や運動機能障害が著しいStage 3B以降では，寛骨臼の関節軟骨の障害が肉眼的には少ない場合，大腿骨頸部骨折後の偽関節や症候性骨頭壊死症の治療に準じて，人工骨頭置換術が行われていた．人工骨頭の中でも，単純人工骨頭（モノポーラ型）は直接寛骨臼と人工骨頭が摺動するが（図1），バイポーラ型人工骨頭は（図2），主にインナーヘッドで摺動することで，鼠径部痛や臀部痛などの刺激症状を低減し，人工骨頭の中心性移動という寛骨臼の浸食（図1）を少しでも回避できるのではと考えられた．一方で，寛骨臼側にもカップを設置する人工股関節全置換術（THA）では，セメント固定カップのゆるみの方がステム側より頻度が高いことと脱臼しやすさの問題から，手術手技も簡単で骨頭径が大きいため脱臼にも有利であるとして，バイポーラ型人工骨頭がセメントTHAよりも優れているのではと期待された[1]．しかしながら，初期バイポーラ型は，関節軟骨が存在すれば，術後早期からアウターで主に摺動し[1]，アウターの内反

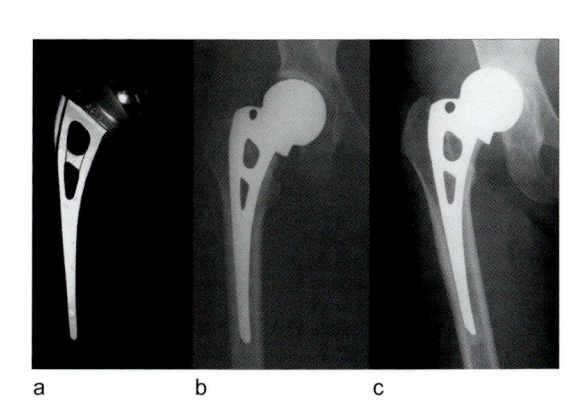

■図1 単純人工骨頭（モノポーラ型）
a. Moore型単純人工骨頭．b. 20歳，SLE患者の手術例．c. 27年後，骨頭の中心性移動がみられる．疼痛もあり，人工股関節再置換術が必要である．

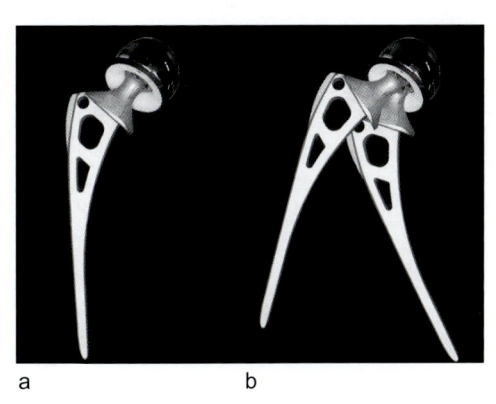

■図2 バイポーラ型人工骨頭
a. UPF（Universal Proximal Femur）バイポーラ大腿骨人工骨頭（Bateman）．b. 内径骨頭22mmのインナーが主に動き，股関節の可動域が大きくなるとネックとバイポーラカップがインピンジし，その後アウターヘッドが摺動する構造．

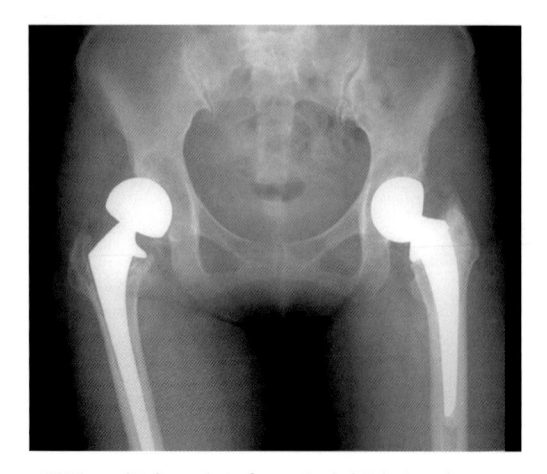

■図3 旧来のバイポーラと改良型バイポーラ
両側IONに対する右セメントレスOmnifit UHR（改良型）バイポーラ人工骨頭，左セメントBateman（旧来型）バイポーラ人工骨頭置換術後の両股関節正面中間位X線写真．

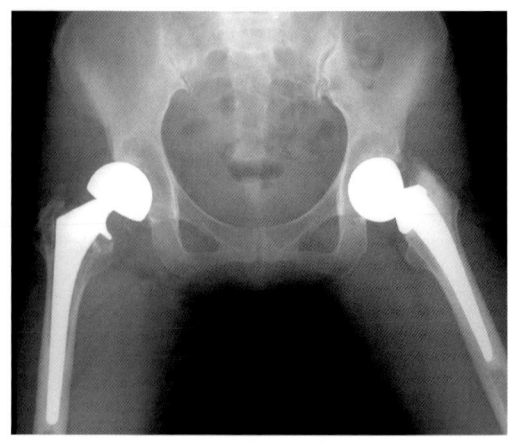

■図4 図3の両股関節正面外転位X線像
右股関節は主にインナーで動いているが，左はバイポーラ骨頭が内反位で固定され，股関節外転でもバイポーラ骨頭とステムが一体として動いている．

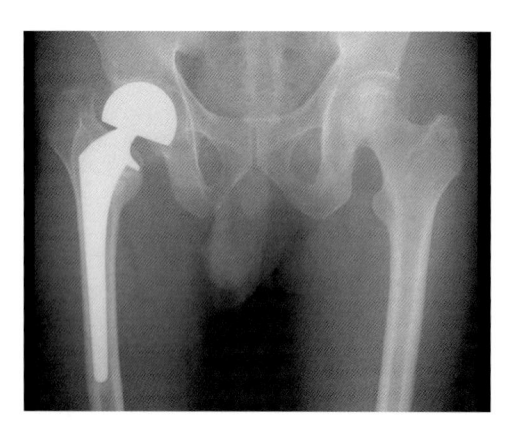

■図5 骨溶解によるバイポーラ人工骨頭のゆるみ例
58歳，男性．右人工骨頭置換術後8年．バイポーラ型人工骨頭のステム全周性に骨透亮像が見られ，特に大転子および小転子部には骨溶解が広がっている．ステム沈下とともに大腿部痛が増強している．

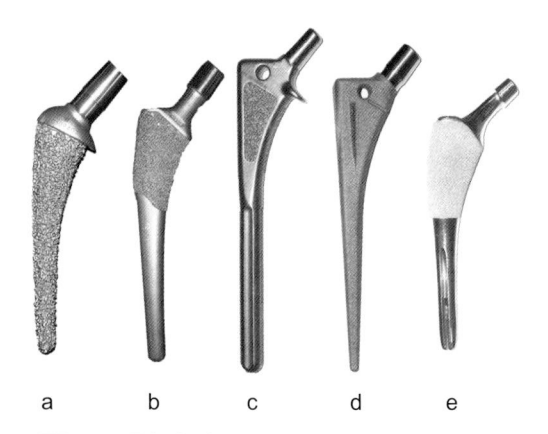

■図6 骨新生型セメントレスステム
a. マクロポーラス構造のLübeck cancellous metal system，b. 近位CoCrビーズポーラスコーティングのPCA，c. チタンファイバーメッシュコートのHarris-Galante porous，d. ブラスト加工チタン合金のE-Taper，e. 近位チタンプラズマスプレーおよびハイドロキシアパタイトコートのCentPillar.

固定によりモノポーラと同様の摺動形体になるものもあり，短期的にも若年で活動性の高いIONでは，臨床的およびX線学的に成績不良であった[2]．その後，セルフセンタリング機構などの改良で，インナーの内反固定は減少し（図3, 4），IONでも単純人工骨頭よりも良好な短期成績が得られたが[3]，元来，ネックがアウターカップとインピンジするバイポーラ型人工骨頭の構造的弱点により，ポリエチレンの摩耗粉が短

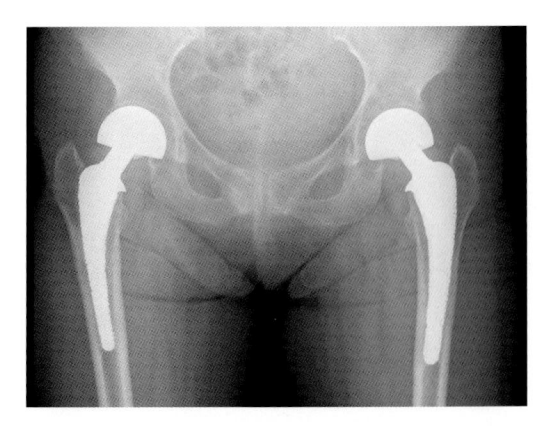

■図7 セメントレスバイポーラ人工骨頭置換術(術後18年)

マクロポーラス構造のLübeck cancellous metal stemと28 mmアルミナ骨頭にバイポーラカップを組み合わせている.インプラントのゆるみはない.右大腿骨近位外側部のステム境界に透亮像と左股関節の関節裂隙消失を認めるが,臨床症状はない.

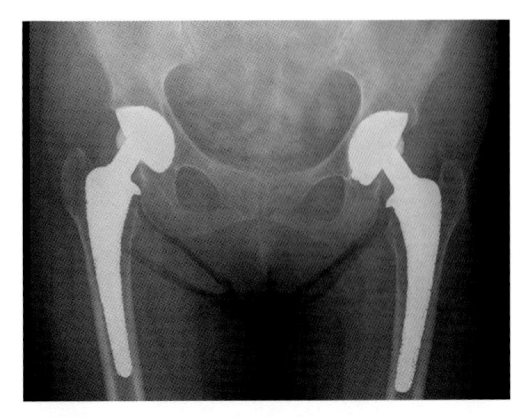

■図8 セメントレスTHA(術後右18年,左17年)

マクロポーラス構造のLübeck cancellous metal systemで,28 mmアルミナ骨頭を使用.インプラントのゆるみはない.両側大転子部とカルカ部に骨溶解を限局性に認めるが,臨床症状はない.

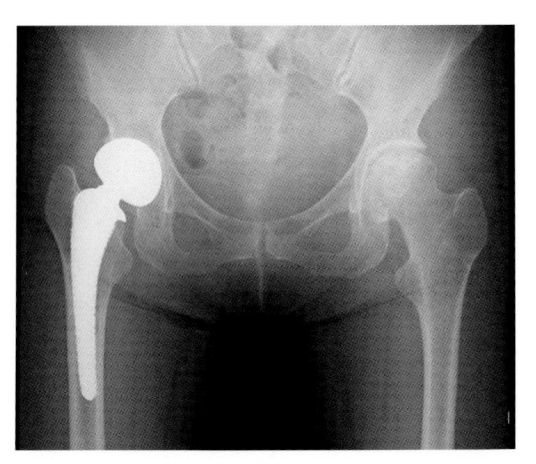

■図9 セメントレスバイポーラ人工骨頭置換術(術後16年)

インプラントのゆるみはない.バイポーラカップが寛骨臼を浸食し,中心性移動(この場合主に上方)があり,臀部痛を認める.

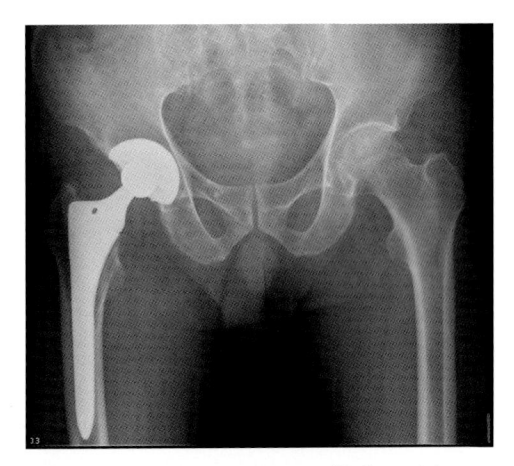

■図10 セメントレスTHA(術後10年)

Versys FMT, trilogy cup, 26 mmジルコニア骨頭,longevity高度クロスリンクポリエチレンライナーを使用.ポリエチレンライナーの摩耗は計測限界以下で,ゆるみや骨溶解も認めない.

期間で骨溶解を誘発し,再置換を要する症例が5年くらいの経過で見られることもあり(図5)[4],バイポーラ型人工骨頭がIONに対して長期安定した成績が得られるかは,十分な検討が必要である.Bone Ingrowth型ステム(図6)のバイポーラ型人工骨頭はセメントTHAやロッキングメカニズムが最適でない初期セメントレスカップのTHAよりも比較的活動性高く若いION患者に対しても優れている[5].しかし,セメントレ

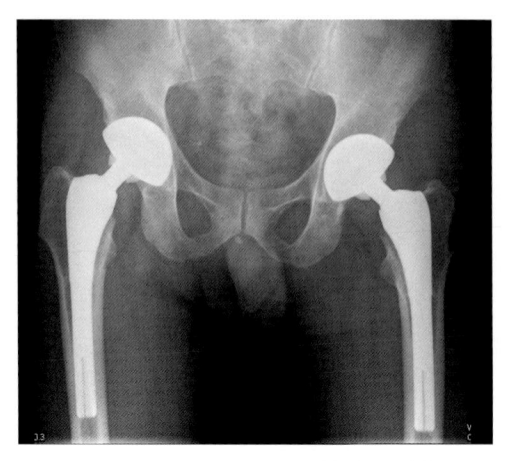

■図11 セメントレスTHA（術後12年）

AFJ Axcel stem，ANCA cup，28 mm Biolox forteセラミック骨頭とライナーが使用され，ゆるみや骨溶解は全く認めない．

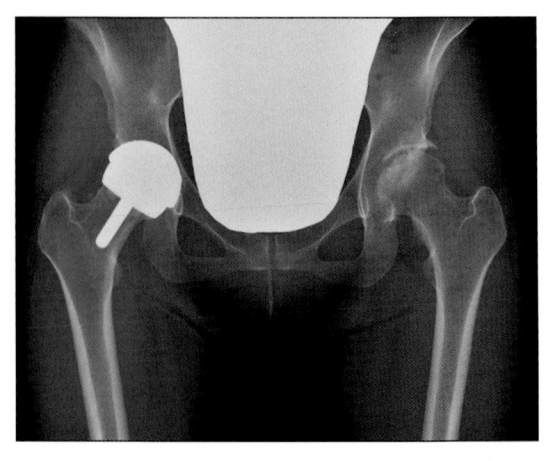

■図12 メタルオンメタル表面置換型THA（術後10年）

バーミンガム表面置換型人工股関節（BHR）を使用し，ゆるみや骨溶解も認めない．

スカップ固定法の成績も改善しており，THAも若年者での成績が改善している[6]．インナー22 mm骨頭によるバイポーラよりもインピンジしにくい28 mm骨頭を使用したバイポーラに同一セメントレスステムを組み合わせて，セメントレスカップのTHAと比較した報告では（図7，8），全体的な臨床スコアや脱臼率で両者に差がなく，バイポーラにおいて鼠径部および臀部痛や臼蓋軟骨摩耗およびバイポーラの中心性移動が長期追跡で観察されることから[7]（図9），とりわけ若年者にはTHAが優れていると考えられる．さらに，昨今の高度クロスリンクポリエチレン（図10），セラミック対セラミック（図11），金属対金属（図12）などの耐摩耗性の向上した摺動部の登場でより大きな骨頭を使用しやすくなり[8-10]，THAの長期成績の改善が予想されるので，人工骨頭より高度な手術手技を要するが，Stage 4のみならずStage 3に対する人工関節でも，THAが第一選択とされる機会が増加すると考えられる．

2　バイポーラ型人工骨頭置換術の適応

高齢者のStage 3Aおよび3BのIONには，一般的にバイポーラ型人工骨頭が選択される．ただし，高齢者とはいえ活動性が高い患者では，大腿骨頸部骨折でもTHAが推奨されるように[11,12]，Stage 3のION患者でも年齢や活動性を考慮してTHAも適応されている[13]．バイポーラ型人工骨頭は，従来のTHAよりも，手術手技が容易で脱臼のリスクが小さいとされており，メイヨクリニックの1812例のデータでも，術後1年で1.1％程度の脱臼率で，従来の大腿骨頸部骨折に対するTHAの成績に比較して，脱臼率は有意に低いことが示されている[14]．しかしながら，大骨頭径THAに比較して脱臼率が低い利点は維持できていない[15]．IONに対しては，バイポーラとTHAで

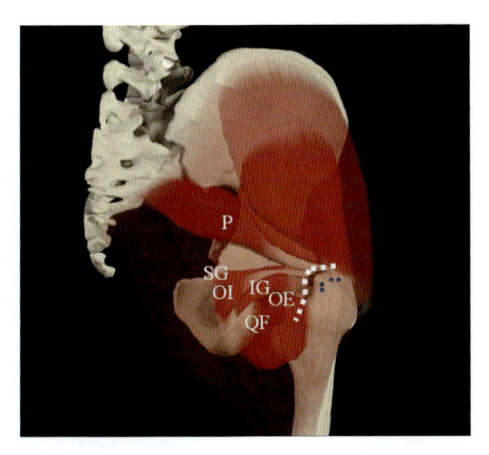

■図13 脱臼予防に必要な手術手技

後方進入時に切離される外旋筋群（P：梨状筋，SG：上双子筋，OI：内閉鎖筋，IG：下双子筋，OE：外閉鎖筋，QF：大腿方形筋）．ION では，拘縮が比較的軽度で梨状筋から外閉鎖筋までの切離で十分展開できることが多いが，大腿方形筋や大殿筋まで切離した場合は全て修復することを推奨する．特に外旋筋は関節包とともに2ヵ所以上（図ドット部）で骨に pull-out 縫合するのがよい．

脱臼率が必ずしも有意差を示さない報告もある[7]．わが国の ION 症例の多施設登録データによると，脱臼率は THA（6.6%）がバイポーラ人工骨頭（0.4%）よりも有意に高いが，THA の骨頭径を 32 mm 以上にすると，脱臼率が1%程度に低下し，表面置換型では0%となる[16]．手術進入法は，THA において脱臼率に影響する因子であるが[16]，メイヨクリニックのデータでは前外側進入，大転子切離側方進入，後側方進入のいずれでも脱臼率に有意差は認めなかった[14]．

以上より，バイポーラ型人工骨頭は，小さい骨頭径の THA に比較して脱臼リスクが小さく，カップ設置操作が不要な分，手術手技が容易で侵襲の少ない治療法であるので，高齢者や他の合併症をもつ ION 患者で手術侵襲を可及的に少なくしたい場合にはより適応がある．手術進入法は，大きな骨頭になれば脱臼率での差がなくなってくるので，術者にとって得意な熟達した進入法を選択することでよいと思われる．ただし，後側方進入では，関節包や外旋筋の修復（図13）を怠らないようにするべきである[17]．

3 THA の適応と成績

THA は病期の進行した ION 患者には確実に適応があるが，若年で活動性の高い患者が多いことから，その合併症については十分考慮して適応を決めるべきである．ION に対する THA の成績は1990年以前の手術と以降の手術で有意に後者の方が優れている[18,19]．これは，セメントレスカップと改善されたセメントステムやセメントレスステムの導入による効果と考えられている．今や，ION という疾患自体が，変形性股関節症に対して再置換の危険因子になることはないが，鎌形赤血球症，腎不全および／または腎移植，Gaucher 病は再置換の危険因子である[19]．しかし，これらは全

体の18％にとどまる．ION患者には，自己免疫疾患や臓器移植のためにステロイドが投与されている症例も多いが，感染予防や血栓性静脈炎の予防は，他の股関節手術と同様である．腎移植に比較して，心臓移植やSLEは却って生存率が高く，ION患者の大多数（80％程度）においてはTHAの再置換率は，ION以外の疾患に対するTHAと同等である．

[文　献]

1) Phillips TW: The Bateman bipolar femoral head replacement. A fluoroscopic study of movement over a four-year period. J Bone Joint Surg Br 69: 761-764, 1987.
2) Lachiewicz PF, et al: The bipolar endoprosthesis in avascular necrosis of the femoral head. J Arthroplasty 3: 131-138, 1988.
3) Takaoka K, et al: Bipolar prosthetic replacement for the treatment of avascular necrosis of the femoral head. Clin Orthop Relat Res 277: 121-127, 1992.
4) Nishii T, et al: Bipolar cup design may lead to osteolysis around the uncemented femoral component. Clin Orthop Relat Res 316: 112-120, 1995.
5) Chan YS, et al: Bipolar versus total hip arthroplasty for hip osteonecrosis in the same patient. Clin Orthop Relat Res 379: 169-177, 2000.
6) Hartley WT, et al: Osteonecrosis of the femoral head treated with cementless total hip arthroplasty. J Bone Joint Surg Am 82-A: 1408-1413, 2000.
7) Lee SB, et al: Comparison between bipolar hemiarthroplasty and THA for osteonecrosis of the femoral head. Clin Orthop Relat Res 424: 161-165, 2004.
8) Nakahara I, et al: Minimum five-year follow-up wear measurement of Longevity highly cross-linked polyethylene cup against cobalt-chromium or zirconia heads. J Arthroplasty (in press).
9) Sugano N, et al: Mid-term results of cementless total hip arthroplasty using a ceramic-on-ceramic bearing with and without computer navigation. J Bone Joint Surg Br 89B: 455-460, 2007.
10) Nishii T, et al: Five-year results of metal-on-metal resurfacing arthroplasty in Japanese patients. J Arthroplasty 22: 176-183, 2007.
11) Flören M, et al: Outcomes of total hip arthroplasty and contralateral bipolar hemiarthroplasty: a case series. J Bone Joint Surg Am 85-A: 523-526, 2003.
12) Blomfeldt R, et al: A randomised controlled trial comparing bipolar hemiarthroplasty with total hip replacement for displaced intracapsular fractures of the femoral neck in elderly patients. J Bone Joint Surg Br 89: 160-165, 2007.
13) Ito H, et al: Bipolar hemiarthroplasty for osteonecrosis of the femoral head. A 7- to 18-year followup. Clin Orthop Relat Res 374: 201-211, 2000.
14) Sierra RJ, et al: Dislocation of bipolar hemiarthroplasty: rate, contributing factors, and outcome. Clin Orthop Relat Res 442: 230-238, 2006.
15) Cho MR, et al: Results After Total Hip Arthroplasty With a Large Head and Bipolar Arthroplasty in Patients With Displaced Femoral Neck Fractures. J Arthroplasty (in press).
16) 小林千益, 他：特発性大腿骨頭壊死症(ION)研究班所属の整形外科でのIONに対する人工物置換術の登録監視システム. 厚生労働科学研究費補助金難治性疾患克服研究事業特発性大腿骨頭壊死症の診断・治療・予防法の開発を目的とした全国学際的研究平成21年度総括・分担研究報告書. pp154-163, 2010.
17) Pellicci PM, et al: MRI shows biologic restoration of posterior soft tissue repairs after THA. Clin Orthop Relat Res 467: 940-945, 2009.
18) Saito S, et al: Long-term results of total hip arthroplasty for osteonecrosis of the femoral head. A comparison with osteoarthritis. Clin Orthop Relat Res 244: 198-207, 1989.
19) Johannson HR, et al: Osteonecrosis is not a predictor of poor outcomes in primary total hip arthroplasty: a systematic literature review. Int Orthop (in press).

VI 治療

6 血管柄付き骨移植術

はじめに

　特発性大腿骨頭壊死症（ION）に対する骨移植術は，血管柄の付いていない自家骨や同種骨を使用したいわゆる非血管柄付き骨移植と，血管柄を付けた骨移植に分けられる．さらに血管柄付き骨移植術は，血管を切り離さずに移植する有茎血管柄付き骨移植術（腸骨や大転子）と，血管をいったん切り離し移植してから顕微鏡下に縫合する遊離血管柄付き腓骨移植術が今日一般的に行われている．

　従来の非血管柄付き骨移植と異なり，血管柄付き骨移植術の特長は，血行のある骨の移植により壊死に陥った骨組織の再血行を促す biological property である．これは血管のみを移植する血管束移植術と同様であるが，血管束移植術は壊死範囲が広範な症例では壊死組織への再血行が十分な範囲に達し，なおかつ十分な強度を獲得するまでには相当な期間を要するため，それまでに骨頭の圧潰が生じる可能性が高い．そこで血管柄付き骨移植術のもうひとつの特長として，支持骨柱として軟骨下骨を支え壊死組織の力学的な弱点を補強するという biomechanical property があげられる．

　本稿では血管柄付き骨移植術について手技と成績を解説する．

1　有茎血管柄付き腸骨移植術

1）手術方法

　有茎血管柄付き腸骨移植術は深腸骨回旋動静脈を血管柄として使用する．手術は仰臥位で行い腸骨稜から小転子のレベルにいたる Smith-Petersen 法に基づくカーブ皮切を加え，鼠径靭帯に沿って深腸骨回旋動静脈を展開する．上前腸骨棘より後方 2 cm の部位の腸骨稜から深腸骨回旋動静脈を栄養とする約 5×2.5×1.5 cm の 3 面が皮質骨に囲まれた骨ブロックと海綿骨を採取する．縫工筋と大腿筋膜腸筋の間，次に中殿筋と大腿直筋の間から股関節前面に至る．次に前方関節包を切開し大腿骨頭の骨頭頸部境界部を開窓しそこからエアトームや鋭匙で壊死骨を可及的に掻爬する．深腸骨回旋動静脈を外腸骨動脈から切り離さずに茎とした骨ブロックを鼠径靭帯と腸腰筋の下に通す．壊死骨を切除した骨頭内の空隙に腸骨から採取した海綿骨を移植した後，骨ブロックを軟骨下骨直下に挿入する（図 1）．合併症としては血行不全，鼠径ヘルニア，大腿外側皮神経損傷などがある．

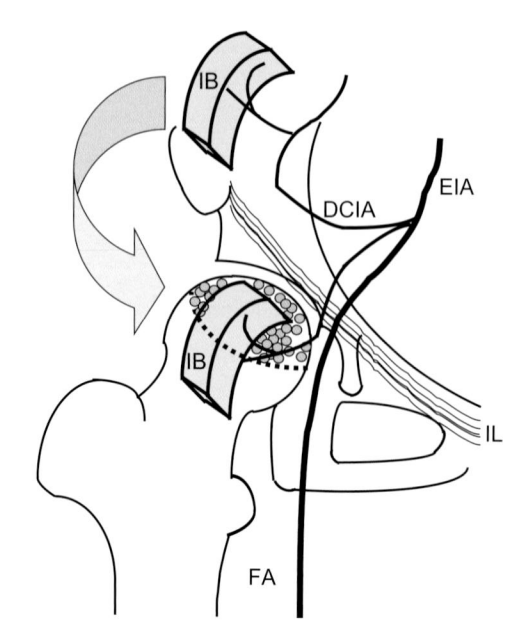

■図1　有茎血管柄付き腸骨移植術
IB：腸骨，DCIA：深腸骨回旋動脈，EIA：外腸骨動脈，FA：大腿動脈，IL：鼠径靱帯

2）成績

　有茎血管柄付き腸骨移植術の手術成績は日本，台湾などから報告されている．Ishizakaら[1]は術後平均6年で，臨床的良好例が77％，X線学的良好例が58％で，壊死部の位置に着目しlateral type lesionの成績が悪かったと報告した．藤原ら[2]は術後平均4.1年で，臨床的良好例が75％，骨頭の10年生存率は57％，ステージ2では良好な成績であったと報告した．Nagoyaら[3]は術後平均8.7年で，術前から圧潰がみられる症例では全例で圧潰が進行し，壊死範囲の広い症例でも83％で圧潰が進行し，移植骨を前外側に挿入することが必要と報告した．またHasegawaら[4]は術後平均8年で，臨床的良好例が63％，X線学的良好例が44％で，適応としては術前に圧潰のない症例に時々ある程度と報告した．Chenら[5]は術後平均7年弱で，X線学的良好例が0％，サバイバルレートは24％であった報告し，有茎血管柄付き腸骨移植術は特に術前から圧潰がみられる症例には適応はないとしている．

　全体として術前に圧潰のない病期ではある程度の成績が期待できるが（図2），術前から圧潰がみられる症例には適応はないとする報告が多い．その理由として，深腸骨回旋動静脈の骨ブロックへの血液供給量が少ない可能性，鼠径靱帯や筋の下をくぐらせることでねじれ，圧迫，引っ張りが起こる可能性，股関節前面の関節包を切開するためさらに大腿骨頭への血流を阻害する可能性，腓骨と比べて強度が弱いこと，腸骨は弯曲しており大腿骨頚部前面から骨ブロックを挿入するため壊死部軟骨下骨直下の至適位置に置くことが難しいこと，ステロイド性の症例などでは腸骨骨髄の幹細胞の活性が低下していることなどが指摘されている[5]．

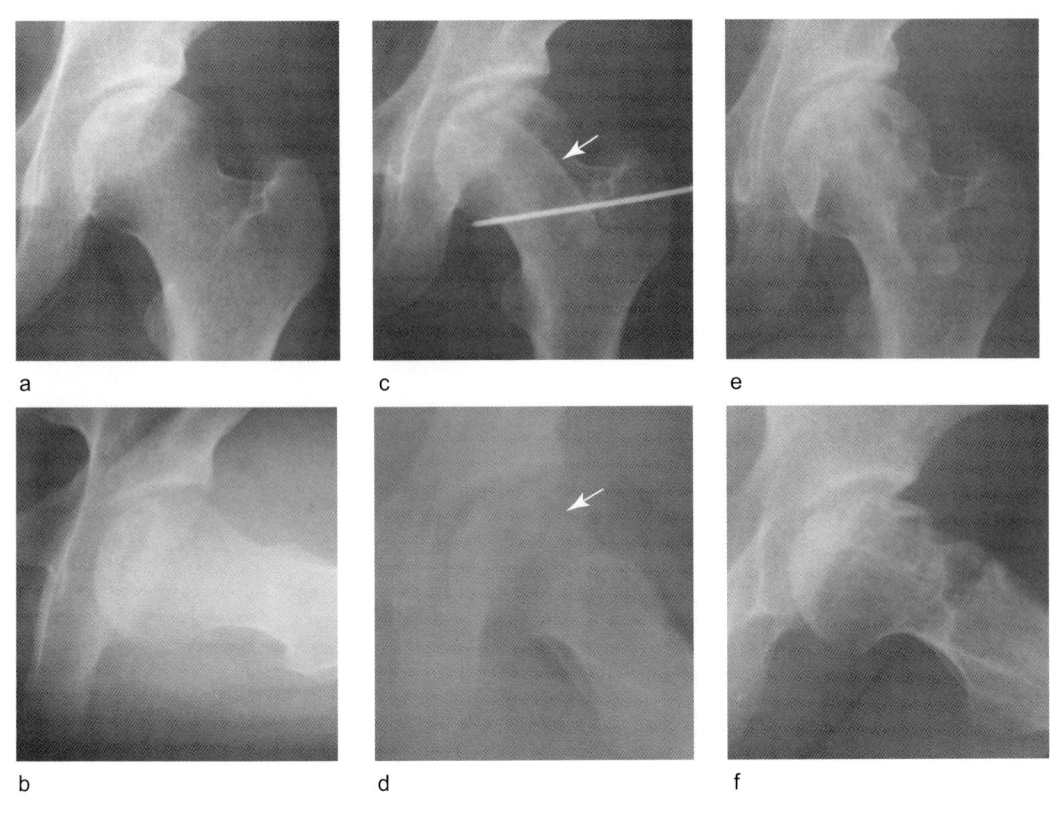

■図2 ステロイド性大腿骨頭壊死症に対する有茎血管柄付き腸骨移植術
23歳,女性.矢印は移植骨.
a, b. 術前　c, d. 術直後　e, f. 術後3年

2　遊離血管柄付き腓骨移植術

1）手術方法

　手術は仰臥位または側臥位で行うが,手術時間と阻血時間を短縮するために,腓骨を採取するチームと股関節を展開するチームの2チームに分かれる場合がある.腓骨と腓骨動静脈およびモニター皮弁を採取し,鼠径部前面に内側凸のカーブ皮切を加え,大腿四頭筋直頭を翻転して外側大腿回旋動脈の横行枝,上行枝,下行枝を展開する.次に骨孔を作製するために大転子直上から末梢に向けて皮切を加え,イメージ下に大腿骨頚部骨折治療用のコンプレッションヒップスクリューシステムのガイドワイヤーを,大転子遠位後下方より骨頭の壊死部へ向け刺入する.この操作が治療成績を左右する最も重要な操作であり,イメージ下に前後像,ラウエンシュタイン像で何度も確認しながら術前に計画した刺入方向へ的確に刺入する.その後採取した腓骨の径にあわせて人工骨頭用の大腿骨髄腔リーマーで骨孔を15～19 mm程度にまで拡大する.壊死部を鋭匙などで掻爬してエアトームで軟骨下骨直下を整える.大転子部あるいは腸骨陵から採取した海綿骨を移植して,腓骨を軟骨下骨5 mm以内に接触するまで挿入する(図3).腓骨の基部はK-wireまたはミニスクリューで固定し,当施設で

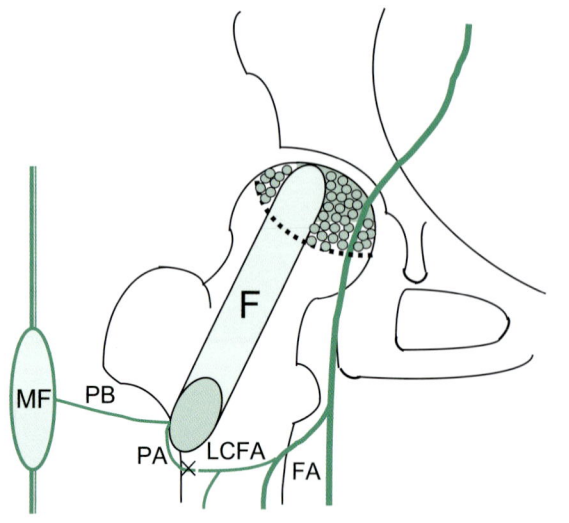

■図3　遊離血管柄付き腓骨移植術
F：腓骨，PA：腓骨動脈，LCFA：外側大腿回旋動脈，FA：大腿動脈，PB：皮下穿通枝，MF：モニター皮弁

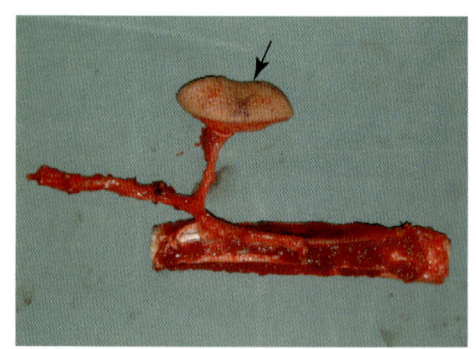

■図4　モニター皮弁をつけた血管柄付き腓骨
腓骨，腓骨動静脈，モニター皮弁（矢印）．

は術後の血行監視のため可及的全例にモニター皮弁をつける（図4）．モニター皮弁は皮膚貫通枝の場所や皮弁縫合部での緊張状態によってつけることを断念しなければならないことも稀にあるが，血管縫合部の重要なモニターとなる．皮弁の状態から血行不良が疑われた場合には，直ちに緊急手術を行って移植組織を救済する．合併症としては血管吻合を要するために血行不全が常に問題となる．その他転子下骨折，母趾槌指変形，足関節痛，腓骨採取部の異常知覚などがある．

2）成績

　遊離血管柄付き腓骨移植術に関しては米国，ギリシア，韓国などから多くの術後成績が報告されている．血管柄付き骨移植術の主な目的は，壊死に陥った骨組織の再血行を促すbiological effectであるが，Plakseychukら[6]は血管柄付き腓骨を移植した220関節と，血管柄を付けずに腓骨のみを移植した123関節の術後成績を術後平均5年経過して比較検討したところ，臨床成績もサバイバルレートもはるかに血管柄付き腓骨移植群が良好であったと報告し，血管柄付き骨移植術のbiological effectを証明した．Yooら[7]は術後平均5年2ヵ月経過観察した81関節の成績で，臨床的良好例が91％，X線学的良好例が89％であったと報告した．またSoucacosら[8]は術後平均4.7年経過観察した184関節の成績で，X線学的良好例が95％であったと報告した．しかし，Urbaniakら[9]は術後平均7年経過観察した103関節の成績で，X線学的良好例は27％であったと報告し，Sotereanosら[10]は術後平均5年経過観察した88関節の成績で，X線学的良好例は58％であったと報告した．最近Marciniakら[11]は術後平均5年経過した症例のサバイバルレートは61％であったと報告した．筆者ら[12]の症例では術後平均7年で臨床的良好例が67％，X線学的良好例が51％，サバイバルレート

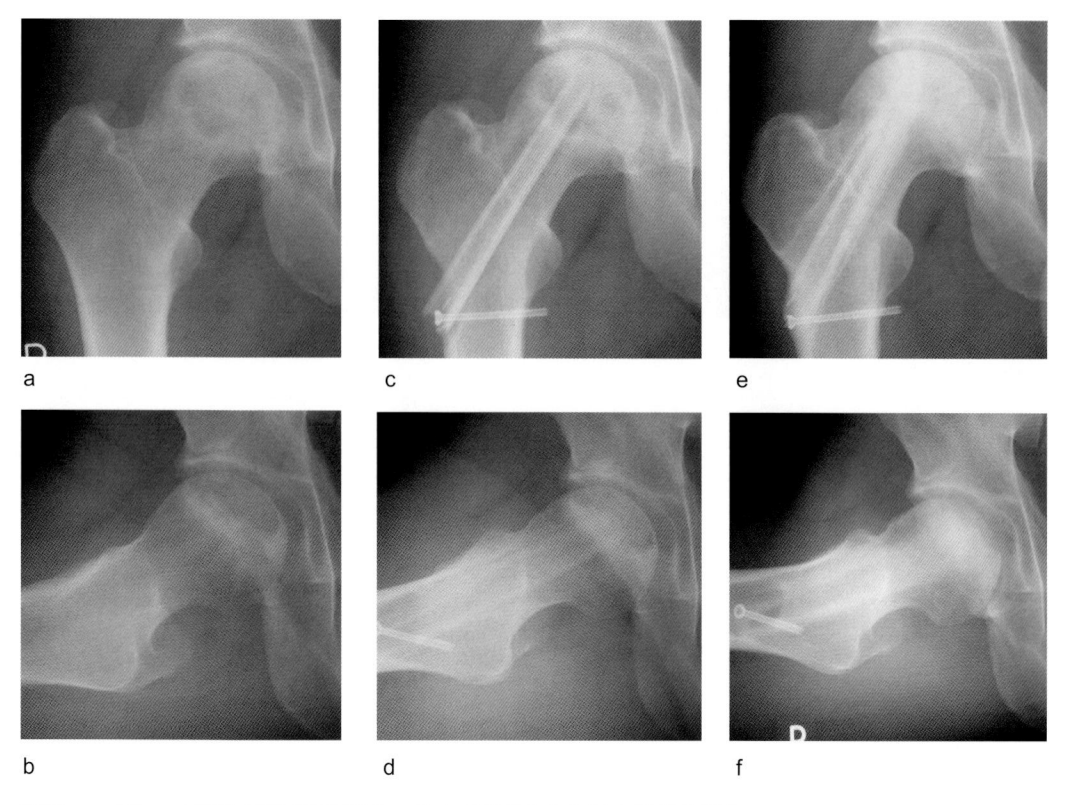

■図5　ステロイド性大腿骨頭壊死症に対する遊離血管柄付き腓骨移植術
33歳, 男性.
a, b. 術前　c, d. 術直後　e, f. 術後7年

は83%であった（図5）. 次に術前から圧潰がみられた症例の成績をみると，Yooら[7]は術後平均5年2ヵ月で臨床的良好例が81%, X線学的良好例が36%, Soucacosら[8]は術後平均4.7年でX線学的良好例が49%, Sotereanosら[10]は術後平均5年で臨床的良好例が48%, X線学的良好例が26%であったと報告した. Berendら[13]は術後平均5.7年で臨床的良好例が44%, サバイバルレートは64.5%と報告したがX線学的良好例については述べていない. 著者ら[12]の症例では術後平均7年で術前から圧潰がみられた症例の臨床的良好例が50%, X線学的良好例が37%, サバイバルレートは72%であった.

　以上のように, 有茎血管柄付き腸骨移植術と同様に術前から圧潰がみられる症例の成績は芳しくない報告が多いが, 最近Yooら[14]は術後平均10年の長期成績で術前から圧潰がみられた症例でもサバイバルレートは92.1%であったと報告している. 術後成績に影響を与える因子として, Yooら[14]は年齢（35歳以上）, 壊死範囲, 壊死の位置をあげ, 誘因とステージは関連がみられなかったとし, Urbaniakら[9]は特発性やアルコール性の症例の成績が悪く, ステージ, 壊死範囲と関連があったとし, 著者ら[12]の症例ではステロイド性の症例の成績が悪く, ステージ, 壊死範囲と関連があった. このように術後成績に影響を与える因子については異論があるが, 共通しているのは

VI 治療

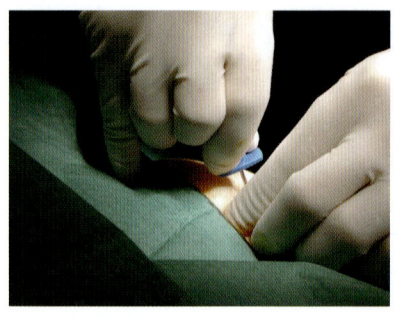

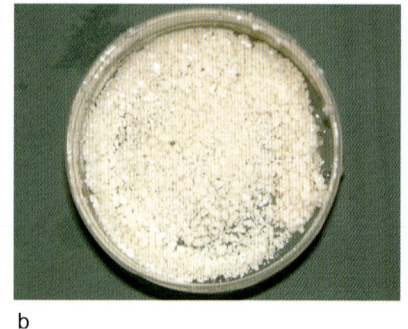

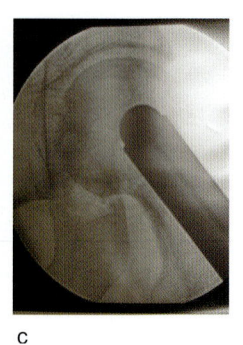

■図6　β-TCP顆粒を使った再生医療
a：患者腸骨から骨髄間葉系幹細胞を採取
b：β-TCP顆粒に播種
c：壊死部掻爬後に移植

壊死範囲が広範な症例の成績は芳しくなかった．

　有茎血管柄付き腸骨移植術と遊離血管柄付き腓骨移植術を同一施設で比較した報告として，Yenら[15)]は術後平均4年と3年で両グループの臨床成績，X線学的成績，サバイバルレートはいずれも違わず，違ったのは手術時間と合併症で，有茎血管柄付き腸骨移植術の方が手術時間は半分で合併症が多かったと報告している．

　ステロイド性の症例などでは腸骨骨髄の幹細胞の活性が低下していることなどが指摘されていることを前述したが[5)]，近年著者ら[16)]の施設では，骨髄間葉系幹細胞を培養しβ-TCP顆粒に播種し海綿骨の代替えとした再生医療，および再生医療と遊離血管柄付き腓骨移植術を組み合わせた治療を行っている（図6）．

　血管柄付き骨移植術の特長は，living boneの移植により壊死に陥った骨組織の再血行を促すbiological propertyと，支持骨柱として軟骨下骨を支え壊死骨組織の力学的な弱点を補強するというbiomechanical propertyである．

　有茎血管柄付き腸骨移植術の全体的な位置づけとしては，早期ステージの症例にはhip-salvaging procedureとして行われ，術前から圧潰がみられる症例は適応外とされている．遊離血管柄付き腓骨移植術の全体的な位置づけとしては，早期ステージの症例にはhip-salvaging procedureとして行われ，術前から圧潰がみられる場合にはtime-buying procedureとされている．

[文　献]

1) Ishizaka M, et al: Vascularized iliac bone graft for avascular necrosis of the femoral head. Clin Orthop 337:140-148, 1997.
2) 藤原正利ほか：特発性大腿骨頭壊死症に対する血管柄付き腸骨移植の成績. Hip Joint 32: 146-150, 2006.
3) Nagoya S, et al: Predictive factors for vascularized iliac bone graft for nontraumatic osteonecrosis of the

femoral head. J Orthop Sci 9: 566-570, 2004.
4) Hasegawa Y, et al: Vascularized pedicle bone-grafting for nontraumatic avascular necrosis of the femoral heads. Arch Orthop Trauma Surg 116: 251-258, 1997.
5) Chen CC, et al: Vascularized iliac bone-grafting for osteonecrosis with segmental collapse of the femoral head. J Bone Joint Surg 91A: 2390-2394, 2009.
6) Plakseychuk AY, et al: Vascularized compared with nonvascularized fibular grafting for the treatment of osteonecrosis of the femoral head. J Bone Joint Surg 85A: 589-596, 2003.
7) Yoo MC, et al: Free vascularized fibula grafting for the treatment of osteonecrosis of the femoral head. Clin Orthop 277: 128-138, 1992.
8) Soucacos PN, et al: Treatment of avascular necrosis of the femoral head with vascularized fibular transplant. Clin Orthop 386: 120-130, 2001.
9) Urbaniak JR, et al: Treatment of osteonecrosis of the femoral head with free vascularized fibular grafting. J Bone Joint Surg 77A: 681-694, 1995.
10) Sotereanos DG, et al: Free vascularized fibula grafting for the treatment of osteonecrosis of the femoral head. Clin Orthop 344: 243-256, 1997.
11) Marciniak D, et al: Osteonecrosis of the femoral head. A study of 101 hips treated with vascularized fibular grafting. J Bone Joint Surg 87A: 742-747, 2005.
12) Kawate K, et al: Indications for free vascularized fibular grafting for the treatment of osteonecrosis of the femoral head. BMC Musculoskelet Disord 8: 78, 2007.
13) Berend KR, et al: Free vascularized fibular grafting for the treatment of postcollapse osteonecrosis of the femoral head. J Bone Joint Surg 85A: 987-993, 2003.
14) Yoo MC, et al: Long-term followup of vascularized fibular grafting for femoral head necrosis. Clin Orthop 466: 1133-1140, 2008.
15) Yen CY, et al: Osteonecrosis of the femoral head: comparison of clinical results for vascularized iliac and fibula bone grafting. J Reconstr Microsurg 22: 21-24, 2006.
16) Kawate K, et al: Tissue-engineered approach for the treatment of steroid-induced osteonecrosis of the femoral head: transplantation of autologous mesenchymal stem cells cultured with beta-tricalcium phosphate ceramics and free vascularized fibula. Artif Organs 30: 960-962, 2006.

Ⅵ 治療

7 core decompression と core biopsy

1 骨壊死発生機序の概念と core decompression

　特発性大腿骨頭壊死症（ION）は，阻血によって引き起こされると考えられているが，脂肪塞栓などの動脈性阻血[1]と骨髄脂肪肥大による compartment 内での骨髄圧上昇による静脈性阻血が阻血[2]の二大機序として考えられてきた．X 線学的に圧潰などの明らかな異常をとらえられない時期の ION 症例が存在し，MRI の登場以前には，血管造影や骨髄造影や骨シンチグラムなどが早期診断法としてあったが，診断精度の点では，core biopsy（骨孔を作製して骨組織を円柱状に生検する）による組織学的診断が最も信頼できる早期診断法であった．骨生検により，劇的に疼痛が改善する症例があり，骨孔により compartment が解放され骨髄内圧が低下し，骨髄内圧上昇によって生じた疼痛が消失することから，比較的侵襲も少なく臨床的にも有効な優れた関節温存療法として core decompression という名称で広まった[3-5]．しかしながら，その治療効果については，壊死部の小さな早期病変のみ有効とする報告や，自然経過を変えないとする報告があり[6-9]，一致した見解が得られていない．

　人工股関節全置換術（THA）が，50 歳未満の活動性の高い患者で成績不良で，ION 自体が成績不良因子であった時代には，骨切り術を含め骨頭温存治療がいかなるコストをかけても試みられるべきといわれたが，昨今の THA の手技，デザインおよび材料の改良進歩により短期成績はもとより長期耐用も改善している．骨頭温存治療のなかで，core decompression は最も単純で侵襲が小さく外来手術も可能であり，THA に切り替える際も悪影響を及ぼさない手術であるとして，米国では ION で圧潰前の Stage 1 や 2 では全骨頭壊死でない限り本術式（海綿骨移植やバイオマテリアル充填併用も含めて）を第一に考慮すべきとの意見もある[10]．

2 core biopsy の方法

　前外側進入で大腿骨頚部外側から大腿骨頭内側に向かって骨生検針を挿入する方法と[11]，大転子下外側から頚部を通って大腿骨頭に達する方法がある[2,5]（図 1）．直径 6 mm 以上の標本であれば組織学的診断は可能であるが，壊死骨の掻爬や骨移植を追加するには直径 8 mm 以上の骨生検針を用いる．従来から著者らは東北大式骨生検針

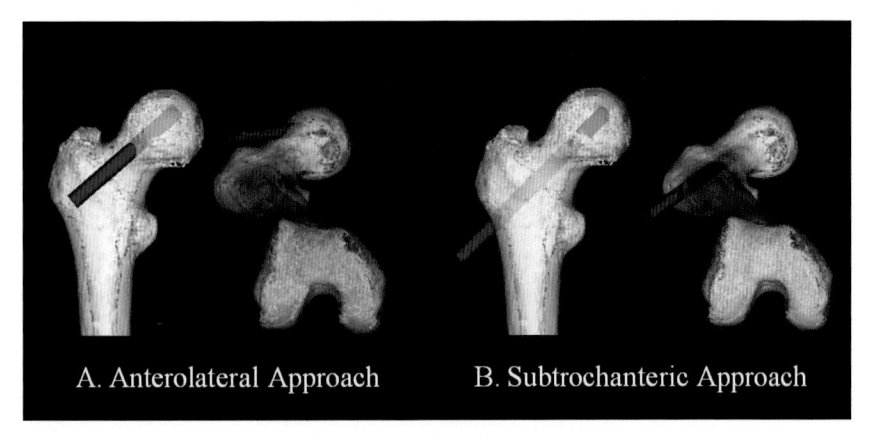

■図1　core biopsy（大腿骨頭生検）のための進入法
A. 前外側進入法　B. 転子下進入法

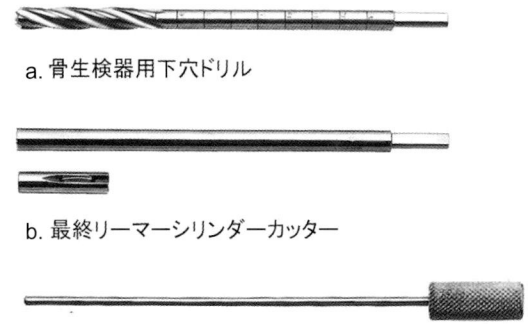

■図2　東北大式骨生検針セット
a. 骨生検器用下穴ドリル．b. 最終リーマーシリンダーカッター．c. リーマーマンドリン．

a. 骨生検器用下穴ドリル
b. 最終リーマーシリンダーカッター
c. リーマーマンドリン

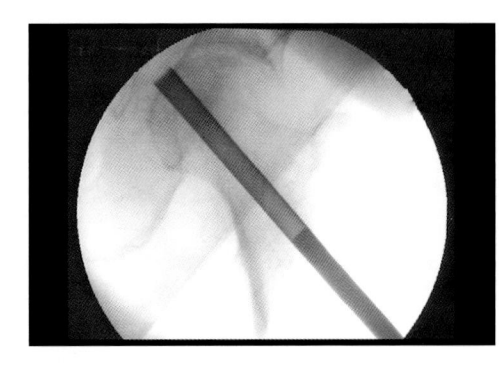

■図3　術中X線透視像
生検針を骨頭内側に向かって刺入．

（瑞穂医科工業）を用いている（図2）．X線透視で骨頭2方向を見ながら壊死部に向かって2.4 mmのK-wireを壊死部手前まで刺入し，それをガイドに下穴ドリルで骨孔を作製する．次にドリルと同径の骨採取リーマーシリンダーカッターに1 mm細いとめコマを挿入し，骨孔に沿って壊死部まで進める．軟骨下骨骨折のある症例では軟骨まで到達すれば，骨片はシリンダー内に採取できるが，まだ圧潰のまったくない症例では，骨頭関節軟骨をくり抜かないと生検標本は破砕せずに採取できない．この場合，骨頭関節軟骨をくり抜く際に寛骨臼の軟骨を損傷しないように下肢牽引するか，股関節を外転させ，骨頭軟骨と骨壊死部を一塊に採取する（図3）．骨生検標本はマンドリンでとめコマとともに押しだすことでシリンダーから採取できる．前外側進入での術後骨折の報告はないが，転子下からのcore biopsyでは，特に刺入部が遠位となると術後転子下骨折を合併しうるので，術後6週は免荷が推奨されている[10]．

3 core decompression と遊離骨移植やバイオマテリアル充填

core decompression のみでは，空洞が残り，骨再生にとっては不利であると考えられることから，そこに遊離骨移植（大転子部皮質骨，腓骨，腸骨）を追加する手法も古くから試みられているが，core decompression に比較して劇的に成績が向上はしていない．骨移植術のなかでは，血管柄付き腓骨移植が最も成績良好である．転子下から骨移植をする Phemister 法[12]，前外側進入で大腿骨頚部前方を開窓して壊死部を掻爬し骨移植する Linghtbulb 法[11]，骨頭軟骨を開窓し壊死部掻爬後骨移植してから骨頭軟骨をもとに戻す Trapdoor 法[13,14]があるが，これらの手技の間で成績に大きな差はない．骨移植に OP-1 を追加しても成績はあまり変わらない[15]．自家骨髄移植では，3 mm のトレフィンで骨孔を作製するが，壊死部は血流がなく，移植された細胞が生存しつづけ壊死骨を吸収し新生骨に置換できるか長期成績の評価が待たれる[16]．

[文 献]

1) Jones JP Jr, et al: Systemic fat embolism after renal homotransplantation and treatment with corticosteroids. N Engl J Med 273: 1453-1458, 1965.
2) Ficat RP: Idiopathic bone necrosis of the femoral head. Early diagnosis and treatment. J Bone Joint Surg Br 67: 3-9, 1985.
3) Bozic KJ, et al: Survivorship analysis of hips treated with core decompression for nontraumatic osteonecrosis of the femoral head. J Bone Joint Surg Am 81: 200-209, 1999.
4) Castro FP Jr, et al: Core decompression and conservative treatment for avascular necrosis of the femoral head: a meta-analysis. Am J Orthop 29: 187-194, 2000.
5) Hungerford DS, et al: Asymptomatic osteonecrosis: should it be treated? Clin Orthop Relat Res 429: 124-130, 2004.
6) Lausten GS, et al: Core decompression for femoral head necrosis. Prospective study of 28 patients. Acta Orthop Scand 61: 507-511, 1990.
7) Learmonth ID, et al: Core decompression for early atraumatic osteonecrosis of the femoral head. J Bone Joint Surg Br 72: 387-390, 1990.
8) Markel DC, et al: Core decompression for osteonecrosis of the femoral head. Clin Orthop 323: 226-233, 1996.
9) 菅野伸彦, 他：Core biopsy and decompression. 骨・関節・靱帯 18: 1099-1104, 2005.
10) Hungerford DS: Treatment of osteonecrosis of the femoral head: everything's new. J Arthroplasty 22(4 Suppl 1): 91-94, 2007.
11) Saito S, et al: Joint-preserving operations for idiopathic avascular necrosis of the femoral head. Results of core decompression, grafting and osteotomy. J Bone Joint Surg Br 70: 78-84, 1988.
12) McBeath AA, et al: Phemister bone graft for osteonecrosis post renal transplant. Clin Orthop Relat Res 123: 164-168, 1977.
13) Ko JY, et al: "Trapdoor" procedure for osteonecrosis with segmental collapse of the femoral head in teenagers. J Pediatr Orthop 15: 7-15, 1995.
14) Mont MA, et al: The trapdoor procedure using autogenous cortical and cancellous bone grafts for osteonecrosis of the femoral head. J Bone Joint Surg Br 80: 56-62, 1998.
15) Seyler TM, et al: Nonvascularized bone grafting defers joint arthroplasty in hip osteonecrosis. Clin Orthop Relat Res 466: 1125-1132, 2008.
16) Hernigou P, et al: Treatment of osteonecrosis with autologous bone marrow grafting. Clin Orthop Relat Res 405: 14-23, 2002.

VII

新しい治療法の開発

VII 新しい治療法の開発

1 表面置換型人工股関節全置換術

はじめに

　表面置換型人工股関節全置換術（以下表面置換術）は，高い脱臼抵抗性，低摩耗，骨温存という利点から近年急速に広まり，特に活動性の高い青壮年の股関節疾患患者に対しては魅力的な治療法の一つと考えられる（図1）．青壮年者に発生の多い特発性大腿骨頭壊死症（ION）は表面置換術のいい適応と考えられその臨床成績が報告されている．その成績と適応について解説する．

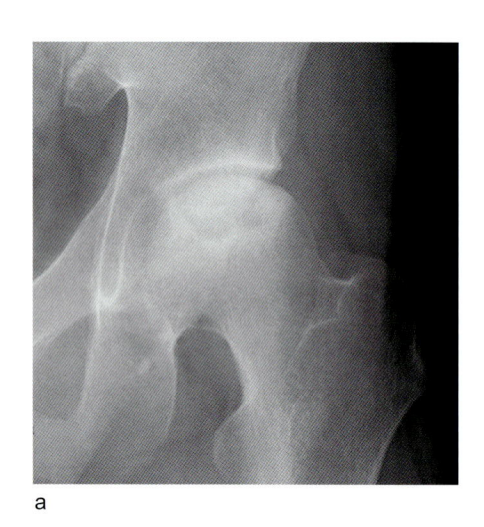

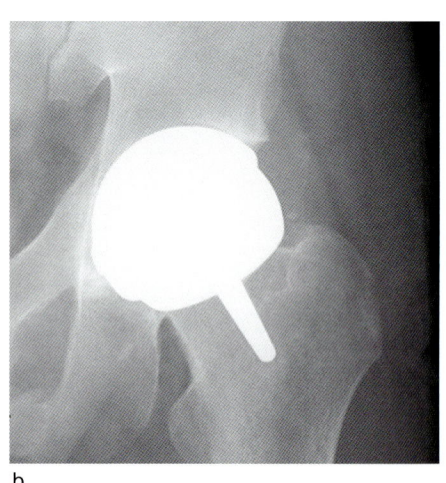

■図1　表面置換型人工股関節全置換術
a. 術前単純X線像，ステロイド性大腿骨頭壊死症．Stage 3A，Type C2．
b. 表面置換術後の単純X線像．

1　変形性股関節症に対する表面置換型人工股関節との成績比較

　IONに対する表面置換術の臨床成績は変形性股関節症に対する表面置換術の臨床成績と比較されている[1-6]．変形性股関節症に対する表面置換術の臨床成績と同等であるとする報告が多いが[1-5]，劣るとする報告[6]もありその有用性は議論が分かれているのが現状である．

2 壊死範囲と表面置換型人工関節の成績の関連

IONに対する表面置換術の有限要素解析では，壊死範囲が大きくなるほど骨とセメント境界の応力が増加することが報告されている[7]．臨床成績の報告も壊死の大きさによる患者選択が重要との見解が多いが，どの程度の壊死範囲が適応となるのかは明らかではない．IONに対する表面置換術の壊死範囲の許容範囲については，米国のFDAが骨頭の50%以上は禁忌であると報告しているが，そのエビデンスは不明である[8]．

Revellら[1]は，術中所見で壊死範囲が骨頭の35%までの症例に表面置換術を行い，平均観察期間6.1年で生存率93.2%と良好な経過であったと報告している．Amstutzら[4]はリーミング後の残存壊死組織を掻爬してできる骨欠損を，欠損なし，1 cm未満，1～2 cm，2～3 cmの四つに分類し，骨欠損の程度と臨床成績との関連性を評価している．骨欠損の大きさと臨床成績との関連性はなく，3cmまでの骨欠損であれば骨欠損の大きさにかかわらずIONに対しても表面置換術は有用であることを報告している．いずれも壊死範囲の評価は術中判断のため，術前の単純X線像やMRIなどの画像診断をもとにした適応判断の基準とはならない．

そこで著者らはIONに対して表面置換術を行った31例36関節に対して，3D-MRIを用いて表面置換術の3次元テンプレーティングを行い（図2），大腿骨コンポーネント内の壊死体積比と臨床成績との関連を検討した．また，大腿骨コンポーネント内の壊死体積比を評価する簡便な指標について検討を行った．3次元テンプレーティングは術直後の単純X線画像をもとに設置位置と角度を再現して行った．平均4.8年（2

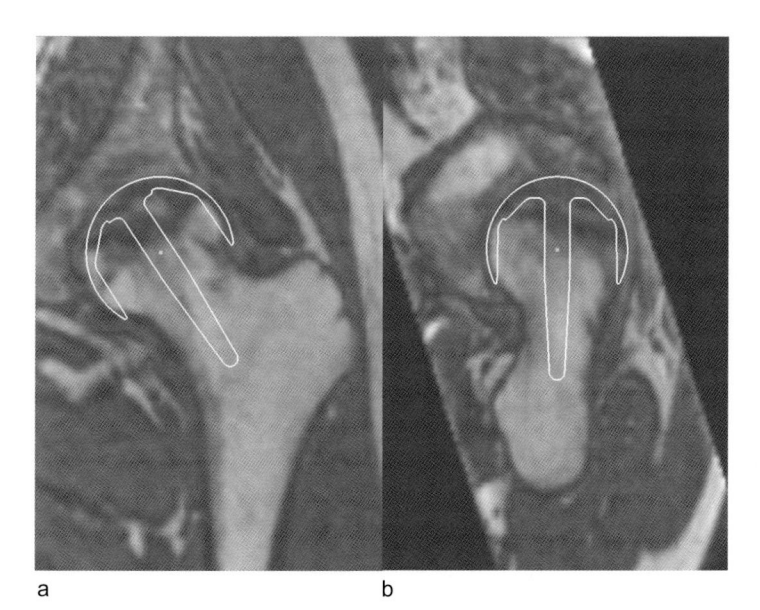

■図2 3D-MRIを用いた3次元テンプレーティング
a. 斜冠状面像．b. 斜横断面像．

～10年）の経過観察期間で，2関節（5.5％）で大腿骨コンポーネントのゆるみを認めた．大腿骨コンポーネント内の壊死体積比は，26.8±13.2％（7.9～77.2％）で，0～25％が19関節，25～50％が16関節，50％以上が1関節であった．0～25％の群で1関節，25～50％の群で1関節に大腿骨コンポーネントのゆるみを認め，臨床成績に2群間で有意な差は認められなかった．一方壊死体積比が50％以上の症例は1関節のみであったため，50％以上の症例で表面置換術の適応があるかどうかについての検討はできなかった．大腿骨コンポーネント内の壊死体積比が50％未満の症例では，その大きさにかかわらず，一定の成績がえられることが分かった．

3 大腿骨コンポーネント内の壊死範囲の指標

　大腿骨コンポーネント内の壊死体積比を評価する指標として，3D-MR画像上でステム軸を基準とした直交2断面を作成し各断面での大腿骨コンポーネント内の壊死面積比との相関をSpearmanの順位相関係数で検討した．相関係数は斜冠状断面での壊死面積比が0.64，斜横断面の壊死面積比が0.74，2断面の壊死面積比の平均が0.87であり，2断面の壊死面積比の平均で壊死体積比を評価できることが分かった．

[文　献]

1) Revell MP, et al: Metal-on-metal hip resurfacing in osteonecrosis of the femoral head. J Bone Joint Surg Am 88 Suppl 3: 98-103, 2006.
2) Mont MA, et al: Use of metal-on-metal total hip resurfacing for the treatment of osteonecrosis of the femoral head. J Bone Joint Surg Am 88 Suppl 3: 90-97, 2006.
3) Stulberg BN, et al: Resurfacing arthroplasty for patients with osteonecrosis. Bull NYU Hosp Jt Dis 67: 138-141, 2009.
4) Amstutz HC, et al: Hip resurfacing results for osteonecrosis are as good as for other etiologies at 2 to 12 years. Clin Orthop Relat Res 468: 375-381, 2010.
5) Nishii T, et al: Five-year results of metal-on-metal resurfacing arthroplasty in Asian patients. J Arthroplasty 22: 176-183, 2007.
6) Daniel J, et al: Results of Birmingham Hip Resurfacing in Different Diagnoses. In: McMinn D, ed. Modern Hip Resurfacing, London: Springer-Verlag: 357-370, 2009.
7) Sakagoshi D, et al: A Mechanical Analysis of Femoral Resurfacing Implantation for Osteonecrosis of the Femoral Head. J Arthroplasty, 2009 (in press).
8) FDA. FDA Approval Letter: Summary of Safety and Effectiveness for Birmingham Hip Resurfacing System. Available at: http://www.accessdata.fda.gov/cdrh_docs/pdf4/P040033b.pdf. Accessed February 24, 2010.

VII 新しい治療法の開発

2 特発性大腿骨頭壊死症に対する自家骨髄単核球移植術

はじめに

　特発性大腿骨頭壊死症（ION）は青壮年期に発症することが多いため，可能な限り関節温存を図るべきであり，本邦では大腿骨頭回転骨切り術や内反骨切り術，血管柄付き腸骨移植術などが行われている．しかし，両側罹患例では長期の療養期間を要するため，青壮年期の患者では治療方針の決定に難渋することが多い．

　著者ら[1-4]は骨壊死部への血管・骨再生を目的として 2005 年 7 月より自己骨髄単核球移植術を導入し，低侵襲な治療法として本法の有用性を報告してきた．本法の手術適応は，両側例で片側の骨切り術や人工股関節全置換術（THA）と同時に，反対側に骨頭圧潰を認めない症例としているが，重篤な既往症のために従来の手術治療が困難な場合には Stage3A にも両側に本法を行っている．本稿では手術法とその短期成績について述べる．

1 単核球分離法とその移植法（図 1）

1）単核球の分離

　手術開始時に腸骨稜より骨髄液を約 700 ml 採取し，フィルターにて濾過した後に細胞遠心分離装置（Spectra®, Gambro）を用いて骨髄液より単核球を含む分画液（約 30～40ml）を分離する．分画液中の総単核球数は約 2×10^9 個である．移植の足場材料として連通気孔を有する hydroxyapatite：Neobone®（interconnected porous calcium hydroxyapatite：IP-CHA）を用い，分画液を IP-CHA に浸潤させて移植に使用する．分離過程に約 90 分を要し，対側に骨切りないし THA を行う症例では，この分離操作中に対側の手術を行う．

2）移植法

　大転子遠位から大腿骨頭の壊死領域に向けて軟骨下骨の直下までイメージ下に 5～10 mm 径でドリリングを 2 ヵ所に行い，単核球分画液を浸潤させた円柱状の IHA を骨孔よりに挿入し，骨壊死部へ移植する．

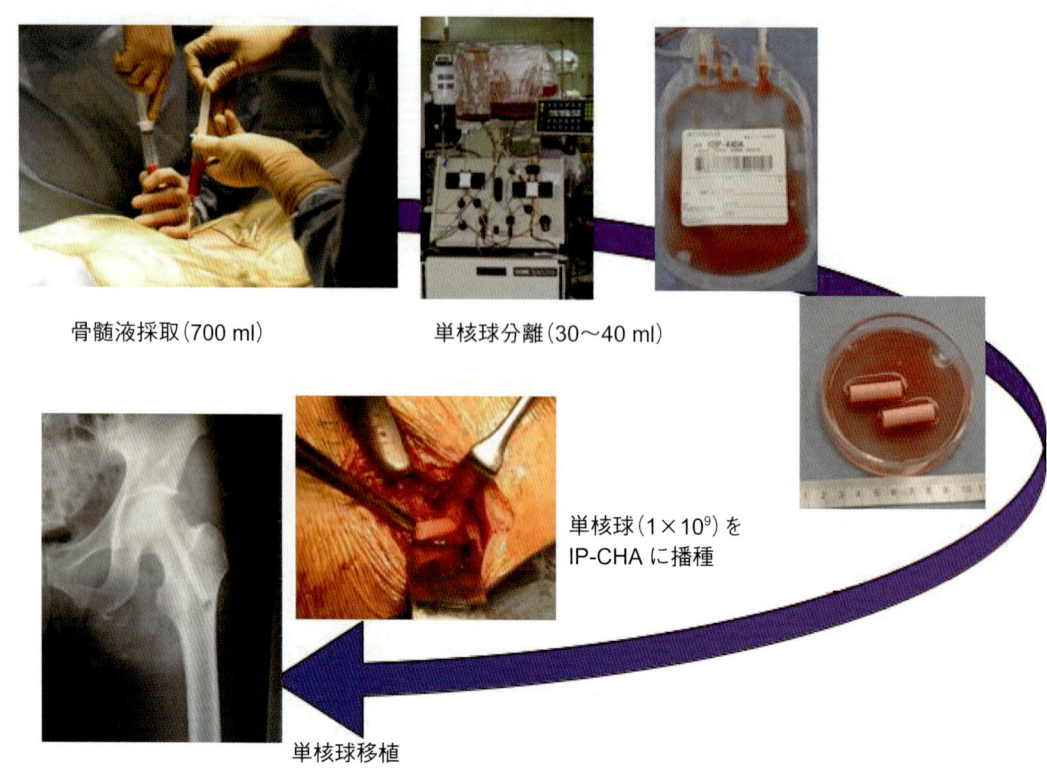

■図1　自家骨髄単核球移植術の手順

骨髄液採取(700 ml)　単核球分離(30〜40 ml)　単核球(1×10^9)をIP-CHAに播種　単核球移植

2　本法による臨床研究

　2005年7月〜2007年10月までにIONに対し自家骨髄単核球移植術を行った症例は，22例30関節であった（単核球群）．内訳は，女性8例，男性14例，平均手術時年齢は41歳（17〜64歳），誘因はステロイド性14例，アルコール性6例，狭義の特発性2例であった．術前病期はStage 1が2関節，Stage 2が25関節，Stage 3Aが3関節，術前病型はType Bが2関節，Type C-1が13関節，Type C-2が15関節であった．Steinberg[5]の方法に準じた平均壊死体積率は21%（3〜48%）であり，平均経過観察期間は35ヵ月（29〜48ヵ月）であった．また反対股には骨切り術を10関節に，THAを1関節に，人工骨頭置換術を1関節に同時に行い，血管柄付腸骨移植術を1関節に細胞移植術前1ヵ月に行った．

　また，骨壊死部にhydroxyapatite（HA）のみ移植した8例9関節を対照群とした（HA群）．HA群の内訳は，女性1例，男性7例，平均手術時年齢は49歳（28〜73歳），誘因はステロイド性2例，アルコール性3例，狭義の特発性3例であった．術前病期は全例Stage 2であり，術前病型はType C1が1関節，Type C2が8関節であった．平均壊死体積率は22%（15〜55%）であり，平均経過観察期間は37ヵ月（28〜57ヵ月）であった．また反対股には骨切り術を1関節に，THAを1関節に，血管柄付腸骨移植を1関節に行った．

3 骨頭圧潰の防止効果

単核球群において，17関節（57％）で骨頭圧潰を認めず，9関節（30％）に2 mm未満，4関節（13％）に2 mm以上の骨頭圧潰を認めた．2 mm未満の圧潰をきたした症例はいずれも術後1年以内に生じたが，非進行性であった．骨頭内の修復層の骨陰影増強を28関節（93％）に認め，3～6ヵ月頃より増強する傾向にあった．壊死体積率は全例とも経時的な減少を認め，特に術後6～12ヵ月頃にかけて著明な減少傾向にあった．術後経過中に骨壊死部の骨吸収像を14関節（47％）に認め，術後1～4ヵ月より出現していた．術後の骨頭圧潰の進行と有意な関連のある因子は，手術時年齢（$P=0.04$）と術前病型（$P<0.01$）であった．THAへの移行は1関節（3％）であった．

HA群では骨頭圧潰はいずれも進行しており，2 mm未満の進行を3関節（33％）に，2 mm以上の進行を6関節（67％）に認めた．骨頭内の修復層の増強は術後12ヵ月頃よりわずかに認めるのみであった．また術後経過中に骨壊死部の早期の骨吸収像を呈した症例はなかった．THAへの移行は3関節（33％）であった．

4 代表的症例（図2）

32歳，女性，アルコール性．右はStage 3A, Type C-2，左はStage 2, Type C-2で壊死体積率は24％であった（図2-a, b, c）．右には骨頭前方回転骨切り術，左に単核球移植術を行った（図2-d, e）．術後3年6ヵ月で左股関節に2 mm未満の圧潰を呈するが，壊死領域の修復を認め，疼痛もない（図2-f, g, h）．

5 単核球移植の作用機序と今後の展望

従来よりIONに対する低侵襲な治療の一つとしてcore decompressionが報告されているが，その成績は決して満足できるものではなく，また壊死の局在や大きさによる成績評価ではないために手術適応も明確ではない[6-8]．また，Hernigouら[9]は，ION症例の骨頭の骨前駆細胞数は正常骨頭の1/10以下であり，core decompressionのみでは壊死骨修復は困難であると指摘している．

末梢血管障害に対する再生医療として単核球移植の臨床応用がすでに行われており，IONに対しても骨壊死部への血管・骨再生を目的としてcore decompressionに加えた単核球の骨壊死部への移植が試みられている．Hernigouら[10]は，単核球が骨芽細胞やその前駆細胞を供給しうることを，Gangjiら[11]は，単核球が血管内皮前駆細胞や間葉系幹細胞の供給，血管新生因子の分泌に関与することを述べている．

著者らの基礎研究でも単核球が骨髄内における早期の血管内皮前駆細胞への分化および血管新生に有用であり[12]，CD34陽性細胞単独の移植よりも血管新生や骨形成に有効であることを確認している[13]．これらの結果を踏まえて単核球の臨床応用を開

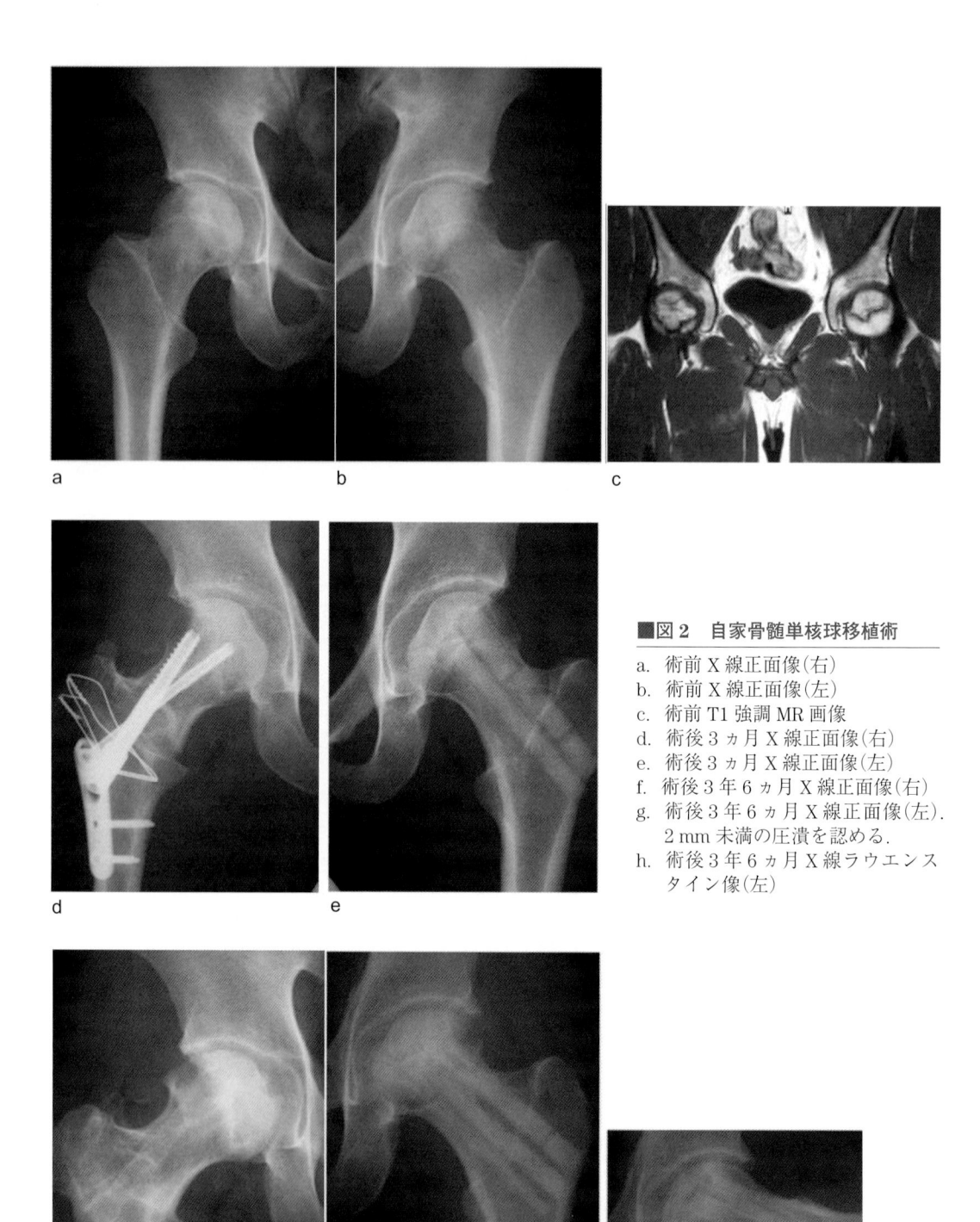

222　VII　新しい治療法の開発

■図2　自家骨髄単核球移植術
a. 術前X線正面像(右)
b. 術前X線正面像(左)
c. 術前T1強調MR画像
d. 術後3ヵ月X線正面像(右)
e. 術後3ヵ月X線正面像(左)
f. 術後3年6ヵ月X線正面像(右)
g. 術後3年6ヵ月X線正面像(左). 2 mm未満の圧潰を認める.
h. 術後3年6ヵ月X線ラウエンスタイン像(左)

始したが，単核球移植に際して足場材料を用いることで，より多くの細胞を骨壊死領域にとどめることが可能と考えており，骨伝導能に優れ気孔間連通構造により細胞活性の維持が可能な IP-CHA を用いてきた[14]．

現在までのところ，単核球移植後に圧潰の進行を軽微なものも含めて30関節中13関節に認めたが，このうち10関節は壊死領域内側縁から圧潰が生じていた．これまで壊死領域外側縁での圧潰発生を予防することが重要と考え，単核球移植を骨頭外側部に向けて行ってきた．多くの症例で外側縁では反応層や軟骨下骨の陰影増強を認め，部分的骨修復が示唆されたが，その反面，内側縁に未修復の力学的脆弱部が残っていたことが圧潰の原因であると考えられる．しかし，外側からの軟骨下骨の修復が旺盛な症例では圧潰の進行を認めておらず，軟骨下骨の修復が不十分な症例において慎重に経過観察を行う必要がある．

両側罹患例で片側に対し従来の関節温存手術や人工股関節置換術が適応となり，対側も Type C の場合にはいずれ手術を要する可能性が高い．Type C の両側罹患例を同時に治療できる自家骨髄単核球移植術は低侵襲で有用な手術法であると考えている．

[文 献]
1) 山崎琢磨, 他：特発性大腿骨頭壊死症に対する骨髄単核球移植. Hip Joint 33: 35-39, 2007.
2) 山崎琢磨, 他：特発性大腿骨頭壊死症に対する骨髄単核球移植. 厚生労働省特定疾患対策研究事業 骨・関節系調査研究班 特発性大腿骨頭壊死症調査研究分科会 平成18年度報告：110-113.
3) Yamasaki T, et al: Transplantation of bone marrow mononuclear cells enables simultaneous treatment with osteotomy for osteonecrosis of the bilateral femoral head. Med Sci Monit 14: CS23-30, 2008.
4) Yamasaki T, et al: Bone-marrow-derived mononuclear cells with a porous hydroxyapatite scaffold for the treatment osteonecrosis of the femoral head. J Bone Joint Surg Br 92: 337-341, 2010.
5) Steinberg ME, et al: A quantitative system for staging avascular necrosis. J Bone Joint Surg 77-B: 34-41, 1995.
6) Aigner N, et al: Core decompression in early stages of femoral head osteonecrosis-an MRI-controlled study. Int Orthop 26: 31-35, 2002.
7) Scully SP, et al: Survival analysis of hips treated with core decompression or vascularized fibular grafting because of avascular necrosis. J Bone Joint Surg (Am) 80-A: 1270-1275, 1998.
8) Steinberg ME, et al: Core decompression with bone grafting for osteonecrosis of the femoral head. Clin Orthop 386: 71-78, 2001.
9) Hernigou P, et al: Decrease in the mesenchymal stem-cell pool in the proximal femur in corticosteroid-induced osteonecrosis. J Bone Joint Surg Br 81: 349-355, 1999.
10) Hernigou P, et al: Treatment of osteonecrosis with autologous bone marrow grafting. Clin Orthop 405: 14-23, 2002.
11) Gangji V, et al: Treatment of osteonecrosis of the femoral head with implantation of autologous bone-marrow cells. J Bone Joint Surg (Am) 86-A: 1153-1160, 2004.
12) Hisatome T, et al: Neovascularization and bone regeneration by implantation of autologous bone marrow mononuclear cells. Biomaterials. 26: 4550-4556, 2005.
13) Yasuhara S, et al: Neovascularization and bone regeneration by implantation of CD34 positive bone marrow mononuclear cells. Artificial Organ (in press).
14) Ito Y, et al: Bone formation using novel interconnected porous calcium hydroxyapatite ceramic hybridized with cultured marrow stromal stem cells derived from Green rat. J Biomed Mater Res 69: 454-461, 2004.

VII 新しい治療法の開発

3 ビスフォスフォネートによる早期骨壊死の治療

　特発性大腿骨頭壊死症（ION）の臨床像において，壊死が発生しただけでは疼痛や歩行障害は現れないが，壊死部の圧潰が生じると，疼痛の発現や歩行機能障害，関節可動域制限などが出現し経年的に悪化傾向を示す症例が多い．壊死発生に対する有効な予防法が確立していない現在，骨頭圧潰がまだ発生していない早期症例に対しては，荷重部の骨頭圧潰の発生や進行を防止することが関節温存治療の主目的となる．骨移植術や大腿骨頭回転骨切り術などの手術療法の適応と治療効果については多くの研究成果が集積されているが，保存療法や薬物療法については，骨頭圧潰の発生や進行に対する臨床的有効性を示すエビデンスは乏しい．本稿では強力な骨吸収抑制作用を有し骨粗鬆症の中核的治療法の一つであるビスフォスフォネートの薬物療法としての可能性について概説する．

1 特発性大腿骨頭壊死症における骨頭圧潰メカニズムとビスフォスフォネート療法の作用機序

　骨頭圧潰の機序として，壊死骨の単純な力学的脆弱性による骨梁構築の破綻よりも，壊死骨と正常骨境界部での修復反応と称さる生物学的反応が大きな要因になっていることが摘出標本の組織学的検討から示唆されている[1]．修復反応では，壊死境界部の骨髄内に未分化な細胞や血管性組織を含む線維性組織が侵入し，壊死骨梁表面へ分化した骨芽細胞の集簇や新生添加骨形成が認められることが多い．しかし，修復反応で破骨細胞性骨吸収が亢進し，骨芽細胞などによる骨形成を大きく凌駕した際には，壊死部中心の骨梁構築は維持されていても壊死部境界で骨梁連結性の破断や骨梁消失が発生する（図1）．修復反応亢進により力学的脆弱性をきたした壊死境界部を起点として，圧潰や軟骨下骨折が発生する要因となる．

　ビスフォスフォネートは，骨アパタイトに蓄積し骨吸収過程で放出され，破骨細胞の活性低下や細胞数の減少により強力な骨吸収抑制作用を発揮する．骨粗鬆症治療以外にもパジェット病[2]や人工関節周囲オステオライシス[3]などの破骨細胞性骨吸収の亢進が重要とされる病態への有用性が報告されている．破骨細胞性骨吸収の亢進が病態に重要とされるIONの圧潰に対しても，壊死部境界の修復反応での骨吸収反応の亢進を抑制し骨頭圧潰進行を防止する効果が期待される．

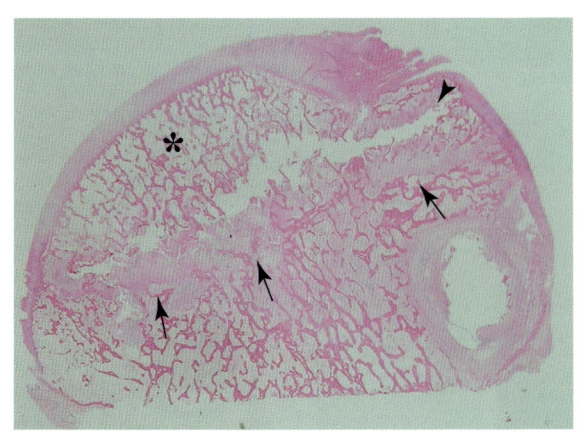

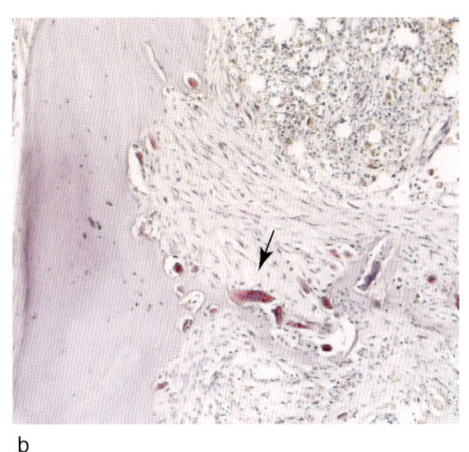

■図1 骨頭圧潰の機序
a. 摘出骨頭の脱灰組織標本(HE染色×1). 骨梁構造が比較的保たれている壊死骨(*)を取り囲むように, 修復組織(矢印)と修復組織を起点とする軟骨下骨折(矢頭)が認められる.
b. 修復組織の拡大像(TRAP染色×40). 壊死骨表面の吸収窩部にTRAP染色陽性の破骨細胞と考えられる多角細胞が認められる(矢印).

2 骨壊死実験モデルにおける各種ビスフォスフォネート療法

ラットの長幹骨に壊死骨を充填したチャンバーをインプラントした実験で, 骨髄内から修復性組織がチャンバー内に侵入し壊死骨吸収と骨髄様組織の形成が認められた[4]. アレンドロネート投与により壊死骨の吸収が抑制されたが, 新生骨形成は阻害されず, 残存する壊死骨構築からなるスカフォルド効果により骨形成が促進されたと考えられた. ラットの外傷性骨壊死モデルでは骨頭の著しい変形が高率に発生するが, ゾレドロネートの骨壊死発生前および発生後投与により骨頭変形の防止効果が高率に認められた[5]. 家兎の阻血処理骨壊死モデルでは, 処理1ヵ月後より投与されたアレンドロネートにより海綿骨の骨量増加, 軟骨下骨吸収阻害および寛骨臼の軟骨変性防止効果が認められた[6]. 薬剤の阻血性領域である骨壊死部周囲への移行性についても, ブタ外傷性骨壊死モデルで修復反応がまだ旺盛でない時期に全身投与された ^{14}C イバンドロネートが壊死骨梁に移行していることやイバンドロネートの存在する壊死領域では破骨細胞が認められないことが確認されている[7].

3 特発性大腿骨頭壊死症に対するビスフォスフォネート療法

著者らは骨頭圧潰がみられないか, または軽度である特発性骨頭壊死症22例33股関節に対して, 3年間のアレンドロネート経口投与のcontrolled clinical trialを行った. アレンドロネート5mg連日投与群(アレンドロネート群)14例20関節と非投与群(コントロール群)8例13関節に振り分け, 3年間の臨床症状と単純X線評価を比較した(1例は転居により, 1.5年後までを調査した). 開始時の患者年齢はコントロー

ル群：平均35.4歳±10.7，アレンドロネート群：平均45.4歳±13.3，病型（A/B/C1/C2）はコントロール群：1/1/7/4関節，アレンドロネート群：4/1/10/5関節，病期（Stage 1/2/3A）はコントロール群：4/4/5関節，アレンドロネート群：13/2/5関節であった．X線上，2mm以上の骨頭圧潰の進行または病期の進行を示した症例を成績不良と判定とした．アレンドロネート群で，投与開始時と投与3，6，12ヵ月後に骨吸収マーカー（尿中NTX：N-telopeptide of type 1 collagen）と骨形成マーカー（血清BAP：bone-specific alkaline phosphatase）を測定した．また，骨壊死部周囲の反応を検討する目的で，コントロール群の3関節とアレンドロネート群の11関節において，投与開始時と投与3〜5年後のMRIを比較した．

投与開始時のNTX（nmolBCE/mmol・Cr）はコントロール群平均34.7±13.1，アレンドロネート群39.2±18.5，BAP（U/L）はコントロール群平均22.8±4.7，アレンドロネート群28.8±11.9とそれぞれ両群間で有意な差はみられなかった．アレンドロネート投与に伴いNTX，BAPとも投与後3ヵ月より低下傾向を示し，1年後ではNTXがBAPより有意に高い低下率を示した（平均低下率NTX 43％；BAP 21％）．投与開始時，NTX高値（>40）を示した8例は，1年後に1例以外正常域に低下したが，投与開始時BAP高値（>35.4）3例中2例は1年後も高値を示していた．1年後BAP異常低値（<9.6）を示した症例はなかった．

投与開始後3年で成績不良例は，コントロール群7関節（54％）に対し，アレンドロネート群3関節（15％）とアレンドロネート群で有意に不良の率は低かった（p<0.05）．投与開始後3年時に股関節痛を認めた症例もコントロール群9関節（69％）に対し，アレンドロネート群6関節（30％）とアレンドロネート群で有意に症状発現率は低かった（p<0.05）．

コントロール群では，投与開始時MRIに比較し3〜5年後のMRIでは，壊死領域の縮小が3関節中2関節に認められたのに対し，アレンドロネート投与群では壊死領域の縮小が11関節中4関節に認められ（図2），6関節は変化がみられなかった．

4 ビスフォスフォネートの臨床的有用性について

著者らの臨床研究では，アレンドロネート治療は比較的若い年齢層からなるIONにおいても骨形成マーカーに比し骨吸収マーカーをより強く抑制し，コントロール群に比較し有意に3年間の骨頭圧潰進行の防止効果があることが示された．MRIではアレンドロネート投与下でも壊死領域の緩徐な自然修復過程がみられる症例があり，修復反応の異常亢進を抑制する効果とともに修復における骨形成は完全には阻害しないことが示唆された．

著者らの報告も含め，IONに対するビスフォスフォネート療法による疼痛や歩行機能の改善，および圧潰発生や骨頭変形の予防における臨床的有用性が報告されているが（表1），それぞれ経過観察期間は4年以内と短い[8-11]．また，圧潰がみられないま

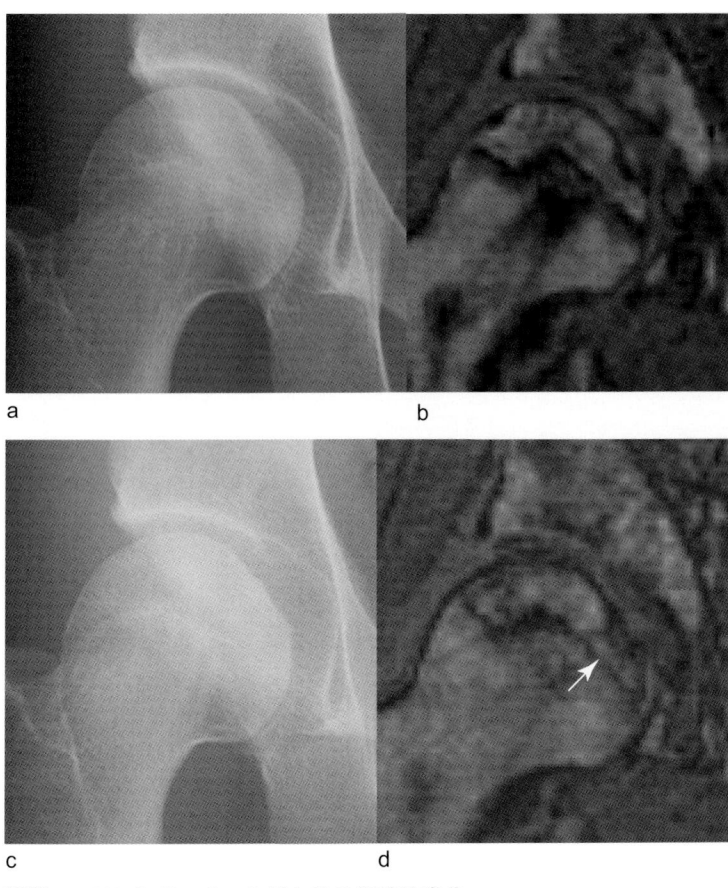

■図2　アレンドロネート投与後の経時的変化
a. 投与開始時X線像では骨硬化帯や圧潰など異常所見はない．
b. MR冠状断面像では病型Type C2のband patternが認められた．
c. 3年後X線では圧潰などは認められない．
d. MR画像では壊死領域内側部の縮小化(矢印)が認められた．

たは軽度の圧潰がみられる早期症例を対象としており，圧潰の進行した症例でのビスフォスフォネート療法の臨床的効果は明らかにされていない．さらに著者らの研究では，コントロール群で圧潰の進行をきたした7例中，投与開始時NTXが高値で骨吸収反応の亢進が示唆された症例は1例のみと，骨代謝マーカーが圧潰リスクや治療効果判定の鋭敏な指標になりうるとは示唆されなかった．

　本格的なビスフォスフォネートの臨床応用には，より長期間の観察，修復反応に対する鋭敏な評価法や，治療効果に対する過剰骨代謝抑制などの副作用を勘案した投与量と投与期間の検討が必要と考えられる．全身的合併症のため手術療法のリスクが高い症例や社会的活動の面から骨切り手術などに長い治療期間を確保することが困難な患者，より侵襲の低い治療を希望する患者に対し，有効性のある保存的治療法の開発は重要な課題である．アレンドロネートをはじめとするビスフォスフォネート療法は有効性の高い保存療法の一つになりうる可能性がある．

■表1 特発性大腿骨頭壊死症に対するビスフォスフォネート治療の臨床的効果

筆頭報告者	関節数	ビスフォスフォネート剤	追跡期間	結果
Lai KA[9]	投与群 29 関節 非投与群 25 関節	アレンドロネート	24〜28ヵ月	● 圧潰発生：非投与群 76％，投与群 7％（$p<0.001$） ● THA 施行：非投与群 55％，投与群 3％（$p<0.001$）
Nishii T[8]	投与群 20 関節 非投与群 13 関節	アレンドロネート	1年	● 疼痛増悪：非投与群 50％，投与群 5％（$p=0.003$） ● 圧潰発生：非投与群 46％，投与群 5％（$p=0.008$）
Agarwala S[10]	投与群 395 関節	アレンドロネート	平均 4 年	● 開始時 Stage 1・2 の 344 関節：28.8％に圧潰が発生 ● 開始時 Stage3 の関節は Stage 1・2 の関節より有意に臨床不良率が高い
Ramachandran M[11]*	投与群 17 関節	パミドロネートまたはゾレドロネート	平均 39 ヵ月	● 14 例は疼痛消失 ● 最終骨頭形状：球形（9 関節），卵形（6 関節），扁平（2 関節）

＊外傷性骨頭壊死症例

[文　献]

1) Glimcher MJ, et al: The biology of osteonecrosis of the human femoral head and its clinical implications: II. The pathological changes in the femoral head as an organ and in the hip joint. Clin Orthop Relat Res 139: 283-312, 1979.
2) Reid IR, et al: Biochemical and radiologic improvement in Paget's disease of bone treated with alendronate: a randomized, placebo-controlled trial. Am J Med 101: 341-348, 1996.
3) Millett PJ, et al: Effects of alendronate on particle-induced osteolysis in a rat model. J Bone Joint Surg Am 84: 236-249, 2002.
4) Astrand J, et al: Systemic alendronate prevents resorption of necrotic bone during revascularization. A bone chamber study in rats. BMC Musculoskelet Disord 3: 19, 2002.
5) Little DG, et al: Zoledronic acid treatment results in retention of femoral head structure after traumatic osteonecrosis in young Wistar rats. J Bone Miner Res 18: 2016-2022, 2003.
6) Hofstaetter JG, et al: The effects of alendronate in the treatment of experimental osteonecrosis of the hip in adult rabbits. Osteoarthritis Cartilage 17: 362-370, 2009.
7) Kim HK, et al: Local bioavailability and distribution of systemically (parenterally) administered ibandronate in the infarcted femoral head. Bone 39: 205-212, 2006.
8) Nishii T, et al: Does alendronate prevent collapse in osteonecrosis of the femoral head? Clin Orthop Relat Res 443: 273-279, 2006.
9) Lai KA, et al: The use of alendronate to prevent early collapse of the femoral head in patients with nontraumatic osteonecrosis. A randomized clinical study. J Bone Joint Surg Am 87: 2155-2159, 2005.
10) Agarwala S, et al: The use of alendronate in the treatment of avascular necrosis of the femoral head: follow-up to eight years. J Bone Joint Surg Br 91: 1013-1018, 2009.
11) Ramachandran M, et al: Intravenous bisphosphonate therapy for traumatic osteonecrosis of the femoral head in adolescents. J Bone Joint Surg Am 89: 1727-1734, 2007.

VII 新しい治療法の開発

4 コンピュータ支援手術

はじめに

特発性大腿骨頭壊死症（ION）に対する大腿骨転子部骨切り術などの骨温存手術や表面置換型人工股関節などの人工股関節全置換術（THA）は，詳細な術前計画による適応の決定とそれに基づく正確な手術がその臨床成績に大きく影響することは諸家の報告からも明確であり，それをコンピュータ技術で支援することの有用性は明らかである．本稿では主にその手法について紹介する．

1 大腿骨転子部骨切り術におけるコンピュータ支援手術

大腿骨転子部骨切り術は，術後の壊死領域の局在が術後の骨頭再圧潰の発生に強く影響するため，術前計画が手術適応を決める上で大変重要である[1]．特に大腿骨転子部回転骨切り術の場合，壊死領域の移動は複雑であり，術前に3次元画像を用いてシミュレーションすることは非常に有用である[2-4]．著者らは3D-MRIを用い，簡便に壊死領域の回転骨切り後の局在をシミュレーションできる手法を開発し，それを用いて回転骨切り術の手術適応を決定している．

両側股関節の三次元MR画像を3 dimensional spoiled gradient recalled acquition（3D SPGR）で撮像する．DICOMフォーマットで撮像データをパソコンに取り込み，DICOM画像描画ソフトウェア上で処理を行う．DICOM画像描画ソフトウェアは任意の断面が再構築できるMPR機能があるものであればどのソフトウェアでもかまわないが，著者らはVirtual Place™（Aze社）や3D-template（JMM社）を用いている．PACS（picture archiving and communication system）が導入されている施設でDICOM viewerに同様の機能があればそれを利用できる．まず大腿骨頚部軸を骨頭中心と頚部最狭部を通るように設定し，大腿骨頚部中心を通る冠状斜断面を描出する（step1，図1a）．次に頚部軸に垂直な断面を作成し（step2，図1b），頚部軸を中心に10度刻みで回転させた断面を作成する（step3，図1c）．この時点で頚部軸に任意の角度に回転させた断面像ができるが内反を加える場合は頚部軸の角度を調整する（step4，図1d）．次にこの段階での断面は頚部軸を通る断面であり，骨頭中心周りに大腿骨頚部前捻角を戻して術後の冠状断面像に相当する断面を再構成する（step5，図2）．最後に回転前後の画像を重ね合わせ，回転前後の厚生労働省調査研究班病型分類の変化や，寛骨

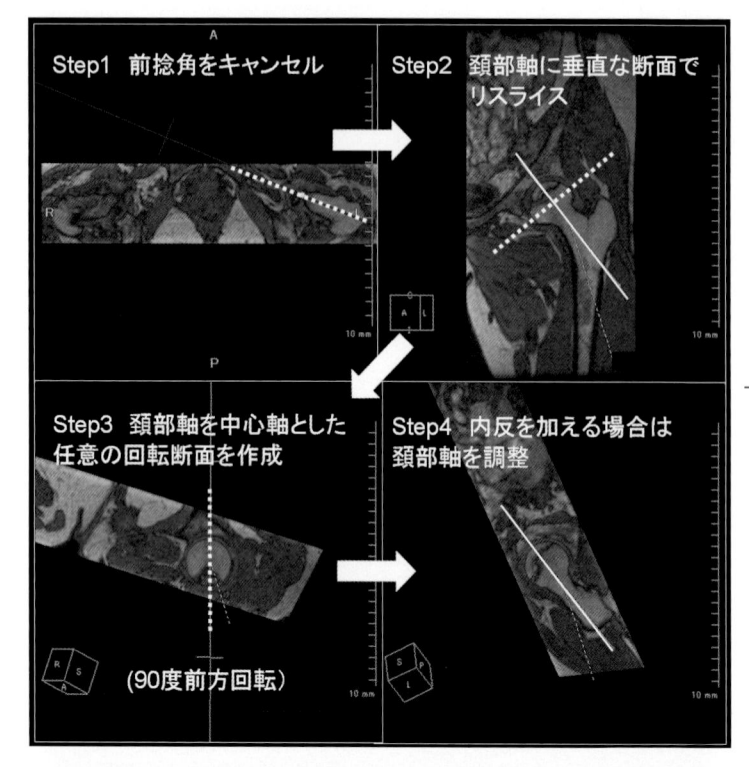

230　VII　新しい治療法の開発

■図1　MPR画像で，頚部軸を回転軸とする断面を設定作成する

（破線はスライス断面，実線は頚部軸）

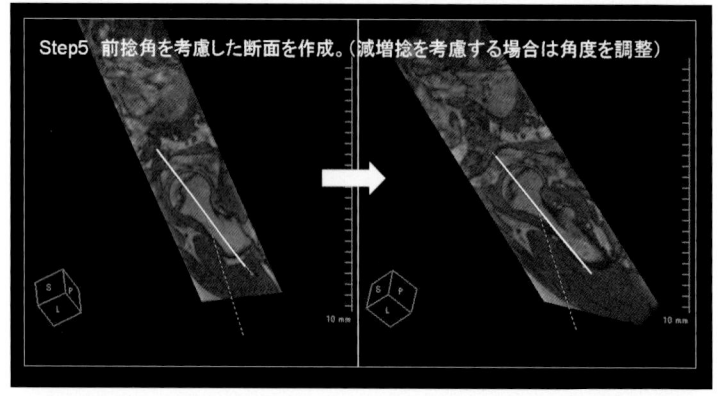

■図2　頚部軸に沿って任意の角度に画像を回転させた後，前捻角をもった術後の冠状断画像を作成する

（実線は頚部軸）

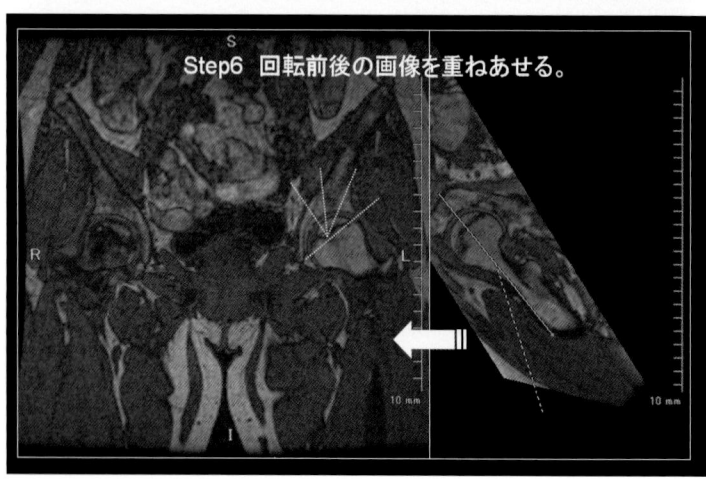

■図3　回転前の画像と重ね合わせ，臼蓋荷重部との位置関係を評価する

（破線は病型分類基準線）

臼荷重部に占める骨頭健常部の割合（荷重部健常率）を評価する（step6, 図3).

2 人工股関節全置換術におけるコンピュータ支援手術

　表面置換型人工股関節全置換術においてリーミング後の骨頭に対する残存壊死領域の評価が手術適応決定において重要である[5]．われわれは3D-MRIを用いて3次元テンプレーティングを行っているがこれについてはVII-1．表面置換型人工股関節全置換術を参照されたい．

　THAについては，ION患者は可動域制限が少なく活動性も高い場合が多いため，術前の3次元計画により適正なアライメントを計画し，ナビゲーションを用いてそれを再現することは，インプラントインピンジを回避しそれによるインプラントの破損や摩耗の促進，また脱臼を予防する上で大変重要と考えられる．また，近年高い脱臼抵抗性のため大径骨頭メタルオンメタルが選択されることが増えているが，不適切なアライメントが金属イオンの上昇や金属摩耗粉による偽腫瘍形成，adeverse reactions to metal debris（ARMD）をきたし欧米で問題となっているのは周知のとおりであり[6-8]，大径骨頭メタルオンメタルであればマルアライメントは許容されるという安易な考えは慎まれなければならない．

[文献]
1) Miyanishi K, et al: Prediction of the outcome of transtrochanteric rotational osteotomy for osteonecrosis of the femoral head. J Bone Joint Surg Br 82: 512-516, 2000.
2) Koyama T, et al: MRI-based surgical simulation of transtrochanteric rotational osteotomy for femoral head osteonecrosis. J Orthop Res 27: 447-451, 2009.
3) Chen WP, et al: The degrees to which transtrochanteric rotational osteotomy moves the region of osteonecrotic femoral head out of the weight-bearing area as evaluated by computer simulation. Clin Biomech (Bristol, Avon) 20: 63-69, 2005.
4) Lee MS, et al: The effect of necrotic lesion size and rotational degree on the stress reduction in transtrochanteric rotational osteotomy for femoral head osteonecrosis--a three-dimensional finite-element simulation. Clin Biomech (Bristol, Avon) 21: 969-976, 2006.
5) Sakagoshi D, et al: A Mechanical Analysis of Femoral Resurfacing Implantation for Osteonecrosis of the Femoral Head.J Arthroplasty: 2009 (in press).
6) Langton DJ, et al: Blood metal ion concentrations after hip resurfacing arthroplasty: a comparative study of articular surface replacement and Birmingham Hip Resurfacing arthroplasties. J Bone Joint Surg Br 91: 1287-1295, 2009. The painful metal-on-metal hip resurfacing
7) Hart AJ, et al: The painful metal-on-metal hip resurfacing. J Bone Joint Surg Br 91: 738-744, 2009.
8) Grammatopoulos G, et al: The Role of Acetabular component positioning in the development of inflammatory pseudotumours. Proceedings of 2010 annual meeting of AAOS Vol.11 p.346

VIII

臨床的予防法の開発

VIII 臨床的予防法の開発

1 ステロイド性大腿骨頭壊死症に対する予防法開発の現況

1 ステロイド性大腿骨頭壊死症に対する予防法開発の重要性

　特発性大腿骨頭壊死症（ION）は青・壮年期に好発し，大腿骨頭の圧潰が進行し関節症性変化が高度になると著しい機能障害をきたす．さらに，若年者では治療法の選択に苦慮することが多く，医療経済学や労働経済学など社会的な面からみても ION は大きな損失をもたらす．厚生労働省特発性大腿骨頭壊死症調査研究班の疫学調査では ION 発生にはステロイド全身投与との関連が過半数を占めると報告されている．また，病因論に関してステロイド全身投与の影響として血管内皮障害，血液凝固能亢進，脂肪塞栓，骨組織のアポトーシスなどの諸説が提唱されている．しかしながら，ステロイドは臨床においては膠原病をはじめとする内科疾患や臓器移植など多岐にわたる疾患に対する重要な治療薬でもある．ION の過半数がステロイド全身投与に関連しているという事実から，ステロイド性大腿骨頭壊死症に対する信頼性の高い予防法を開発することは極めて重要な課題といえる．

2 予防時期

　腎移植症例を対象にした MRI による前向き研究ではステロイド全身投与後，全例16週以内，最短では6週で band 像が認められることが明らかになっている[1]．さらに MRI による臨床的研究や実験的研究で示された壊死発生から MRI で band 像が検出できるようになるまでの4週間を差し引くと，腎移植症例ではステロイド全身投与後12週以内，最短では2週以内に骨壊死が発生していることになる[2,3]．これらのことはステロイド全身投与後に急性阻血性の変化によって生じる骨壊死の発生を予防できる時期は，ステロイド投与前あるいは投与開始直後のごく限られた時間しかないことを示している．

3 予防戦略

　疫学，病態の研究結果からステロイド性大腿骨頭壊死症に対する予防戦略は，①ステロイド投与前の患者個人における薬剤感受性の評価と，②ステロイド投与後の薬

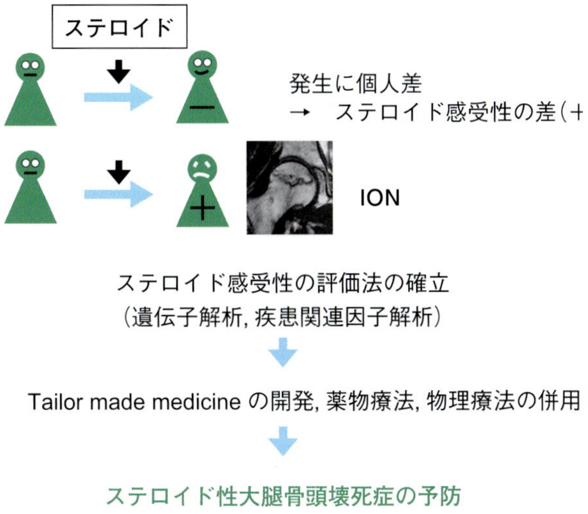

図1 ステロイド性大腿骨頭壊死症の予防法の開発

物・物理療法の二つに大別される．ステロイドが投与される前に患者個人の薬剤感受性を評価し，ハイリスク患者が同定できれば，ステロイド投与量の個別化を行うこと（tailor-made medicine）が可能になる．ステロイドの個体感受性の違いからくる相対的過剰投与を回避することが骨壊死発生の予防につながると期待できる．また，原疾患へのステロイドの治療効果を損なわない薬物療法や物理療法を併用することで，骨壊死の発生率を低減することができれば，新たな予防法の確立に大きく寄与することになる（図1）．

4 ステロイド感受性評価

1) 遺伝子解析によるステロイド感受性評価

ステロイドの投与を受けたすべての患者にIONが発生するわけではない．このことはステロイドに対する薬剤感受性に個体差が存在する可能性を示している．近年，薬剤感受性の個体差について遺伝子多型が関与すると考えられるようになってきた[4]．疾患関連遺伝子の同定法にはポジショナルクローニング法や候補遺伝子解析法などがある．遺伝子多型の中でも，出現頻度の高さやマーカーとしての利用のしやすさなどから，一塩基変異多型（single nucleotide polymorphism：SNP）が注目されている．ステロイド感受性と個体差との関連について候補遺伝子解析法による疾患関連遺伝子の検索が進んでいる．ステロイド性大腿骨頭壊死症の発生についてはステロイド反応関連因子のほかにいくつかの疾患関連遺伝子のSNPが関与していると考えられている．

a) ステロイド反応関連因子

ステロイド反応関連因子としてステロイドの主な薬物代謝酵素であるcytochrome P450（CYP450），ステロイドなど基質を細胞内から細胞外へ排出する輸送蛋白である

P-glycoprotein (P-gp)[5] やグルココルチコイド受容体 (glucocorticoid receptor: GR)[6] の SNP が注目されている.

　b) 疾患関連因子

疾患関連因子については，凝固・線溶系関連として動脈硬化疾患や血栓性疾患の危険因子となる plasminogen activator inhibitor 1 (PAI-1)[7]，脂質代謝関連として，冠動脈疾患と関連があるとされる ApoB[8] の SNP などが注目されている．その他にも低酸素応答関連，血管関連因子，酸化ストレス関連，免疫応答関連などの SNP とステロイド性大腿骨頭壊死症発生との関連も注目されている.

2）Lipoprotein (a)：Lp (a) とステロイド感受性

Lp (a) は動脈硬化惹起性と血栓惹起性を併せもつリポ蛋白として注目されている．プラスミノーゲン受容体においてプラスミノーゲンと拮抗し線溶系を阻害するとされている．Lp (a) の表現型とステロイド性大腿骨頭壊死症発生の関連があることが報告されている[9].

3）薬物代謝酵素活性とステロイド感受性

CYP450 の活性は個人差が大きく，同一量のステロイドを投与された症例であっても酵素活性の低い症例にステロイド性大腿骨頭壊死症が生じやすい可能性がある．ステロイド投与前に CYP3A4 活性を測定して，活性の高さに応じてステロイド投与量の調節を行うことで，過剰な薬理作用の発現を防ぐことも予防法の一つとして期待されている.

5　薬物療法および物理刺激による予防

1）薬物療法によるステロイド性大腿骨頭壊死症の予防

骨壊死の病因としてステロイドによる脂質代謝異常や血液凝固異常が関与している可能性が示され，これらを抑制することで骨壊死発生の予防につなげようとする検討が進められている.

　a) 高脂血症治療薬

スタチンは動物モデルでの骨壊死発生頻度抑制効果が示されている．スタチンの抗酸化作用が注目されており，予防薬としての今後の発展が期待されている．ステロイド治療開始前の SLE 患者に限定して高脂血症治療薬に対する臨床研究を多施設共同研究で進められている.

　b) 抗血液凝固薬

SLE 患者を対象とした臨床研究では抗血液凝固薬使用により骨壊死発生頻度の減少傾向は認められた．現時点では高脂血症治療薬との併用療法で骨壊死抑制効果を検討しているところではあるが，今後，併用療法は予防法の一つとして有望であると考えている.

2）物理刺激によるステロイド性大腿骨頭壊死症の予防

　電磁場刺激は細胞内 DNA 合成や細胞増殖を促進させることや，成長因子の発現を増強することが知られている．電磁場刺激は臨床でも骨癒合や骨新生を促進する治療装置としても利用されている．なかでも電磁場刺激のもつ血管新生作用や血管拡張作用をステロイド性大腿骨頭壊死症の予防につなげることが期待されている．白色家兎によるステロイド性骨壊死モデルを用いた実験的研究では，電磁場刺激によりステロイド投与後の骨壊死発生率を低下させることが確認されている[10]．

[文　献]

1) Kubo T et al: Initial MRI findings of non-traumatic osteonecrosis of the femoral head in renal allograft recipients. Magn Reson Imaging 15: 1017-1023, 1997.
2) Nakamura T et al: Early magnetic resonance imging and histologic findings in a model of femoral head necrosis. Clin Orthop Relat Res 334: 68-72, 1997.
3) Sugano N et al: MRI of early osteonecrosis of the femoral head after transcervical fracture. J Bone Joint Surg 78B: 253-257, 1996.
4) 藤岡幹浩ほか：大腿骨頭壊死症の遺伝子解析. Clinical Calcium 17: 894-900, 2007.
5) Asano T, et al: ABCB1 C3435T and G2677/A polymorphism decerased the risk for steroid-induced osteonecrosis of the femoral head after kidney transplantation. Pharmacogenetics 13: 675-682, 2003.
6) Tamura K, et al: Genetic association of a polymorphism of the cAMP-responsive element binding protein-binding protein with steroid-induced osteonecrosis after kidney transplantation. J Bone Miner Metab 25: 320-325, 2007.
7) Asano T, et al: Relationship between postrenal transplant osteonecrosis of the frmoral head and gene polymorphism related to the coagulation and fibrinolytic systems in Japanese subjects. Transplantation 77: 220-225, 2005.
8) Hirata T, et al: ApoB C7623T polymorphism predicts risk for steroid-induced osteonecrosis of the femoral head after renal transplantation. J Orthop Sci 12: 199-206, 2007.
9) Hirata T, et al: Low molecular weight phenotype of Apo(a) is a risk factor of corticosteroid-induced osteonecrosis of the femoral head after renal transplant. J Rheumatol 34: 516-522, 2007.
10) Ishida M, et al: Electromagnetic fields: a novel prophylaxis for steroid-induced osteonecrosis. Clin Orthop Relat Res 466: 1068-1073, 2008.

VIII 臨床的予防法の開発

2 ステロイド性大腿骨頭壊死症に関する遺伝子多型

はじめに

　臓器移植後などに免疫抑制の目的で投与されるステロイドの投与プロトコールが同じであるにもかかわらず，ステロイド性大腿骨頭壊死症が発生する患者としない患者が存在することを経験する．この事実はステロイドに対する薬剤反応性や疾患関連因子に個体差が存在することを示している．このような個体差は遺伝子多型と関係があると考えられている．

　分子生物学の飛躍的な進歩に伴って，遺伝子上の目印となる配列（遺伝子多型マーカー）が利用できるようになった．遺伝子多型マーカーには，2〜4塩基程度の繰り返しの数が異なるマイクロサテライトマーカー（simple sequence length polymorphism），繰り返しの単位が数十から数百塩基のみであるサテライトマーカー（variable number of tandem repeats），ゲノム上の1塩基のみの違いを表す一塩基多型（single nucleotide polymorphism：SNP），insertion-deletion polymorphism などがある．これらの遺伝子多型マーカーを用いて原因遺伝子を同定することが遺伝子診断を可能にするだけではなく，疾患の原因や病態の研究の発展に貢献すると期待できる．

1　ステロイド反応関連疾患関連因子に関する遺伝子の同定法

　疾患関連遺伝子の同定法には，いくつかのアプローチがある．ポジショナルクローニング法は，染色体上のどの領域に疾患関連遺伝子が存在するかを罹患同胞対連鎖解析法で見出し，その領域から遺伝子を検索し同定する方法である．候補遺伝子解析法は，疾患に関する疫学的，生化学的および病理学的知見などに基づいて疾患関連遺伝子を同定する方法である．このアプローチでは，主にSNPを用いた症例対照関連解析が行われている（図1, 2）．

2　ポジショナルクローニング法による疾患関連遺伝子の探索

　Chenら[1]は大腿骨頭壊死症が常染色体優性で遺伝する2家系を発見した．この2家系の2点パラメトリック連鎖解析と多点解析の結果からは，chromosome 12q13 上のD12S1663とD12S1632の15cMの領域に大腿骨頭壊死症の原因遺伝子がある可能

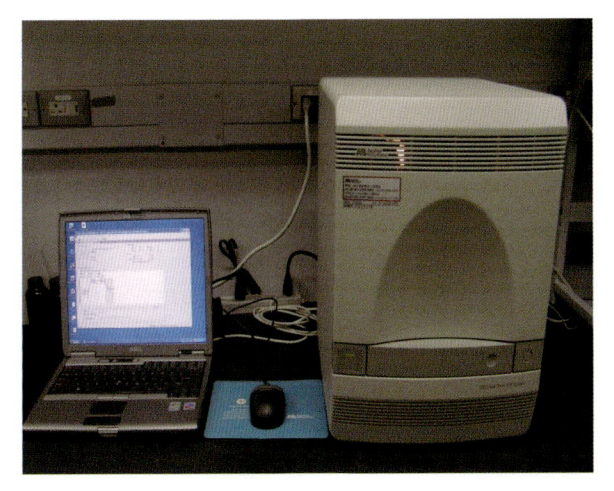

■図1 リアルタイムPCRシステム
候補SNPのアレルの出現頻度をリアルタイムPCRシステムで解析する.

性が高い. 大腿骨頭壊死症が常染色体優性で遺伝する3家系についてハプロタイプ分析を行ったところ, Type 2 collagen gene (COL2A1) は家族集積性のある大腿骨頭壊死症に関係があることが判明した[2]. しかしながら, COL2A1は散発性の大腿骨頭壊死症とは関係が認められなかった.

3 候補遺伝子解析法によるステロイド反応関連疾患関連因子の探索

1) ステロイド反応関連因子

a) 薬物代謝酵素 cytochrome P450 (CYP450)

ステロイドは肝臓において主として薬物代謝酵素であるCYP450によって代謝され, 代謝を受けなかった分画だけが標的細胞に作用を及ぼす. CYP450には50種類以上の分子種が存在する中で, ステロイド代謝にはCYP3A4, CYP2D6およびCYP2C19などが関与するとされている. これまでのところ, CYP450のSNPにはステロイド性大腿骨頭壊死症と有意に関連するものは発見されていない[3]. しかしながら, CYP450には多くのSNPが確認されており, 今後, 網羅的な解析によって新たな事実が判明する可能性がある.

b) 輸送蛋白

輸送蛋白の中でP-glycoprotein (P-gp) はステロイドの輸送に関連がある. P-gpをコードするヒト遺伝子ABCB1 C3435T (exon 26) について, TTではCCと比較してステロイド性大腿骨頭壊死症の発生の危険性が低いことが明らかになった[4]. 併せてP-gpの機能解析を行ったところ, TTはP-gpの機能が有意に高かった. つまり, TTではP-gpの機能が高くステロイドが細胞の外に速やかに排出されるため, ステロイド性大腿骨頭壊死症の発生の危険性が低いことが判明した. また中国人の全身性エ

リテマトーデス（systemic lupus erythematosis：SLE）患者でも ABCB1 C3435T の TT では CC と比較してステロイド性大腿骨頭壊死症の発生頻度が少なかったとされている[5]．

c）転写共役因子　cAMP-response element binding protein -binding protein（CBP）

glucocorticoid receptor（GR）の重要な転写共役因子の一つとして CBP が知られている．CBP の SNP のうち日本人で variant が多い rs3751845 の遺伝子型において，GG に対して GA で有意にステロイド性大腿骨頭壊死症の発生の危険性が高いことが示された[6]．CBP の機能はステロイド性大腿骨頭壊死症の病因に重要な役割を果たしている可能性がある．

2）疾患関連因子

a）凝固・線溶系関連

plasminogen activator inhibitor 1（PAI-1）は凝固・線溶系のバランスを調整する因子である．PAI-1 の血漿濃度と相関する遺伝子多型として PAI-1 遺伝子のプロモーター領域に存在する PAI-1 4G/5G がある．4G/4G は白人を対象にした研究では大腿骨頭壊死症の発生の危険性が高いことが判明した[7]．しかしながら，日本人を対象にした研究では PAI-1 4G/5G はステロイド性大腿骨頭壊死症と関連は認められなかった[8]．また，血栓性疾患（thrombotic）の危険因子の一つに高ホモシステイン血症がある．5,10-methylenetetrahydrofolate reductase（MTHFR）C677T はホモシステイン濃度に関与するとされている．白人では MTHFR C677T が大腿骨頭壊死症と関連が認められたが，日本人においてはステロイド性大腿骨頭壊死症との関連は認められなかった[8,9]．これらの結果は凝固・線溶系の遺伝子多型に関して，人種による違いが存在する可能性を示している．

b）脂質代謝関連

脂質代謝においてリポ蛋白質が主要な役割を果たしている．リポ蛋白質の一つとして low-density lipoprotein（LDL）がある．その構造蛋白の一つに apolipoprotein B（ApoB）があり，中でも冠動脈疾患との関連が指摘されている ApoB C7623T に関しては TT または CT の遺伝子型では CC に比べてステロイド性大腿骨頭壊死症発生の危険性が有意に高いことが示された[10]．ApoB 7623TT では LDL 受容体の活性が低下し，LDL の血中からの排出が遅延すると報告されている．LDL の血中濃度がステロイド性大腿骨頭壊死症と関係している可能性がある．

c）低酸素応答関連

hypoxia-inducible factor 1 alpha subunit（HIF-1α）は低酸素応答に関連する．HIF-1α C-2755A（rs1535679），+41224T>C（rs10873142），+45319C>T（rs11549465），+51510C>T（rs2057482）のハプロタイプ CTCC は男性に発生する大腿骨頭壊死症と関連があったと Hong らは報告した[11]．しかし，ステロイド性およびアルコール性大腿骨頭壊死症ではこのハプロタイプ CTCC との間には関連はなかった．

d) 血管関連因子

endothelial nitric oxide synthase（eNOS）の intron 4 に存在する 27-base pair repeat polymorphism は大腿骨頭壊死症と関連があることが判明した[12]．この 4a アレルは eNOS の活性を低下させるため，4a アレルをもつ個体は大腿骨頭壊死症になりやすい可能性がある．しかし，ステロイド性やアルコール性の大腿骨頭壊死症においては intron 4 に存在する 27-base pair repeat polymorphism の間には関連がなかった．また Glueck らが大腿骨頭壊死症との関連を報告した eNOS T-786 mutation でも，ステロイド性やアルコール性の大腿骨頭壊死症と eNOS T-786C 多型とは関係を認めなかった[13]．

血管新生因子の一つである vascular endothelial growth factor（VEGF）では，VEGF G-634C と大腿骨頭壊死症との関連が示された[14]．

e) 酸化ストレス関連

Catalase（CAT）は主要な抗酸化物質である．CAT -89A>T（rs7943316），+5502A>T（rs2268064），+7288A>T（rs2300182），+14539A>T（rs3758730），+24413T>C（rs2282365）のハプロタイプ ATTTC, TTTAT は大腿骨頭壊死症と関連があることを Kim らは報告した[15]．

f) 免疫応答関連

免疫応答の制御因子の一つである interleukin 23 receptor の rs4655686，rs1569922，rs7539625 の SNPs は大腿骨頭壊死症との関連が示された[16]．

4 複数の遺伝子多型によるリスク判定

複数の遺伝子多型についてステロイド性大腿骨頭壊死症の発生と関係のあることが明らかになった．これはステロイド性大腿骨頭壊死症が多因子疾患であることを示しているといえる（図2）．上述の ABCB1 と CBP の組合せについて解析したところ，ABCB1 TT かつ CBP GG の症例を基準（オッズ比が1）としたとき，ABCB1 TC また

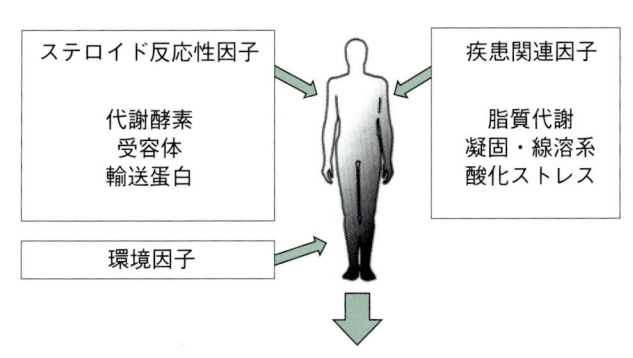

■図2 ステロイド性大腿骨頭壊死症の発生に関する背景因子

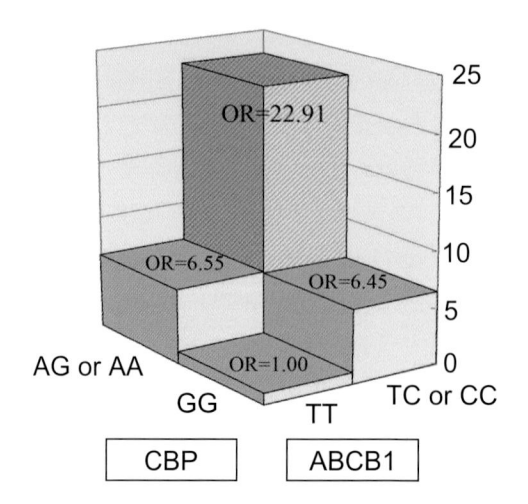

■図3 ABCB1とCBPの組み合わせと発生リスク
OR：オッズ比

はCC，かつCBP AGまたはAAの症例ではステロイド性大腿骨頭壊死症の発生のオッズ比が22.91と高いことが判明した（図3）[17]．このようにステロイド反応関連因子や疾患関連因子の遺伝子多型を組み合わせることで，より精度の高いステロイドに対する遺伝子レベルでのリスク判定を行うことができると考えている．

[文献]

1) Chen WM, et al: Autosomal dominant avascular necrosis of femoral head in two Taiwanese pedigrees and linkage to chromosome 12q13. Am J Hum Genet 75: 310-317, 2004.
2) Liu YF, et al: Type II collagen gene variants and inherited osteonecrosis of the femoral head. N Engl J Med 352: 2294-2301, 2005.
3) Asano T, et al: Genetic analysis of steroid-induced osteonecrosis of the femoral head. J Orthop Sci 8: 329-333, 2003.
4) Asano T, et al: ABCB1 C3435T and G2677T/A polymorphism decreased the risk for steroid-induced osteonecrosis of the femoral head after kidney transplantation. Pharmacogenetics 13: 675-682, 2003.
5) Yang XY, et al: MDR1(ABCB1) gene polymorphisms associated with steroid-induced osteonecrosis of femoral head in systemic lupus erythematosus. Pharmazie 62: 930-932, 2007.
6) Tamura K, et al: Genetic association of a polymorphism of the cAMP-responsive element binding protein-binding protein with steroid-induced osteonecrosis after kidney transplantation. J Bone Miner Metab 25: 320-325, 2007.
7) Glueck CJ, et al: The plasminogen activator inhibitor-1 gene, hypofibrinolysis, and osteonecrosis. Clin Orthop Relat Res: 133-146, 1999.
8) Asano T, et al: Relationship between postrenal transplant osteonecrosis of the femoral head and gene polymorphisms related to the coagulation and fibrinolytic systems in Japanese subjects. Transplantation 77: 220-225, 2004.
9) Zalavras CG, et al: The 677C-->T mutation of the methylene-tetrahydrofolate reductase gene in the pathogenesis of osteonecrosis of the femoral head. Haematologica 87: 111-112, 2002.
10) Hirata T, et al: ApoB C7623T polymorphism predicts risk for steroid-induced osteonecrosis of the femoral head after renal transplantation. J Orthop Sci 12: 199-206, 2007.

11) Hong JM, et al: Association study of hypoxia inducible factor 1alpha (HIF1alpha) with osteonecrosis of femoral head in a Korean population. Osteoarthritis Cartilage 15: 688-694, 2007.
12) Koo KH, et al: Endothelial nitric oxide synthase gene polymorphisms in patients with nontraumatic femoral head osteonecrosis. J Orthop Res 24: 1722-1728, 2006.
13) Glueck CJ, et al: Association between the T-786C eNOS polymorphism and idiopathic osteonecrosis of the head of the femur. J Bone Joint Surg Am 2007;89:2460-8. osteonecrosis. J Bone Joint Surg Am 90: 2220-2229, 2008.
14) Kim TH, et al: Promoter polymorphisms of the vascular endothelial growth factor gene is associated with an osteonecrosis of the femoral head in the Korean population. Osteoarthritis Cartilage 16: 287-291, 2008.
15) Kim TH, et al: Genetic association study of polymorphisms in the catalase gene with the risk of osteonecrosis of the femoral head in the Korean population. Osteoarthritis Cartilage 16: 1060-1066, 2008.
16) Kim TH, et al: Association of polymorphisms in the Interleukin 23 receptor gene with osteonecrosis of femoral head in Korean population. Exp Mol Med 40: 418-426, 2008.
17) Kuribayashi M, et al: Combination analysis of three polymorphisms for predicting the risk for steroid-induced osteonecrosis of the femoral head. J Orthop Sci 13: 297-303, 2008.

VIII 臨床的予防法の開発

3 ステロイド代謝酵素活性の個体差は利用できるか

はじめに

　特発性大腿骨頭壊死症（ION）は青壮年期に好発し，股関節が破壊され起立歩行障害によりQOLが著しく侵される疾患である．従来から骨微小循環障害による阻血性壊死とされてきたが，正確な病態が不明であり[1]，合理的な予防法がないのが現状である．厚生労働省ION調査研究班の疫学調査では，ION患者の半数以上にステロイド使用歴があり，特に女性患者の約70％にステロイド投与歴があるとされている．したがってステロイド性大腿骨頭壊死症の確実な予防法が求められている．一方，高用量のステロイドを投与された患者のすべてに壊死が発生するわけではないことが明らかであり（15～45％）[2-5]，ステロイドに対する感受性に個体差（素因）が存在していることが伺われる．その素因としてステロイド代謝酵素活性が研究されている．

　本稿では，ステロイドの薬物代謝と，代謝酵素活性の個体差を利用したステロイド性大腿骨頭壊死症の予防法を述べる．

1 ステロイド代謝酵素（cytochrome P4503A）

　ステロイド代謝酵素（cytochrome P4503A：CYP3A）CYP3AはcytochromeP450 familyに属し，肝臓に含まれるcytochrome P450のおよそ30％を占め[6]，現在使用されている全薬物の50％以上を代謝する．各個体間における差は，肝臓での発現は50倍以上，その機能は4～10倍あり[7]，薬物反応性の個体差を規定する酵素の一つとされている．

2 ステロイド代謝経路（図1）

　経口投与されたステロイドは，まず小腸のCYP3Aによって一部代謝を受け門脈を経て肝臓に至り，一部は代謝され不活化する．一方，経静脈投与されたステロイドは直接血中に入る．そして，血中に取り込まれたステロイドは肝臓のCYP3Aにより一部は代謝を受け不活化される．最終的に，代謝を受けなかった未変化体のみが標的細胞に至り作用する[8]．

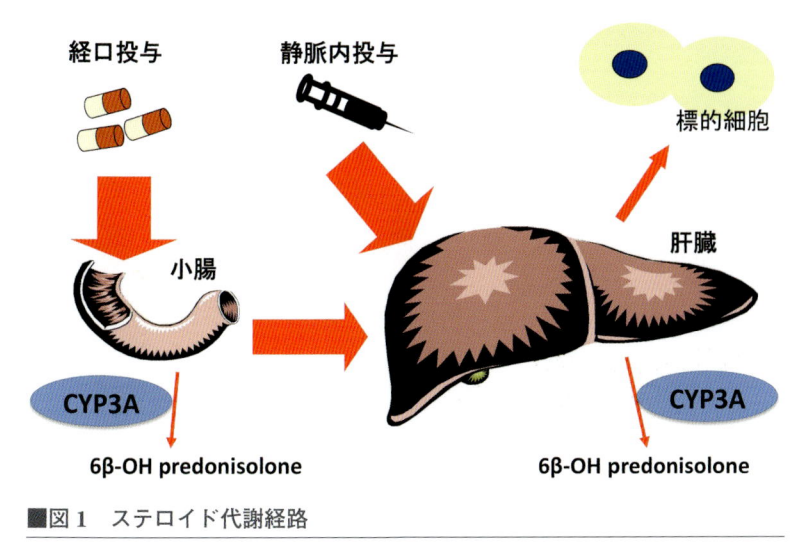

■図1　ステロイド代謝経路

ステロイドは小腸および肝臓のCYP3Aで代謝される.

3　CYP3A活性と骨壊死発生の関連

　肝CYP3A活性の低い個体はステロイドの代謝が悪いために血中ステロイド濃度が長時間保たれ，通常のCYP3A活性を持つ個体よりもステロイドの薬理効果が過剰になり，骨壊死に至る可能性がある.

　この点に着目し，肝CYP3A活性とステロイド性大腿骨頭壊死症の関連性について研究を行った[9-11].

1) ステロイド性大腿骨頭壊死症患者ではCYP3A活性が低い

　全身麻酔下で整形外科手術を受けた，ステロイド性大腿骨頭壊死症患者群25例，アルコール性大腿骨頭壊死症患者群29例，ION以外の整形外科疾患患者群75例（コントロール群）において，ミダゾラムクリアランスの測定（CYP3A活性の定量法[8]）を行ったところ，ステロイド性の群では他の群と比較してCYP3A活性レベル（ミダゾラムクリアランス値）が有意に低いことが示された（$p<0.001$）. 多変量解析ではCYP3A活性低値は壊死発生のリスクを9倍上昇させていた（adjusted OR 9.08 [95% CI 2.79〜29.6], $p<0.001$）.

2) 肝CYP3A活性と壊死発生の相関（家兎モデル）

　ステロイド性骨壊死家兎モデルを利用した. 人為的に予め薬剤を投与することにより肝CYP3A活性を誘導した群，薬剤でCY3A活性を阻害した群，コントロール群の3群をランダムに作製した後，ステロイドを投与した. その結果，骨壊死発生率は，CYP3A活性誘導群では，コントロール群やCYP3A活性阻害群より有意に低下した.

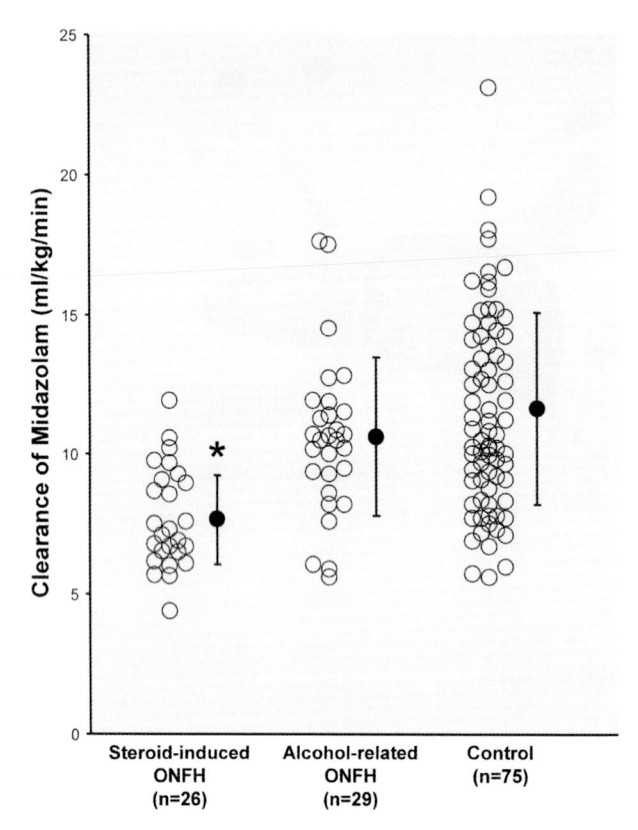

■図2 ミダゾラムクリアランス値の分布
ステロイド性大腿骨頭壊死症群，アルコール性大腿骨頭壊死症群，コントロール群のミダゾラムクリアランス値の分布を示す．ステロイド性では他の二群と比較して低値域に分布しており，平均値でも有意に低値であった（p＜0.001）．

4 CYP3A活性の個体差を利用した予防法の開発

　肝CYP3A活性低下がステロイド性大腿骨頭壊死症発生のリスク因子となっていることが示唆された．従って，ステロイド投与に当たっては，各個体の肝CYP3A活性を測定した後，ステロイドの投与量を各個体のCYP3A活性に応じて調節することにより（投与量のテーラーメイド化），必要なステロイドの薬理効果を損なうことなく壊死発生を防止できる可能性がある．簡便かつ低侵襲なCYP3A活性測定法の開発とステロイドの容量調整法がステロイド性大腿骨頭壊死症の予防に向けた研究の課題となっている．

［文　献］
1) Mankin HJ, et al: Nontraumatic necrosis of bone (osteonecrosis). N Engl J Med 326: 1473-1479, 1992.
2) Zizic TM, et al: Corticosteroid therapy associated with ischemic necrosis of bone in systemic lupus erythematosus. Am J Med 79: 596-604, 1985.
3) Ono K, et al: Risk factors of avascular necrosis of the femoral head in patients with systemic lupus erythematosus under high-dose corticosteroid therapy. Clin Orthop 277: 89-97, 1992.
4) Nagasawa K, et al: Very early development of steroid-associated osteonecrosis of femoral head in systemic lupus erythematosus: prospective study by MRI. Lupus 14: 385-390, 2005.

5) Mont MA, et al: Risk factors for osteonecrosis in systemic lupus erythematosus. J Rheumatol 24: 654-662, 1997.
6) Eichelbaum M, et al: CYP3A genetics in drug metabolism. Nat Med 7: 285-287, 2001.
7) Thummel KE, et al: Use of midazolam as a human cytochrome P450 3A probe: I. In vitro-in vivo correlations in liver transplant patients. J Pharmacol Exp Ther 271: 549-556, 1994.
8) Varis T, et al: The effect of itraconazole on the pharmacokinetics and pharmacodynamics of oral prednisolone. Eur J Clin Pharmacol 56: 57-60, 2000.
9) Kaneshiro Y, et al: Low hepatic cytochrome P450 3A activity is a risk for corticosteroid-induced osteonecrosis. Clin Pharmacol Ther 80: 396-402, 2006.
10) Masada T, et al: Increased hepatic cytochrome P4503A activity decreases the risk of developing steroid-induced osteonecrosis in a rabbit model. J Orthop Res 26: 91-95, 2008.
11) Iwakiri K, et al: Effect of simvastatin on steroid-induced osteonecrosis evidenced by the serum lipid level and hepatic cytochrome P4503A in a rabbit model. J orthop Sci 13: 463-468, 2008.

VIII 臨床的予防法の開発

4 薬物による予防は可能か
―高脂血症治療薬―

はじめに

　ステロイド性大腿骨頭壊死症を引き起こす原因として，ステロイド投与後の高脂血症や脂肪塞栓[1]，骨髄内脂肪細胞の増殖増大，凝固異常および血栓，酸化ストレス，血管内皮機能障害などが報告されているが，いずれが主要因であるかは特定されていない．ステロイド性大腿骨頭壊死症を発生した患者では血中総コレステロール値（total cholesterol：T-chol）が有意に高値である[2]．また，脂質代謝に関連する lipoprotein (a) 遺伝子多型が骨壊死発生リスクと関連があること，caucasian の骨壊死発生症例では血中 lipoprotein (a) が高値であること，などから高脂血症と骨壊死の発生には何らかの関連があると推察され，高脂血症を抑制することによってステロイド性大腿骨頭壊死症が予防できるのではないかと期待されてきた．

　本稿では，臨床研究の結果を中心に高脂血症治療薬によるステロイド性大腿骨頭壊死症予防の可能性について検討する．

1 スタチン

　近年，高脂血症治療薬として最も多く用いられているのはスタチンである．スタチンは 1976 年に Penicillium citrinium から分離されコレステロール合成抑制作用が確認された薬剤で，高脂血症の治療や，冠動脈疾患の再発予防に広く用いられている．単剤での安全性は高いとされるが，主に肝臓で代謝を受けるため同じく肝代謝を受ける他剤との併用は注意を要する．

　スタチンは hydroxymethylglutaryl coenzyme A 還元酵素を阻害し，コレステロール生合成を抑制してヒトの血清コレステロール値を低下させる．大規模臨床研究では心血管系イベントの抑制効果を中心としてコレステロール値の低下だけでは説明がつかない効果が確認され，スタチンには多面的な作用があると報告されている[3]．多面的作用としては一酸化窒素合成促進による血管内皮機能の改善，炎症性蛋白質の抑制，プラークの退行促進による血栓予防，血栓溶解促進，血管拡張，血管平滑筋増殖抑制による血管狭窄予防，bone morphogenic protein-2 の発現亢進と骨量増加などが報告されている．スタチンは脂質代謝改善にとどまらず，骨代謝や血流への作用も併せもった薬剤であり，骨の阻血性疾患に対しても予防効果をもつことが期待されている．

2 骨壊死と高脂血症治療薬

　細胞や動物モデルを用いた実験ではプロブコールやスタチンによって血管内皮細胞保護作用や脂肪細胞の増殖抑制効果，ステロイド性骨壊死予防効果が得られることが報告されている[4,5]．また臨床研究では，2001年にPritchettら[6]がステロイド投与前からスタチンを内服していた患者ではステロイド性大腿骨頭壊死症の発生率が1％であったことを示し，これまでの報告より低い発生率であることからスタチンにステロイド性大腿骨頭壊死症予防効果があると考察した．この研究結果はステロイド性大腿骨頭壊死症の予防方法の確立に期待を抱かせるものであったが，後ろ向きの研究であるためスタチンの投与条件が一定せず，コントロール群も設定されていないという問題があった．また，わが国のステロイド性大腿骨頭壊死症の基礎疾患として最多の20％から30％を占める全身性エリテマトーデス（systemic lupus erythematosus：SLE）は「ハイリスクグループ」として対象から除外されており，スタチンのステロイド性大腿骨頭壊死症予防効果を評価するには不十分なものであった．SLE患者を対象としたスタチンのION予防効果について，厚生労働省特発性大腿骨頭壊死症調査研究班（研究班）により臨床研究が進められてきた．長澤ら[7]の報告ではワルファリンとスタチンの併用により統計学的有意差をもつには至らないが，ION発生率が低下している．一方でステロイド増量例に対してスタチン単独を用いた関谷ら[8]の報告では明らかなION予防効果がなかったとされている．これまでの報告は結果にばらつきがあるため，コントロール群を設定した前向きな臨床研究でスタチンのステロイド性大腿骨頭壊死症予防効果を厳密に検証する必要があった．

3 アトルバスタチンによる骨壊死の予防

　研究班では初発のSLEで初めてステロイド投与（プレドニゾロンに換算して0.5mg/kg/day以上）を受ける患者を対象として，アトルバスタチンによる大腿骨頭壊死症予防の可能性を多施設共同のrandomized controlled trialで検討した．症例を無作為にアトルバスタチン投与群と非投与群に分け，スタチン投与群ではステロイドと同時にアトルバスタチン10mg/dayを開始した．アトルバスタチン投与群は23例，非投与群は24例で各群間の平均年齢やステロイド初期投与量，ステロイドパルス症例数，飲酒歴などに有意差はなかった．

　ステロイド性大腿骨頭壊死症の発生の有無は単純X線像と単純MR画像で確認した．ステロイド治療開始前の単純MR画像撮影ですでにステロイド性大腿骨頭壊死症に罹患している症例を除外した．ステロイド性大腿骨頭壊死症はステロイド投与開始から6ヵ月以内に発生するため[9]，ステロイド投与後6ヵ月で単純MR画像を撮像した．

1) ステロイド性大腿骨頭壊死症に対する予防効果

アトルバスタチン非投与群では24例のうち6例（25％）で骨壊死の発生を認めた．アトルバスタチン投与群23例での骨壊死の発生は6例（26％）であり（図1），アトルバスタチンによる骨壊死予防効果は確認できなかった．年齢，性別，ステロイド投与前のT-chol値およびステロイド初期量で調整した骨壊死発生リスクを算出しても，スタチンによる予防効果は認めなかった（表1）．

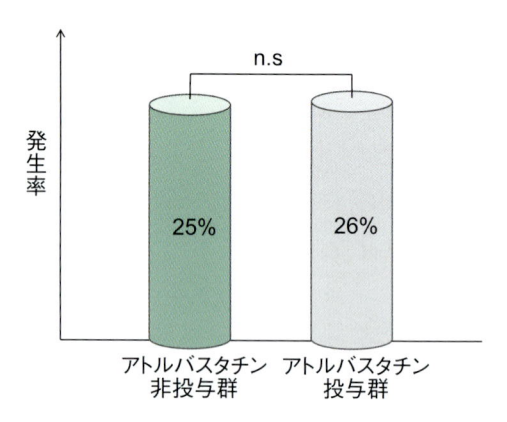

■図1　ステロイド性大腿骨頭壊死症発生率に与えるアトルバスタチンの影響
SLE患者に対してステロイドと同時にアトルバスタチン投与を開始した群と非投与群で発生率に有意差はない．

■表1　アトルバスタチン投与群での発生リスク
調整因子なしでのスタチン投与群におけるハザード比は1.04である（非投与群でのハザード比を1とした）．年齢，性別，ステロイド投与前のT-chol値およびステロイド初期量で調整した発生リスクにおいても，スタチンによる有意なハザード比低下は認めない．

調整因子	ハザード比（95％CI）	p
なし	1.04（0.34〜3.23）	0.94
年齢	1.04（0.33〜3.22）	0.88
性別	0.98（0.32〜3.07）	0.98
T-chol（ステロイド投与前）	1.15（0.33〜3.98）	0.83
ステロイド初期量	1.08（0.30〜3.89）	0.9

2) 高脂血症とステロイド性大腿骨頭壊死症

高脂血症と骨壊死発生の関連を検討したところ，ステロイド投与前のT-chol値の上昇に伴う骨壊死発生のハザード比の上昇は1.01とわずかであり，統計学的有意差はなかった．ステロイド投与後のT-chol値は，骨壊死発生例において有意に高値であった（図2）．しかし，T-chol値が高値であっても骨壊死発生の有意なハザード比上昇は認めず，高脂血症を呈していなくても骨壊死を発生した症例が存在した．また，アトルバスタチン投与によってステロイド投与後のT-chol値は低下する傾向を認めたが，統計学的に有意ではなかった（図3）．

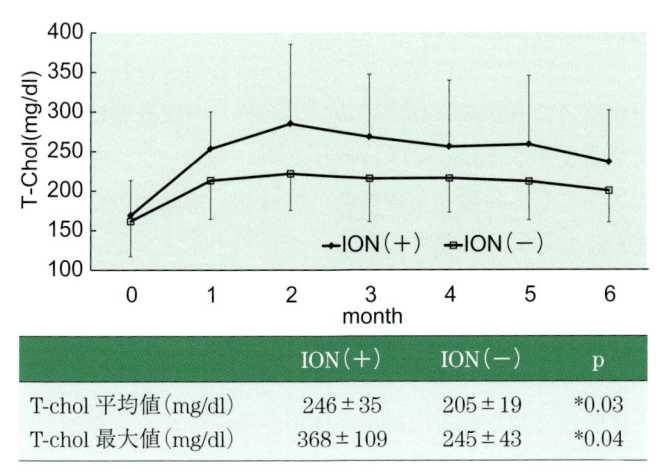

■図2 ステロイド投与後高脂血症

	ION（＋）	ION（－）	p
T-chol 平均値(mg/dl)	246±35	205±19	*0.03
T-chol 最大値(mg/dl)	368±109	245±43	*0.04

*Welch's t-test

発生例では非発生例と比較してステロイド投与後の T-chol 値が高値である傾向を認め，ステロイド投与後半年間の T-chol 平均値，最大値とも有意に高値である．

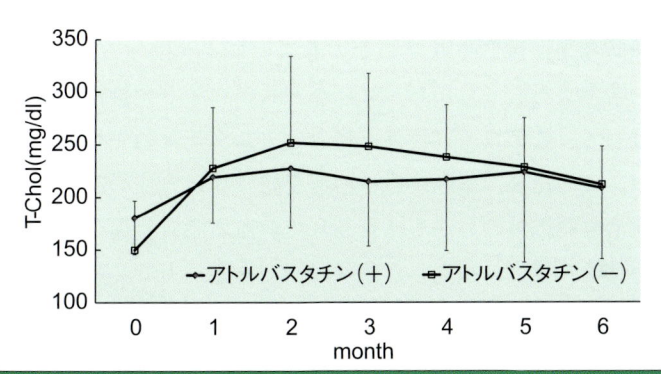

■図3 ステロイド投与後高脂血症に対するアトルバスタチンの効果

	アトルバスタチン（＋）	アトルバスタチン（－）	p
T-chol 平均値(mg/dl)	212±16	222±35	*0.11
T-chol 最大値(mg/dl)	243±57	277±73	*0.27

*Welch's t-test

ステロイド投与後の T-chol 値の上昇はスタチン投与によりある程度抑制される傾向を認めるが，統計学的に有意ではない．

4 高脂血症治療薬によるステロイド性大腿骨頭壊死症予防の展望

　スタチンは強力な高脂血症治療薬であり抗酸化作用や血管内皮保護作用などの多面的作用ももつ薬剤であり，これまでの諸研究からはスタチンの骨壊死予防効果が期待された．しかしながら，本研究における SLE 症例での厳密な検討ではスタチンの骨壊死予防効果は確認できなかった．基礎疾患，薬剤の種類，開始時期，投与量，あるいは他の方法との併用などを考えていく必要がある．

基礎疾患によってステロイド性大腿骨頭壊死症の発生率が異なることが報告されており，SLEでは骨壊死の発生率が高頻度であると報告されているが，肝移植では骨壊死の発症率が低いことが知られている．スタチン内服患者におけるステロイド性大腿骨頭壊死症の発生率が1％としたPritchettらの報告では，SLE症例を骨壊死に対するハイリスク因子として対象から除外されており，基礎疾患によってもスタチンの予防効果に差異が生じている可能性がある．

　薬剤の種類に関して，スタチンの種類によっても代謝を受ける酵素が異なり，ステロイドと同じcytochrome P450 3A（CYP3A）で代謝を受けるものではステロイドの薬理作用を増強することが予測される．この面からの解析も必要である．CYP3Aで代謝されず，抗酸化作用や血管内皮保護作用が強いスタチンを選択することにより予防効果に差が生じる可能性が基礎研究で報告されている．

　薬剤の開始時期も結果に影響する可能性がある．骨壊死の発生時期は早ければステロイド投与から2週間後と報告されており，予防効果はステロイド開始直後から発現されている必要がある．Pritchettらの研究ではステロイドに先立ってスタチンを内服している症例を対象として解析しており，動物モデルでスタチンによるステロイド性骨壊死予防効果が確認されているのもステロイド投与の2～3週間前からスタチンを投与した場合である．しかし，SLEなどステロイド大量投与を必要とする臨床症状の患者に対して，ステロイド投与を遅らせてスタチンの先行投与を長期間継続することは難しい．このため，基礎疾患の治療を妨げない方法の確立が必要である．

　高脂血症治療薬以外の方法も注目されている．脂質代謝に関連するリポ蛋白質や遺伝子多型が骨壊死発生の独立した危険因子である一方で，高脂血症の既往は骨壊死発生のオッズ比を有意に上昇させていない[10]．また，今回概説したスタチンによる予防効果の検証でも，骨壊死発生例ではT-chol値の上昇は大きい傾向があったが，T-chol値の上昇が少なくても骨壊死を発生している症例もあった．また，動物実験や細胞実験では抗酸化剤や電磁場刺激など脂質代謝に大きな影響を与えない方法でもステロイド性骨壊死の発生を抑制できる可能性が報告されている．高脂血症自体が骨壊死の大きな原因ではない可能性もある．いずれにしても，薬物による予防法の開発には多面的なアプローチが必要である．そして，ステロイド性大腿骨頭壊死症の発生に関わっている複数の因子をそれぞれ解明していくことが，効率のよい薬物を用いた予防方法の確率に大切な点であると考える．

[文　献]

1) Jones, et al: Fat embolism of bone. J Bone Joint Surg 48A: 149-164, 1966.
2) Moskal, et al: Hypercholesterolemia: An association with osteonecrosis of the femoral head. Am J Orthop 26: 609-612, 1997.
3) Wolfum S, et al: Endothelium-dependent effects of statins. Arterioscler Thromb Vasc Biol 23: 729-736, 2003.

4) Motomura G, et al: Combined effects of an anticoagulant and a lipid-lowering agent on the prevention of steroid-induced osteonecrosis in rabbits. Arthritis Rheum 50: 3387-3391, 2004.
5) Cui Q, et al: Lovastatin prevents steroid induced adipogenesis and osteonecrosis. Clin Ortop Relat Res 344: 8-19, 1997.
6) Pritchett JW: Statin therapy decreases the risk of osteonecrosis in patients receiving steroids. Clin Orthop Relat Res 386: 173-178, 2001.
7) 長澤浩平, 他：ワルファリンとスタチンによるステロイド性大腿骨頭壊死症の予防研究. 厚生労働科学研究費補助金難治性疾患克服研究事業　特発性大腿骨頭壊死症の予防と治療の標準化を目的とした総合研究. 平成19〜20年度総合研究報告書: 136-140, 2009.
8) 関谷文男, 他：全身性エリテマトーデス患者におけるステロイド性大腿骨頭壊死症に対する抗高脂血症剤の予防効果の検討. 厚生労働科学研究費補助金難治性疾患克服研究事業　特発性大腿骨頭壊死症の予防と治療の標準化を目的とした総合研究. 平成19〜20年度総合研究報告書: 141-145, 2009.
9) Kubo T, et al: Initial MRI findings of non-traumatic osteonecrosis of the femoral head in renal allograft recipients. Magn Reson Imaging 15: 1017-1023, 1997.
10) 阪口元伸, 他：特発性大腿骨頭壊死症の発生要因―多施設共同症例・対照研究―. 厚生労働科学研究費補助金難治性疾患克服研究事業　特発性大腿骨頭壊死症の予防と治療の標準化を目的とした総合研究. 平成19〜20年度総合研究報告書: 35-39, 2009.

VIII 臨床的予防法の開発

5 薬物による予防は可能か
―抗凝固薬―

はじめに

　無菌性骨壊死は血行の途絶によって生じた骨組織の壊死である．このうちの非外傷性骨壊死を一般に特発性骨壊死症とよんでいる．特発性骨壊死症はどの骨にも起こり得るが，中でも大腿骨頭に起こる頻度が最も高く，臨床的にも最も問題となるため，特発性大腿骨頭壊死症として重要視され，研究も比較的進んでいる．とはいえ，その病因さえまだ完全に明らかになっているわけではない．発症すれば手術療法を要する疾患である．しかし，特発性大腿骨頭壊死症の50％を占めるステロイド性の場合，その基礎疾患の多くは内科的疾患であり，ステロイド性大腿骨頭壊死症の予防および早期診断は内科医にとっての課題であると思われる．本稿では，薬物によるステロイド性大腿骨頭壊死症の予防的試みの中で，その病態と抗凝固薬の効果を中心に述べる．

1　ステロイド性大腿骨頭壊死症の基礎疾患

　特発性大腿骨頭壊死症の背景因子はステロイド性，アルコール性，および狭義の特発性の三つに大きく分けられる．近年ではステロイド性が次第にその割合を増し，約50％を占めている[1]．ステロイド性大腿骨頭壊死症を発症する基礎疾患を表1に示す．ステロイドを使用するほとんどの疾患にステロイド性大腿骨頭壊死症が起こりうることを示しているが，特にステロイドを大量使用する疾患の割合が高い．中でも全身性エリテマトーデス（SLE）が群を抜いて多く，その他の膠原病，ネフローゼ，特発性血小板減少性紫斑病（ITP），気管支喘息などが目立っている[1]．逆にステロイド使用者数としては圧倒的に多い関節リウマチ（RA）患者は少量使用のためか，発症頻度は非常に低くなっている．また，ステロイドの使用量が大幅に減った腎移植例のステロイド性大腿骨頭壊死症が従来に比べると著明に減少している．

2　ステロイド性大腿骨頭壊死症とステロイド量との関連

　これまでの研究から，ステロイドの初期の大量投与がステロイド性大腿骨頭壊死症の発生に関係し，投与期間は関係ないことが明らかになっている[2]．例えば前述したように，少量を長年にわたって使用するRAでのステロイド性大腿骨頭壊死症は稀で

■表1　ステロイド性大腿骨頭壊死症の基礎疾患（2005〜2007，318例）

	疾患名	患者数（％）
膠原病	全身性エリテマトーデス（SLE）	76（23.9％）
	多発筋炎／皮膚筋炎（PM/DM）	13（4.1％）
	混合性結合組織病（MCTD）	3（0.9％）
	シェーグレン症候群	5（1.6％）
	関節リウマチ（RA）	3（0.9％）
	その他の膠原病	22（6.9％）
腎疾患	ネフローゼ症候群	18（5.7％）
	腎炎	7（2.2％）
	腎移植	8（2.5％）
	その他の臓器移植	7（2.2％）
血液疾患	血小板減少性紫斑病（ITP）	14（4.4％）
	再生不良性貧血	3（0.9％）
呼吸器疾患	気管支喘息	20（6.3％）
肝疾患	肝炎	5（1.6％）
	眼疾患	11（3.5％）
	皮膚疾患	5（1.6％）
	その他	90（28.3％）
	不明	8（2.5％）

文献1より

あり，逆に初期に大量を使用するSLE，SARS，および従来の腎移植などでステロイド性大腿骨頭壊死症の発症頻度が非常に高くなっている．SLEにおけるステロイド性大腿骨頭壊死症の発症頻度は施設によるばらつきはあるが，内外の報告を総合すると，ほぼ10％前後であると考えられる．ステロイドの総投与量に関しては賛否両論がある．SLEの中でも，発症群と未発症群とを比較すると，ステロイド初期投与量は発生群において有意に高いという成績を得ている[2]．1日の投与量が顕著に多くなる典型がステロイドパルス療法である．一部異論もあるが，著者らの例や厚生労働省研究班の報告も含め，パルス療法はステロイド性大腿骨頭壊死症の大きな危険因子になるとする成績が多い[3]．著者らのSLE症例の調査によると，パルス療法未施行群73例のうち，ステロイド性大腿骨頭壊死症発生は6例（8％）であったのに対し，パルス療法を行った群では28例のうち8例（29％）という多くの例（$p<0.01$）にステロイド性大腿骨頭壊死症が発生していた．

　また，ステロイドの大量投与が危険因子となる他に，疾患の重症度も大きな要因になるという意見もある．

3 ステロイド性大腿骨頭壊死症の発生機序

病態として大腿骨頭における血行の途絶,あるいは阻血の結果起こることは認められているが,その機序はいまだに不明である.とはいえ,これまでの内外の研究から,以下に述べる複数の要因が絡んでいると考えられている(表2)[4].

■表2 ステロイド性大腿骨頭壊死症の発生要因
- 急激な脂質代謝異常
- 骨頭内圧の上昇(脂肪細胞の肥大化,浮腫)
- 血液凝固能の亢進
- 抗リン脂質抗体
- 血管炎,血管内皮障害
- 酸化ストレス
- その他

1)脂質代謝の急激な変化に基づく脂肪塞栓や血管の変化

大量のステロイド薬を投与すると,血清総コレステロール値は1ヵ月の間に約100 mg/dlほども上昇する.著者らの成績によると,ステロイド性大腿骨頭壊死症発生例では非発生例に比べ,血清総コレステロール値の上昇が有意に大きかった[5].また,モデル動物の家兎に大量のステロイドを投与すると,コレステロール値の急上昇と大腿骨頭での脂肪塞栓,それにつづく骨壊死が認められるという[6].

2)骨髄内脂肪細胞の増大

上記1)とも関係し,骨髄内の脂肪細胞の容積が増大し,それが骨髄内圧の上昇を招き,阻血状態になる.これらの説がステロイド性大腿骨頭壊死症の予防方法の一つとしての抗高脂血症薬の使用につながっている.

3)血液凝固亢進および抗リン脂質抗体による易血栓性

大量ステロイドによる凝固能亢進はよく知られている.また,特にSLE患者においてはしばしば抗リン脂質抗体が陽性となる(約30%).表3に示すように,著者らの成績でもステロイド性大腿骨頭壊死症発生群において,ステロイド使用によるAPTT短縮例が多いことと抗リン脂質抗体陽性率が高いことを認めた[2].この成績が

■表3 ステロイド性大腿骨頭壊死症における血液凝固異常

	抗リン脂質抗体陽性 No.(%)	APTT短縮(5秒以上) No.(%)	合計 No.(%)
ステロイド性大腿骨頭壊死症(+) n=24	6(25)	7(29)	13(54)*
ステロイド性大腿骨頭壊死症(−) n=44	5(11)	5(11)	10(23)

*:$p<0.05$

文献2より

次項に述べる予防策としての抗凝固薬(ワルファリン)の導入につながっている.

4) 酸化ストレスの増大

大量のステロイドは酸化ストレスを増大させることはよく知られている.ラットによる実験で,これが血管障害を引き起こすことにより骨壊死を招くという成績が出されている[7].このことを予防に応用できれば朗報である.

5) 原疾患に起因する血管炎あるいは血管内皮障害

ステロイド性大腿骨頭壊死症を生じやすいSLEをはじめとした膠原病,腎疾患,あるいはSARSなどの基礎疾患は血管病変を伴っていることが多い.この病態にステロイドの大量投与が加わって骨頭に阻血状態を作り出すという考え方である.

4 抗凝固薬によるステロイド性大腿骨頭壊死症の予防

ステロイド性大腿骨頭壊死症の予防研究は,内外を見渡しても非常に少ない.わずかに抗高脂血症薬を用いた研究がヒトと動物で数件ずつ見られる程度である[9,10].抗凝固薬を用いた臨床研究は,現時点で知る限り,著者らのもの以外にはない.この臨床研究を始めるに際し,以下の点に着目した.すなわち,①ステロイド性大腿骨頭壊死症を発生する基礎疾患はSLEが最も多い.②ステロイド性大腿骨頭壊死症の臨床的「発症」には数年を要するが,MRIで確認できる「発生」はステロイド開始後早期(3ヵ月以内)に起こる[5,11].すなわち,クリティカルポイントは3ヵ月以内にある.③大量ステロイド薬使用による血液凝固亢進状態がステロイド性大腿骨頭壊死症発生の一因となっている.以上の点を踏まえ,ステロイド大量投与(プレドニゾロン40 mg/日以上)を要する新規SLE患者に対し,ステロイド開始と同時にワルファリンを少なくとも3ヵ月間併用する無作為割付の前向き研究を行った.5年間の観察の結果,ステロイド性大腿骨頭壊死症の「発生」はコントロール群で29例中10例(34%)であったのに対し,ワルファリン群では31例中8例(26%)といくらか抑制効果はみられたが,有意差には至らなかった[12].また,ステロイド性大腿骨頭壊死症の「発症」はコントロール群では29例中4例(14%)に起こったのに対し,ワルファリン群では31例中わずか2例(6.4%)と少ない傾向を示した(図1)($P=0.16$).このように,抗凝固薬であるワルファリンはSLE患者におけるステロイド性大腿骨頭壊死症の「発生」および「発症」を抑制する傾向は示したものの,部分的というにとどまった.

5 抗凝固薬と抗高脂血症薬の併用によるステロイド性大腿骨頭壊死症の予防

そこで次の戦略として,ワルファリンに加えて抗高脂血症薬であるスタチンを同時併用する前向き研究を始めた.スタチンとしてはアトルバスタチンあるいはシンバスタチン10 mg/日を使用した.ステロイド性大腿骨頭壊死症阻止効果はより強力にな

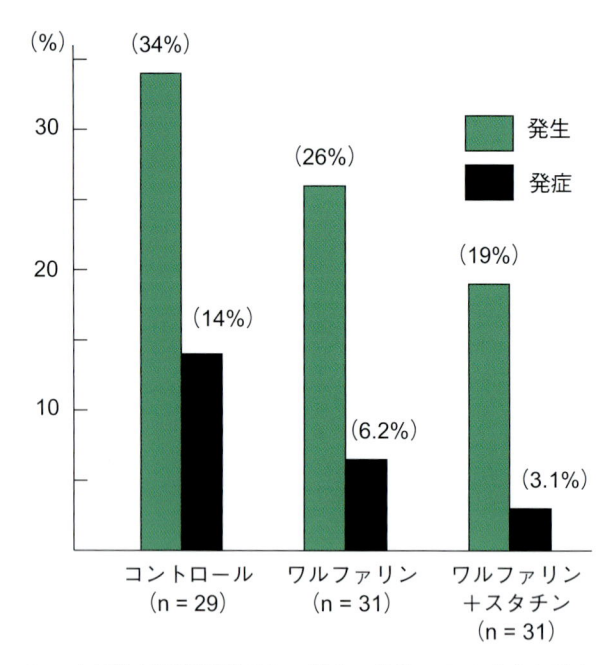

■図1 ステロイド性大腿骨頭壊死症に対する薬物による発生と発症の抑制効果

ると期待したが，ステロイド性大腿骨頭壊死症の「発生」は31例中，6例（19%）に起こった．これはコントロール群の34%およびワルファリン単独群の26%に比べると，低い傾向にあるが，統計学的に有意とはいえない（対コントロール群比：P=0.18）．ただし，ステロイド性大腿骨頭壊死症の「発症」はわずかに1例（3.2%）とコントロール群の14%に比べると極めてよい成績を示している（P=0.14）．図1に示すように，ワルファリン単独群，スタチンとの併用群となるに従い，ステロイド性大腿骨頭壊死症の発生と発症ともに段階的に減少しているように見える．しかし，症例数が十分でないこともあり，いずれも有意差を示すには至っていない．一方，動物モデルではこの方法により，ステロイド性大腿骨頭壊死症の発生を有意に抑制できたとの報告もある[13]．

これらの前向き臨床研究から，ステロイド性大腿骨頭壊死症の発生や発症を完全に抑えることは非常に難しいことが明らかになってきた．このことはまた，ステロイド性大腿骨頭壊死症の発生機序には多くの因子がかかわっていることを示唆するものでもあろう．

ステロイド性大腿骨頭壊死症の病態と，主として抗凝固薬による予防について述べた．ステロイド性大腿骨頭壊死症はステロイド治療の経過中に生じ，しかも稀なものでないにもかかわらず，残念ながら内科医やリウマチ医の関心は決して高いとはいえない．ステロイド性大腿骨頭壊死症の発症機序を解明することが最重要課題ではあるが，一方でその発生や発症を予防することが当面重要である．予防に関するエビデン

スが少ない中で，現時点では以下のことを考慮したい．
1) ステロイドパルス療法の濫用を避ける．
2) ステロイド薬の大量療法（プレドニゾロンで 40mg/日以上）を行う場合には，抗凝固療法およびスタチンの投与を考慮する．
3) ステロイド性大腿骨頭壊死症が「発生」した場合は，できるだけ免荷を心がける．なお，急激なステロイド薬の減量は避ける．

今後，ステロイド性大腿骨頭壊死症の発生や発症機序の解明に向けた更なる努力と，新しい視点からの予防法開発が望まれる．

[文 献]
1) 福島若葉, ほか：定点モニタリングシステムによる特発性大腿骨頭壊死症の記述疫学 ―平成 17年〜19 年の集計結果― 厚生労働科学研究費補助金 難治性疾患克服研究事業 特発性大腿骨頭壊死症予防と治療の標準化を目的とした総合研究 平成 19 年度総括・分担研究報告書 18-25, 2008.
2) Nagasawa K, et al: Avascular necrosis of bone in systemic lupus erythematosus: possible role of haemostatic abnormalities. Ann Rheum Dis 48: 672-676, 1989.
3) Nagasawa K, et al: Imaging study on the mode of development and changes in avascular necrosis of the femoral head in systemic lupus erythematosus: Long-term observations. Br J Rheumatol 33: 343-347, 1994.
4) Assouline-Dayan Y, et al: Pathogenesis and natural history of osteonecrosis. Semin Arthritis Rheum 32: 94-124, 2002.
5) Nagasawa K, et al: Very early development of steroid-associated osteonecrosis of femoral head in systemic lupus erythematosus: prospective study by MRI. Lupus 14: 385-390, 2005.
6) Yamamoto T, et al: Effects of pulse methylprednisolone on bone and marrow tissues: corticosteroid-induced osteonecrosis in rabbits. Arthritis Rheum 40: 2055-2064, 1997.
7) Ichiseki T, et al: Oxidative stress and vascular permeability in steroid-induced osteonecrosis model. J Orthoped Sci 9: 509-515, 2004.
8) 北村憲司, 他：常用量のグルタチオンによるステロイド性骨壊死の抑制効果の検討. 厚生労働科学研究費補助金 難治性疾患克服研究事業 特発性大腿骨頭壊死症予防と治療の標準化を目的とした総合研究 平成 16〜18 年度総合研究報告書 107-111, 2007.
9) Cui Q, et al: Lovastatin prevents steroid induced adipogenesis and osteonecrosis. Clin Orthopae Rel Res 344: 8-19, 1997.
10) Pritchett JW: Statin therapy decreases the risk of osteonecrosis in patients receiving steroids. Clin Orthoped Rel Res 386: 173-178, 2001.
11) Oinuma K, et al: Osteonecrosis in patients with systemic lupus erythematosus develops very early after starting high dose corticosteroid treatment. Ann Rheum Dis 60: 1145-1148, 2001.
12) Nagasawa K, et al: Prevention of steroid-induced osteonecrosis of femoral head in systemic lupus erythematosus by anti-coagulant. Lupus 15: 354-357, 2006.
13) Motomura G, et al: Combined effects of an anticoagulant and a lipid-lowering agent on the prevention of steroid-induced osteonecrosis in rabbits. 50: 3387-3391, 2004.

日本語索引

①五十音順に分類し，カタカナ，ひらがな（それぞれ，清音，濁音，半濁音の順），漢字の順に配列した．
②漢字は同一漢字をまとめ，頭初の文字の読みの単音，複音の順とし，さらにその中では画数の少ない文字の順に配列した（例：多，太，帯，大の順）．

あ

アトルバスタチン ……………… 151
　　骨壊死の予防 ……………… 249
アポトーシス ……………… 125, 136
　　血管内皮細胞 ……………… 136
　　実験的骨壊死モデル ……… 128
　　ステロイド性骨壊死モデル
　　　……………………………… 127
　　ステロイド投与培養細胞 … 126
　　臨床的骨壊死標本 ………… 125
アルコール性骨壊死症 ……………… 3
アルコール性大腿骨頭壊死症 … 110
アルトバスタチン ………… 249, 250
アンドロネート ……………… 225
　　治療 ………………………… 226
　　投与後の経時的変化 ……… 227
圧潰 …………………………………… 3
圧潰後の予後 ……………………… 87
圧潰出現の時期 …………………… 86
圧潰などに関する自然経過 …… 84
圧潰判定に対する MRI の有用性
　　………………………………… 87

い

遺伝子解析によるステロイド感受
　　性評価 ……………………… 235
遺伝子診断 ……………………… 238
遺伝子多型マーカー …………… 238
一塩基多型 ……………………… 238
一塩基変異多型 ………………… 235
一過性大腿骨頭萎縮症
　　………………… 57, 58, 59, 65
一酸化窒素 ……………………… 141
飲酒 ……………………………… 31

え

壊死 ……………………………… 125
　，虚血性 ……………………… 2
　，無血管性 …………………… 2
　，無腐性 ……………………… 2
　大きさと位置の影響 ……… 85
　再発 ………………………… 104
　発生 ………………………… 102
壊死骨梁 ………………………… 72
壊死部郭清 ……………………… 193
壊死領域 ……………… 68, 69, 72
　拡大 ………………………… 107
　経時的変化 ………………… 104
　縮小 ……………… 89, 104, 106
　組織像 ……………………… 71
　変動 ………………………… 88
疫学 ……………………… 12, 31
疫学からみた発症要因 ………… 31
疫学研究デザイン ……………… 12
疫学調査 ………………………… 25
X 線学的圧潰評価 ……………… 84
X 線学的診断 …………………… 48
X 線学的に所見のない時期での鑑
　別診断 ……………………… 75
X 線計測項目 ………………… 196
X 線像による病型分類 ………… 52

お

オッズ比 ………………………… 31
横断研究 ………………………… 13

か

過酸化脂質 …………………… 154
介入研究 …………………… 16, 17
核消失 …………………………… 70
核崩壊 …………………………… 70

核溶解 …………………………… 70
確定診断時年齢の分布 …… 21, 27
確定診断時の病型 ……………… 26
確定診断時の平均年齢 ………… 26
肝障害の既往 …………………… 34
寛骨臼側コンポーネント ……… 39
関節温存手術 ………………… 173
関節温存術の適応 …………… 183
関連因子と骨壊死発生部位 … 112
還元型グルタチオン ………… 153
観察研究 ………………………… 13

き

記述疫学 ………………………… 13
喫煙 ……………………………… 33
凝固・線溶系関連因子 ……… 240
虚血性壊死 ……………………… 2

く

グルココルチコイド ………… 131
　血管内皮機能障害 …… 142, 143
グルココルチコイド過剰 …… 141,
　142, 144, 145
グルココルチコイド誘発性血管内
　皮機能障害 ………………… 144
グルタチオン ………………… 153

け

軽度圧潰 …………………… 66, 67
血液学的検索 ………………… 148
血液学的所見 ………………… 149
血管柄付き骨移植術 …… 173, 205
　特長 ………………………… 210
血管関連因子 ………………… 241
血管作動性物質による血管内皮機
　能制御機構 ………………… 141
血管内皮細胞のアポトーシス‥ 136

日本語索引

血管内皮障害 136
血行障害 91
血清病家兎骨壊死モデル 122
血清病骨壊死モデル 122, 124
血中総コレステロール値 248
血流量測定 98
研究デザイン 12

こ

コホート研究 16
コラーゲンゲル3次元培養法 132
コンピュータ支援手術 229
股関節のPET画像 98
交絡因子 16, 17
交絡を制御する方法 18
好酸性デブリス 71
抗凝固薬 254, 257
抗凝固薬と抗高脂血症薬の併用によるステロイド性大腿骨頭壊死症の予防 257
抗凝固薬によるステロイド性大腿骨頭壊死症の予防 257
抗血液凝固薬 236
抗酸化剤投与による骨壊死抑制効果 156
厚生労働省特発性大腿骨頭壊死症調査研究班の歴史 6
候補遺伝子解析法による疾患関連遺伝子の探索 239
高脂血症治療薬 236, 248, 251
高脂血症とステロイド性大腿骨頭壊死症 250
高濃度ステロイドによる血管内皮細胞のアポトーシス 137
構成型NOS(eNOS) 141
骨移植術 205
骨壊死 2
　，アルコール性 3
　，ステロイド性 3, 125, 150
　，多発性 109
　実験動物モデル 116, 122
　組織像 118, 150, 160
　肉眼像 117
　発生からband像の出現時期 56
　発生機序の概念 212
　発生数と広さ 167

発生の病態 117
発生頻度 149
発生部位 117
発生率 117, 119
病理学的定義 117
病理組織学的検索 148
病理組織像 149
抑制効果 160, 167
骨壊死と高脂血症治療薬 249
骨壊死領域 128
骨切りガイド 193, 194
骨梗塞 2
骨新生型セメントレスステム 200
骨シンチグラム 64
　大腿骨頭回転骨切り術後の 65
　特発性大腿骨頭壊死症に対する 64
　多発性骨壊死に対する 65
骨髄壊死 70, 74
骨髄脂肪細胞径 149
　測定 148
骨髄浮腫 56, 57, 187
骨髄浮腫像 59
骨髄浮腫とMRI 57
骨生検 68
骨生検器用下穴ドリル 213
骨組織の循環動態測定 97
骨頭圧潰 49, 51, 74, 80, 84
　防止効果 221
　メカニズム 224
骨頭栄養血管 185
骨頭内帯状硬化像 49, 50
骨頭軟骨下骨折線 49, 50
骨梁壊死 70

さ

サテライトマーカー 238
細胞溶解 70
最終リーマーシリンダーカッター 213
臍帯静脈由来内皮細胞 136
酢酸メチルプレドニゾロン 154, 160
3次元MRI 61, 63
3次元テンプレーティング 217
酸化ストレス 153

関連因子 241
マーカー 154
誘発剤 155
酸化誘発剤による骨壊死発生 155

し

シンチグラム 64
シンバスタチン 151
脂質過酸化への影響 161
脂質代謝関連因子 240
脂質代謝への影響 161
脂肪細胞研究 134
脂肪抑制画像 55
自家骨髄単核球移植術 219
自家骨髄単核球移植例 222
自然経過と影響因子 85
自然経過における成績判定基準 84
時間放射能曲線 98
疾患関連遺伝子の同定法 238
疾患関連因子 236
実験研究 13, 16
実験的骨壊死モデルにおけるアポトーシスの発現 128
修復領域 68, 69, 72
　組織像 71
手術症例の集計結果 28
術後健常部占拠率 178
術後生存領域 188
情報バイアス 14
静脈内脂肪滴沈着の組織像 118
症例・対照研究 14
症例集積 13
上腕骨のマクロ像 117
信号対雑音比 55
診断基準 74
　意義と変遷 74
　変遷 48
診断基準と単純X線所見 49
診断基準による特発性大腿骨頭壊死症の診断 74
新患症例の集計結果 25
新生骨梁 72
腎移植後大腿骨頭壊死症の経時的MRI所見 103
腎移植後に発生するION 102
人工関節の変遷 199

日本語索引

人工股関節全置換術
　………………38, 174, 192, 199
　，セメントレス……………201
　コンピュータ支援手術……231
　適応と成績…………………203
　登録監視システム…………38
人工骨頭………………………199
人工骨頭置換術………38, 174, 199
　，セメントレスバイポーラ
　………………………………201
　登録監視システム…………38

す

スタチン………………………145,
　147, 159, 236, 248, 251, 258
　多面的作用…………………150
ステロイド……………………35
　種類による骨壊死発生率…119
ステロイドによる骨のアポトーシ
　ス……………………………125
ステロイドによる脂肪細胞への影
　響……………………………133
ステロイドが脂肪細胞分化に与え
　る影響………………………131
ステロイド感受性評価………235
ステロイド性骨壊死家兎モデル
　………………………………159
ステロイド性骨壊死……3, 125, 150
　動物モデル…………147, 164
　重症度への影響……………167
　モデルにおけるアポトーシス
　　の発現…………………127
　抑制機序……………………167
ステロイド性大腿骨頭壊死症
　…………102, 103, 110, 182, 207
　遺伝子多型…………………238
　壊死領域の変動……………106
　基礎疾患……………………254
　血管障害の機構……………138
　脂肪組織の役割……………131
　ステロイド投与法の影響…36
　ステロイド量との関連……254
　調査…………………………110
　発症…………………………105
　発生…………………………105
　発生のリスク判定…………241
　発生機序……………………256

発生に関する背景因子……241
発生要因………………………256
病因……………………………131
遊離血管柄付き腓骨移植術
　………………………………209
予防……………………251, 257
予防効果………………………250
予防法…………………………244
予防法の開発…………………235
臨床像…………………………102
ステロイド全身投与の疾患…23, 28
ステロイド代謝経路………244, 245
ステロイド代謝酵素…………244
ステロイド代謝酵素活性……244
ステロイド単独投与と家兎骨壊死モ
　デル……………………122, 124
ステロイド投与後の骨壊死領域
　………………………………128
ステロイド投与培養細胞における
　アポトーシスの発現………126
ステロイドパルス療法………255
ステロイド反応関連因子…235, 239
ステロイド感受性評価，遺伝子解
　析による……………………235
皺襞……………………………4
水素クリアランス法…………97

せ

セメントレス人工股関節全置換術
　………………………………201
セメントレスバイポーラ人工骨頭
　置換術………………………201
セリバスタチン………………151
正常骨組織像…………………160
正常領域……………68, 69, 72
生体内酸化ストレス…………153
選択バイアス…………………14
全国疫学調査…………………19
全身性エリテマトーデス…35, 249

そ

組織所見の見方………………71
組織阻血………………………136
総コレステロール………161, 162
造影 MRI………………63, 122

た

多種ロジスティック回帰モデル
　………………………………39
多発性骨壊死…………………109
　骨シンチグラム……………65
　定義…………………………109
　発生部位……………………111
　頻度…………………………109
　病態…………………………109
帯状硬化像……………3, 69, 74, 80
帯状低信号域…………………103
帯状低信号像…………………55
大骨頭組織標本………………69
大腿骨のマクロ像……………117
大腿骨近位部と腸骨における血流
　量と血液量の比較…………100
大腿骨側コンポーネント……40
大腿骨転子間弯曲内反骨切り術
　………………………192, 193
　手術手技……………………193
　成績…………………………195
　適応……………………192, 193
　臨床評価……………………195
大腿骨転子部骨切り術………229
大腿骨頭………………………91
　栄養する血管………………92
　血行…………………………91
　血行動態………………97, 99
　血流量および血液量と加齢の
　　関係………………………100
大腿骨頭萎縮症，一過性
　………………………57, 58, 59, 65
大腿骨頭壊死症………………2
　股関節単純 X 線像…………3
　腎移植後……………………103
　病理学的特徴………………3
大腿骨頭回転骨切り術
　………………………173, 185, 192
　回転方向………………178, 183
　術後の骨シンチグラム……65
　難渋する例…………………177
大腿骨頭冠状断面肉眼像……69
大腿骨頭後方回転骨切り術
　………………………………185, 189
　栄養血管，生存領域，壊死領
　　域の位置…………………186

日本語索引

特徴 ……………………… 185
手術手技 ………………… 176
術後合併症とその対策 …… 181
術前画像検査 …………… 187
適応と術前検査 ………… 186
適切な後療法 …………… 181
大腿骨頭前方回転骨切り術
 ……………………… 176, 182
  術後成績 ……………… 183
  適応 ……………… 176, 177
大腿骨頭内の血行動態 …… 99
大腿骨頭軟骨下脆弱性骨折 …… 59
大腿骨頭標本 ………………… 69
大腿骨頭放射状 MRI …… 187, 188
大腿骨内反骨切り術 ……… 173
大腿深動脈 …………………… 91
大腿内側回旋動脈 ……… 91, 92
脱灰組織標本 ………………… 5
単核球移植の作用機序 …… 221
単核球の分類 ……………… 219
断面研究 ……………………… 13

ち

チオバルビツール酸反応陽性物質
 ……………………… 161, 162
地域住民ベースの症例・対照研究
 ……………………………… 15
治療方針 …………………… 172
中性脂肪 …………………… 147
調査研究班の歴史 ……………… 6

て

デキサメサゾン …………… 131
低酸素応答関連因子 ……… 240
定点モニタリングシステムによる
 疫学調査 ………………… 25
添加骨形成 ………… 4, 5, 70, 71
転写共役因子 ……………… 240
電気刺激法 ………………… 165
電磁場刺激 ……… 164, 165, 237
  ステロイド性骨壊死予防効果
   ……………………… 166
  働き ……………………… 164
電磁場のステロイド性骨壊死予防
 効果 ……………… 164, 167

と

トータルコレステロール ……… 147
トリアムシノロン ……………… 119
トリグリセリド ………… 161, 162
登録監視システム ……………… 38
  調査結果 ……………………… 39
  調査方法 ……………………… 38
  有用性 ………………………… 43
統計学的解析 ………………… 148
糖質コルチコイド …………… 137
動物モデル作製の方法 ……… 116
動脈造影からみた特発性大腿骨頭
 壊死症の血管走行 ………… 91
動脈内血栓の組織像 ………… 118
特発性大腿骨頭壊死症 ………… 2
  壊死域局在による病型 (Type)
   分類 ……………………… 82
  冠状割面像 ……………………… 4
  関連因子 ……………………… 33
  骨髄浮腫 ……………………… 57
  骨シンチグラム …………… 64
  診断 …………………………… 74
  診断基準 (1986 年) ………… 75
  診断基準 (1990 年) ………… 76
  診断基準 (1996 年) ………… 77
  全国疫学調査 ………………… 19
  全国疫学調査の調査結果 …… 20
  全国疫学調査の調査方法 …… 20
  全国疫学調査研究班 ………… 19
  脱灰組織標本 ………………… 5
  調査研究班 ………………… 6, 7
  定義 …………………………… 2
  摘出標本 ……………………… 4
  電磁場刺激 ………………… 166
  発生メカニズム …………… 136
  ビスフォスフォネート療法
   ……………………………… 225
  病期分類 ………………… 80, 82
  病理学的特徴 ………………… 3
  分類 …………………………… 2
  用語 …………………………… 2

な

ナトリウム利尿ペプチドファミリー
 ……………………………… 139

軟骨下壊死骨梁骨折 …………… 95
軟骨下脆弱性骨折 ……………… 73

ね

ネクローシス ………………… 125

は

バイオマテリアル充填 ……… 214
バイポーラ型人工骨頭 …… 174, 199
  置換術の適応 ……………… 202
発症要因，疫学からみた …… 31
斑点状硬化像 ………………… 80

ひ

ヒト骨髄内成熟脂肪細胞の走査型
 電子顕微鏡像 ……………… 133
ヒト臍帯静脈血管内皮細胞 …… 143
ビスフォスフォネート …… 224, 225
  作用機序 …………………… 224
  治療の臨床的効果 ………… 228
  臨床的有用性 ……………… 226
  臨床応用 …………………… 227
ビタミン E …………………… 159
  ステロイド性骨壊死の予防法
   の開発 …………………… 160
  ステロイド性骨壊死抑制効果
   ……………………………… 159
  ステロイド性骨壊死抑制機序
   ……………………………… 161
  生体内抗酸化機序 ………… 159
  予防法開発の展望 ………… 161
ピタバスタチン ……… 145, 147, 151
  投与による骨壊死発生予防効
   果 ………………………… 149
非 multiple osteonecrosis ……… 112
非外傷性骨壊死動物モデル …… 122
表面置換型 ……………………… 38
表面置換型人工股関節全置換術
 ……………………… 216, 231
表面置換術 …………………… 216
  術後の単純 X 線像 ……… 216
  登録監視システム ………… 38
病院ベースの症例・対照研究 …… 15
病期に基づいた治療指針 …… 172
病期分類 ………………… 50, 80

病期分類と単純X線所見 ……… 49
病型に基づいた治療指針 ……… 172
病型分類 ………………… 52, 82, 85
病型分類と単純X線所見 ……… 49

ふ

プレドニゾロン ………………… 119
腐骨 ………………………………… 2
物理刺激によるステロイド性大腿
　骨壊死症の予防 ……………… 237

へ

ペナンブラ ……………………… 129
変形性股関節症 ………………… 216

ほ

ボーンソー ……………………… 194
ポジショナルクローニング法 ‥ 238
保存治療 ………………………… 172

ほ

マイクロサテライトマーカー　238

み

ミダゾラムクリアランス値の分布
　………………………………… 246

む

無血管性壊死 ……………………… 2
無作為化比較試験 ……………… 16
無腐性壊死 ………………………… 2

め

メカニカルストレス …………… 164
メチルプレドニゾロン ‥‥ 119, 148
免疫応答関連因子 ……………… 241

も

モニター皮弁をつけた血管柄付き
　腓骨 …………………………… 208
モノポーラ型人工骨頭 ………… 199

や

薬物代謝酵素 …………………… 239
薬物代謝酵素活性とステロイド感
　受性 …………………………… 236
薬物による予防 ………………… 254
薬物療法および物理刺激による予
　防 ……………………………… 236
薬物療法によるステロイド性大腿
　骨頭壊死症の予防 …………… 236

ゆ

輸送蛋白 ………………………… 239
有茎血管柄付き腸骨移植術
　……………………… 205, 206, 207
　手術方法 ……………………… 205
　成績 …………………………… 206
遊離血管柄付き腓骨移植術
　…………………………… 207, 208
　手術方法 ……………………… 207
　成績 …………………………… 208
遊離骨移植 ……………………… 214
誘因の分布 …………………… 21, 26

よ

予防時期 ………………………… 234
予防戦略 ………………………… 234
予防法開発の重要性 …………… 234
容量刺激法 ……………………… 165

り

リアルタイムPCRシステム …‥ 239
リーマーマンドリン …………… 213
リモデリング …………………… 188
臨床的骨壊死標本におけるアポト
　ーシスの発現 ………………… 125
臨床的予防法の開発 …………… 233

ろ

ロバスタチン …………………… 151

わ

ワルファリン ……………… 257, 258

外国語索引

A

A Dictionary of Epidemiology ····· 12
ABCB1 ································ 239
alcohol-associated osteonecrosis
································· 3
allocation ························ 16
angiogenesis ···················· 91
ANPのアミノ酸配列 ············· 139
anti malondialdehyde monoclonal
antibody(MDA) ············ 161
ApoB(apolipoprotein B) ··· 236, 240
apolipoprotein B(ApoB) ········ 240
apoptosis ······················· 125
appositional bone formation ······· 70
aseptic necrosis ···················· 2
assignment ······················ 16
Association Research Circulation
Osseous(ARCO) ··············· 81
avascular necrosis ··············· 2

B

band 像 ······ 55, 56, 74, 75, 102, 103
β-TCP 顆粒を使った再生医療
································· 210
BHR ································ 202
BIG(bone impaction grafting) ·· 192
biological property ········ 205, 210
Bipolar(BP) ························ 39
BME(bone marrow edema) ·· 56, 57
BMSC(bone marrow stromal cell)
································· 133
BNPのアミノ酸配列 ············· 139
bone edema syndrome ··········· 65
bone impaction grafting(BIG)
··························· 192, 193
bone infarction ···················· 2
bone marrow edema(BME)
······················ 56, 57, 67, 187
bone marrow edema syndrome ··· 73
bone marrow stromal cell(BMSC)
································· 133
bone morphogenetic proteins ··· 165
BP(Bipolar) ························ 39
BSO(Buthionine Sulfoximine) ·· 155
Buthionine Sulfoximine(BSO) ·· 155

C

cAMP-response element binding
protain-binding protein(CBP)
································· 240
CAN(combined necrotic angle) 86
case-control study ················ 14
case-series ······················ 13
CBP(cAMP-response element bind-
ing protain-binding protein)
································· 240
chemical shift artifac ············· 55
CNP(C-type natriuretic peptide)
································· 138
CNPによる血管内皮細胞障害の制
御 ····························· 137
CNPのアミノ酸配列 ············· 139
cohort study ······················ 16
cold in hot 像 ····· 64, 65, 66, 74, 75
collapse ·························· 49
combined necrotic angle(CAN) 86
compartment 症候群 ············· 91
confounder ················· 16, 17
core biopsy ················ 68, 212
　進入法 ························ 213
　方法 ·························· 212
core decompression
··············· 68, 173, 212, 214, 221
Cox proportional hazard model 39
crescent sign ········· 49, 50, 74, 80
cross-sectional study ············· 13
curved intertrochanteric varus
osteotomy(CVO) ············ 192
CVO(curved intertrochanteric
varus osteotomy) ············ 192
CYP3A ···························· 244
CYP3A 活性と骨壊死発生の関連
································· 245
CYP3A 活性の個体差を利用した予
防法の開発 ···················· 246
CYP450(cytochrome P450) ····· 235
cytochrome P450(CYP450)
···························· 235, 239
cytochrome P4503A ············· 244
cytolysis ·························· 70

D

descriptive epidemiology ········· 13
digital imaging and communication
in medicine(DI-COM) ······· 61
double line sign ·················· 75
dynamic study 法 ················ 98

E

edematous area ·················· 72
empty lacunae ······· 70, 71, 155, 160
endothelial nitric oxide synthase
(eNOS) ······················ 241
eNOS(endothelial nitric oxide
synthase) ············ 141, 143, 241
entirely empty lacunae of the osteo-
cyte ··························· 70
epidemiology ···················· 31
experimental study ·········· 13, 16

F

femoral head replacement(FHR)
································· 38
FHR(femoral head replacement)
································· 38

G

glucocorticoid receptor(GR) ···· 240
GR(glucocorticoid receptor) ···· 240
GSH ······························ 153

外国語索引

H

HA (hydroxyapatite) ················ 220
HIF-1α (hypoxia-inducible factor 1 alpha subunit) ····················· 240
hip-salvaging procedure ··········· 210
hospital-based case-control study ································· 15
hot 像 ····························· 67, 75
HUVEC ························· 136, 138
hydroxyapatite (HA) ················ 220
hypoxia-inducible factor 1 alpha subunit (HIF-1α) ················· 240

I

IBMX (isobutylmethylxanthine) ································· 131
idiopathic osteonecrosis of the femoral head (ION) ················ 2
inferior retinacular artery ························ 91, 92, 93, 94
役割と壊死域の大きさの関係 ································· 94
information bias ······················ 14
INO 定点モニタリングシステム ································· 25
insertion-deletion polymorphism ································· 238
insulin-like growth factor ········· 165
interconnected porous calcium hydroxyapatite (IP-CHA) ······· 219
intervention study ················ 16, 17
intervention trail ···················· 16
ION (idiopathic osteonecrosis of the femoral head) ······················· 2
ION 診断基準 ························· 49
IP-CHA (interconnected porous calcium hydroxyapatite) ············· 219
ischemic necrosis ······················ 2
isobutylmethylxanthine (IBMX) ································· 131

K

K-wire ······························ 180
Kaplan-Meier 法 ···················· 196

L

karyolysis ····························· 70
karyorrhexis ·························· 70

L

LDL (low density lipoprotein) ································ 147, 240
ligamentum teres artery ······· 91, 92
血行 ······························· 95
Linghtbulb 法 ······················· 214
Lipoprotein (a) とステロイド感受性 ································· 236
loss of nuculei ························ 70
low density lipoprotein (LDL) ································ 147, 240
low signal intensity band ········· 110
low signal intensity line ··········· 110
LPO ·································· 154

M

marrow necrosis ······················ 70
MDA (anti malondialdehyde monoclonal antibody) ··········· 161
methylprednisolone acetate (MPSL) ························ 116, 120
microangiography ···················· 91
microsphere 法 ······················· 97
Moore 型単純人工骨頭 ··········· 199
MPR 画像 ···························· 61
MPSL (methylprednisolone acetate) ········ 116, 119, 120, 148, 154, 160
MRI 股関節正常像 ··················· 54
MRI 診断 ···························· 54
MRI における初期異常像 ········· 55
MRI による多発性骨壊死の頻度と特徴 ····························· 110
MRI SPGR (spoiled gradient recalled acquition) ················· 66
MRI SPGR 中央冠状断像 ········· 66
multifocal osteonecrosis ··········· 109
multiple logistic regression model ································· 39
multiple osteonecrosis ································ 109, 110, 112

N

necrosis ····························· 125
, aseptic ··························· 2
, avascular ························ 2
, ischemic ························· 2
necrotic debris ························· 4
necrotic zone ····················· 68, 69
nitortyrosine ························ 143
nitric oxide (NO) ··················· 141
NO (nitric oxide) ··················· 141
NO bioavailability ············ 142, 144
non-traumatic osteonecrosis ········ 3
normal zone ······················ 68, 69
NOS (NO 合成酵素) ··············· 141
NO 合成酵素 (NOS) ··············· 141

O

observational study ·················· 13
odds ratio (OR) ······················ 31
OR (odds ratio) ······················ 31
osteonecrosis ·························· 2
, alcohol-associated ·············· 3
, steroid-induced ················· 3
osteonecrosis of the femoral head ································· 2

P

PAI-1 (plasminogen activator inhibitor 1) ························ 236, 240
peroxynitrite (ONOO−) ·········· 142
PET ·································· 97
血流量, 血液量測定 ············ 98
原理 ······························· 97
大腿骨頭の血行動態 ············ 97
P-glycoprotain (P-gp) ············· 239
Phemister 法 ························ 214
plasminogen activator inhibitor 1 (PAI-1) ························ 236, 240
population-based case-control study ································· 15
posterior column artery ························ 91, 92, 95, 185
predonisolone sodium succinate (PSL) ····························· 120

primary study base ······················ 15
PSL（predonisolone sodium succinate）··············· 119, 120

R

randomized controlled trail（RCT）················· 16
RCT（randomized controlled trail）················· 16
region of interest（ROI）··············· 97
relative risk（RR）······················· 31
reparative interface zone ······ 68, 69
ROI（region of interest）··············· 97
RR（relative risk）······················· 31

S

secondary study base ················· 15
selection bias ··························· 14
sequestra ································· 2
short TI inversion recovery（STIR）··· 55
SIF（subchondral insufficiency fracture of the femoral head）59
signal-to-noise ratio（SNR）········· 55
silent hip ······························· 80
simple sequence length polymorphsim ···························· 238
single nucleotide polymorphism（SNP）··················· 235, 238
SLE（systemic lupus erythematosus）································ 35, 249
Smith-Petersen 法 ···················· 205
SNP（single nucleotide polymorphism）···················· 235, 236, 238
SNR（signal-to-noise ratio）········· 55
SPGR（spoiled gradient recalled acquition）··············· 62, 66, 110
SR（surface replacement）··········· 38

登録監視システム··············· 38
SR 型 FHR ····················· 38, 42
SR 型 THA ················ 38, 41, 45
steroid-induced osteonecrosis ······ 3
STIR（short TI inversion recovery）··· 55
study base ······························· 14
原則 ································· 14
, primary ··························· 15
, secondary ······················· 15
subchondral insufficiency fracture of the femoral head（SIF）········ 59
superior retinacular artery ················· 91, 92, 93, 94
経時的な変化····················· 94
superoxide scavenger ··············· 143
surface replacement（SR）··········· 38
systemic lupus erythematosus（SLE）····························· 249

T

T1 強調画像 ······················ 54, 55
T2 強調画像 ··························· 55
T2* 強調 dynamic MRI ············· 123
TAC（time activity curve）··········· 98
tailor-made medicine ··············· 235
TBARS（thiobarbituric acid-reactive substances）······················ 161
TC ······································ 147
T-chol（total cholesterol）··· 161, 248
1.0-Tesla MR imaging system ······ 62
TG（triglycerides）············ 147, 161
THA（total hip arthroplasty）················· 38, 174, 192, 199
適応と成績························· 203
登録監視システム··············· 38
thiobarbituric acid-reactive substances（TBARS）············ 161
time activity curve（TAC）··········· 98

time-buying procedure ············· 210
TOH（transient osteoporosis of the hip）······························· 57, 58
total cholesterol（T-chol）··· 161, 248
total hip arthroplasty（THA）······· 38
TR（triamcinolone acetonide）··· 119, 120
trabecular necrosis ···················· 70
transforming grouwth factor ···· 165
transient BMES ························ 57
transient bone marrow edema syndrome ····························· 57
transient osteoporosis of the hip（TOH）··························· 57, 58
transitory demineralization of the hip ··································· 58
Trapdoor 法··························· 214
TRAP 陽性多核細胞··················· 72
triamcinolone acetonide（TR）··· 120
triglycerides（TG）··················· 161

V

variable number of tandem repeats ·· 238
very low density lipoprotein（VLDL）······························· 147
VLDL（very low density lipoprotein）······························· 147
volume registration 法 ············· 106

X

X 線学的圧潰評価····················· 84
X 線学的診断··························· 48
X 線学的に所見のない時期での鑑別診断································· 75
X 線計測項目························· 196
X 線像による病型分類··············· 52

編集者略歴

久保　俊一（くぼ　としかず）
1978 年　京都府立医科大学卒業
1983 年　京都府立医科大学大学院修了
1983 年　米国ハーバード大学留学
1990 年　京都府立医科大学講師
1993 年　仏国サンテチエンヌ大学留学
1993 年　京都府立医科大学助教授
2002 年　京都府立医科大学教授
2003 年　厚生労働省大腿骨頭壊死症研究班班長
2008 年　日本整形外科学会『変形性股関節症診療ガイドライン』策定責任者
2010 年　日本股関節学会理事長

菅野　伸彦（すがの　のぶひこ）
1985 年　大阪大学医学部卒業
1994 年　大阪大学大学院修了
1995 年　米国ベイラー医科大学留学
2001 年　大阪大学講師
2007 年　大阪大学助教授
2008 年　大阪大学教授（運動器医工学治療学）
2009 年　日本股関節学会理事

特発性大腿骨頭壊死症

2010 年 10 月 1 日　第 1 版 1 刷発行《検印省略》

編　集	久保俊一　　KUBO, Toshikazu
	菅野伸彦　　SUGANO, Nobuhiko
発行者	市井輝和
発行所	株式会社金芳堂
	〒606-8425 京都市左京区鹿ヶ谷西寺ノ前町 34 番地
	振替　01030-15605
	電話　075-751-1111（代）
	http://www.kinpodo-pub.co.jp
印　刷	株式会社サンエムカラー
製　本	新日本製本株式会社

© 久保俊一，金芳堂，2010
落丁・乱丁本は直接小社へお送りください．お取替え致します．

Printed in Japan
ISBN978-4-7653-1449-7

JCOPY　<（社）出版者著作権管理機構　委託出版物>

本書の無断複写は著作権法上での例外を除き禁じられています．複写される場合は，そのつど事前に，（社）出版者著作権管理機構（電話 03-3513-6969，FAX 03-3513-6979，e-mail: info@jcopy.or.jp）の許諾を得てください．